Eustace Mullins

MEURTRE PAR INJECTION
HISTOIRE DE LA CONSPIRATION MÉDICALE CONTRE L'AMÉRIQUE

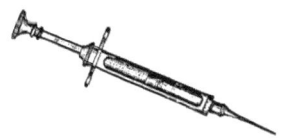

OmniaVeritas

EUSTACE CLARENCE MULLINS
(1923-2010)

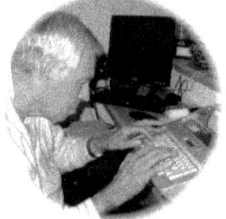

MEURTRE PAR INJECTION
HISTOIRE DE LA CONSPIRATION MÉDICALE CONTRE L'AMÉRIQUE

MURDER BY INJECTION
THE STORY OF THE MEDICAL CONSPIRACY AGAINST AMERICA
1988

Traduit de l'américain par Omnia Veritas Ltd

© Omnia Veritas Ltd

Publié par
OMNIA VERITAS LTD

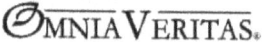

www.omnia-veritas.com

Tous droits réservés. Aucune partie de cette publication ne peut être reproduite par quelque moyen que ce soit sans la permission préalable de l'éditeur. Le code de la propriété intellectuelle interdit les copies ou reproductions destinées à une utilisation collective. Toute représentation ou reproduction intégrale ou partielle faite par quelque procédé que ce soit, sans le consentement de l'éditeur, de l'auteur ou de leur ayants cause, est illicite et constitue une contrefaçon sanctionnée par les articles L-335-2 et suivants du Code de la propriété intellectuelle.

AVANT-PROPOS	9
CHAPITRE 1	**11**
LE MONOPOLE MÉDICAL	11
CHAPITRE 2	**21**
LES CHARLATANS	21
CHAPITRE 3	**61**
LES BÉNÉFICES DU CANCER	61
CHAPITRE 4	**123**
VACCINATION	123
CHAPITRE 5	**140**
LA FLUORURATION	140
CHAPITRE 6	**159**
OÙ EST LE SIDA ?	159
CHAPITRE 7	**175**
LES ENGRAIS	175
CHAPITRE 8	**189**
LA CONTAMINATION DE LA CHAÎNE ALIMENTAIRE	189
CHAPITRE 9	**210**
LE CONGLOMÉRAT DU MÉDICAMENT	210
CHAPITRE 10	**283**
LE SYNDICAT ROCKEFELLER	283
DÉJÀ PARUS	317

Pour **BLAIR,**
en reconnaissance de sa contribution inégalée aux idéaux américains

AVANT-PROPOS

Le présent ouvrage, résultat de quelque quarante années de recherche, constitue le prolongement logique de mes précédents travaux : la mise au jour du contrôle international de l'émission monétaire et des pratiques bancaires aux États-Unis ; un travail ultérieur révélant le réseau secret d'organisations à travers lesquelles ces forces étrangères exercent un pouvoir politique - les comités secrets, les fondations et les partis politiques à travers lesquels leurs plans cachés sont mis en œuvre ; et maintenant, la question la plus vitale de toutes, la manière dont ces déprédations affectent la vie quotidienne et la santé des citoyens américains. Malgré le grand pouvoir exercé par ses dirigeants cachés, j'ai découvert qu'un seul groupe a le droit de vie et de mort sur les médecins américains de notre nation.

J'ai découvert que ces médecins, malgré leur grand pouvoir, étaient eux-mêmes soumis à des contrôles très stricts sur tous les aspects de leur vie professionnelle. Ces contrôles, de manière surprenante, n'étaient exercés par aucun État ou agence fédérale, bien que presque tous les autres aspects de la vie américaine soient maintenant sous le contrôle absolu de la bureaucratie. Les médecins ont leur propre autocratie, une association professionnelle privée, l'American Medical Association. Ce groupe, dont le siège se trouve à Chicago, dans l'Illinois, a progressivement renforcé son pouvoir jusqu'à assumer le contrôle total des écoles de médecine et l'accréditation des médecins.

La piste de ces manipulateurs m'a conduit tout droit vers les mêmes repaires de conspirateurs internationaux que j'avais exposés dans des livres précédents. Je savais qu'ils avaient déjà pillé l'Amérique, réduit sa puissance militaire à un niveau dangereusement bas et imposé des contrôles bureaucratiques à chaque Américain. Je découvrais maintenant que leurs conspirations affectaient aussi directement la santé de chaque Américain.

Cette conspiration a entraîné un déclin avéré de la santé de nos citoyens. Nous nous classons maintenant loin en bas de la liste des nations civilisées en ce qui concerne la mortalité infantile et d'autres statistiques médicales importantes. J'ai pu documenter les agissements choquants de ces magnats qui non seulement planifient et provoquent de sang-froid des famines, des dépressions économiques, des révolutions et des guerres, mais qui réalisent également des profits colossaux grâce à leurs manipulations de notre système de santé. Le cynisme et la malveillance de ces conspirateurs dépassent l'imagination de la plupart des Américains. Ils collectent délibérément des millions de dollars chaque année par l'intermédiaire d'organisations "caritatives" et utilisent ensuite ces mêmes organisations comme groupes clés pour renforcer leur monopole médical. La peur et l'intimidation sont les techniques de base par lesquelles les conspirateurs maintiennent leur contrôle sur tous les aspects de nos soins de santé, car ils écrasent impitoyablement tout concurrent qui conteste leurs profits. Comme dans d'autres aspects de leur "contrôle comportemental" sur le peuple américain, leur arme la plus constamment utilisée contre nous est l'emploi d'agents fédéraux et d'agences fédérales pour mener à bien leurs intrigues. La preuve de cette manigance est peut-être la révélation la plus troublante de mon travail.

Eustace Mullins,
22 février 1988

Je suis reconnaissant au personnel de la Bibliothèque du Congrès à Washington, D.C. pour sa courtoisie et sa coopération dans la préparation de ce travail.

CHAPITRE 1

LE MONOPOLE MÉDICAL

La pratique de la médecine n'est peut-être pas la plus ancienne profession du monde, mais elle est souvent perçue comme fonctionnant selon les mêmes principes. Non seulement le client se demande s'il obtient ce pour quoi il paie, mais dans de nombreux cas, il est consterné de constater qu'il a en fait obtenu quelque chose dont il ne voulait rien de prime abord. Un examen approfondi montre que les méthodes de pratique médicale n'ont pas tellement changé depuis des siècles. Le papyrus Ebers récemment découvert montre que dès 1600 avant J.-C., le médecin disposait de plus de neuf cents références, dont la prescription de l'opium comme médicament anti-douleur. En 1700 encore, les médicaments les plus couramment utilisés étaient les cathartiques tels que le séné, l'aloès, les figues et l'huile de ricin. Les vers intestinaux étaient traités par des racines d'aspidium (la fougère mâle), de l'écorce de grenade ou de l'huile de vers. En Orient, elle était obtenue à partir des fleurs de santonnier ; dans l'hémisphère occidental, elle s'obtenait par pression des fruits et des feuilles de chenopodium.

Les analgésiques étaient l'alcool, les feuilles d'hyoscyamus et l'opium. L'hyoscyamus contient de la scopolamine, utilisée en médecine moderne pour induire le "sommeil crépusculaire". Au XVIe siècle, les Arabes utilisaient le colchique, un dérivé du safran, pour les douleurs rhumatismales et la goutte. L'écorce de quinquina, source de quinine, était utilisée pour traiter la malaria ; l'huile de chaulmoogra était utilisée pour la lèpre, et l'ipéca pour la dysenterie amibienne. L'éponge brûlée à une époque était utilisée comme traitement pour le goitre ; sa teneur en iode permettait de guérir. Les sages-femmes utilisaient l'ergot pour contracter l'utérus. Il y a environ deux cents ans, l'ère de la médecine moderne a été inaugurée par la découverte des propriétés anesthésiques du protoxyde d'azote par Sir Humphry Davy. Michael Faraday a découvert l'éther, et Wilhelm Surtner a isolé la morphine de l'opium.

Jusqu'à la fin du XIXe siècle, les médecins exerçaient en tant qu'agents indépendants, ce qui signifie qu'ils assumaient tous les risques de leurs décisions. Les pauvres consultaient rarement un médecin, car les soins médicaux étaient généralement réservés aux riches et aux puissants.

Guérir un monarque peut apporter de grandes récompenses, mais ne pas le guérir peut être une erreur fatale. C'est peut-être la conscience des risques personnels de cette profession qui a donné naissance au projet de monopole, pour répartir les risques et les récompenses entre quelques élus. Les tentatives de création de ce monopole médical ont maintenant créé un fléau moderne, tandis que la volonté de maintenir ce monopole a coûté cher en argent et en souffrance au grand public.

Il y a près de cinq siècles, l'une des premières tentatives de mise en place de ce monopole a eu lieu en Angleterre. La loi de 1511, promulguée par le roi Henri VIII, en Angleterre, a érigé en infraction la pratique de la physique ou de la chirurgie sans l'approbation d'un groupe d'experts. Cette loi a été officialisée en 1518 avec la fondation du Collège royal des médecins. En 1540, les barbiers et les chirurgiens ont reçu des pouvoirs similaires, lorsque le roi a accordé l'approbation de leur société. Ils lancèrent immédiatement une campagne pour éliminer les praticiens non autorisés qui avaient servi les pauvres. Apparemment, il n'y a rien de nouveau sous le soleil, car la même campagne est en cours depuis longtemps aux États-Unis. Ce harcèlement des médecins qui servaient les pauvres a causé une telle souffrance en Angleterre que le roi Henri VIII a été obligé de promulguer la Charte des charlatans en 1542. Cette charte exemptait les "praticiens non autorisés" et leur permettait de poursuivre leur ministère. Aucune charte de ce type n'a jamais été accordée aux États-Unis, où un "charlatan" est non seulement un praticien non autorisé, c'est-à-dire qui n'a pas été "approuvé" par l'Association médicale américaine ou l'une des agences gouvernementales sous son contrôle, mais il est également sujet à une arrestation immédiate. Il est intéressant de noter que l'engagement de charlatans n'est pas l'une des caractéristiques de la vie anglaise qui a été transmise à sa colonie américaine.

En 1617, la Société des apothicaires est créée en Angleterre. En 1832, la British Medical Association a reçu sa charte, ce qui a donné l'impulsion à la formation d'une association similaire, l'American Medical Association, aux États-Unis. Dès sa création, l'American Medical Association a eu pour principal objectif d'obtenir et de défendre un monopole total de la pratique de la médecine aux États-Unis. Dès ses débuts, l'AMA a fait de l'allopathie la base de sa pratique. L'allopathie était un type de médecine dont les praticiens avaient reçu une formation dans une école de médecine universitaire reconnue, et qui reposait fortement sur des procédures chirurgicales et l'utilisation de médicaments. Les dirigeants de cette pratique avaient été formés en Allemagne. Ils se consacraient à l'utilisation fréquente de saignements et de fortes doses de médicaments. Ils étaient hostiles à toute forme de médecine qui n'était pas issue des académies et qui ne suivait pas les procédures standardisées ou orthodoxes.

L'allopathie a créé une rivalité intense avec l'école de médecine dominante du XIXe siècle, la pratique de l'homéopathie. Cette école est la création d'un médecin nommé Christian Hahnemann (1755-1843). Elle était basée sur sa formule, ''similibus cyrentur'', comme les cures. L'homéopathie revêt une importance encore plus grande pour notre époque, car elle agit sur le système immunitaire en utilisant des doses non toxiques de substances similaires à celles qui provoquent la maladie. Aujourd'hui encore, la reine Elizabeth est traitée par son médecin homéopathe personnel au palais de Buckingham. Pourtant, aux États-Unis, la médecine organisée poursuit sa course effrénée pour discréditer et éradiquer la pratique de la médecine homéopathique. Ironiquement, le Dr George H. Simmons, qui a dominé l'Association médicale américaine de 1899 à 1924, faisant de cette organisation une puissance nationale, a passé pendant des années des annonces à Lincoln,

Nebraska, où il exerçait, qui proclamaient qu'il était un "médecin homéopathe".

Les essais cliniques ont montré que l'homéopathie est aussi efficace que certains médicaments arthritiques largement prescrits, et qu'elle présente également l'avantage primordial de ne produire aucun effet secondaire nocif.

Cependant, les réalisations de l'homéopathie ont toujours été passées sous silence ou, si elles ont été mentionnées, elles ont été très mal interprétées ou déformées. Un cas classique de cette technique s'est produit en Angleterre lors de l'épidémie dévastatrice de choléra en 1854 ; les archives ont montré que pendant cette épidémie, les décès dans les hôpitaux homéopathiques n'étaient que de 16,4%, contre 50% dans les hôpitaux médicaux orthodoxes. Cette statistique a été délibérément supprimée par le Conseil de la santé de la ville de Londres.

Au cours du XIXe siècle, la pratique de l'homéopathie s'est rapidement répandue aux États-Unis et en Europe. Le Dr Hahnemann avait écrit un manuel, ''Homeopathica Materia Medica'', qui a permis à de nombreux praticiens d'adopter ses méthodes.

En 1847, lorsque l'Association médicale américaine a été fondée aux États-Unis, les homéopathes étaient deux fois plus nombreux que les allopathes, les médecins de type AMA. En raison de la nature individualiste de la profession homéopathique et du fait qu'ils exerçaient généralement seuls, ils n'étaient pas préparés à l'assaut concerté des allopathes. Dès ses débuts, l'AMA a prouvé qu'elle n'était qu'un lobby commercial, qui avait été organisé dans le but d'étouffer la concurrence et de pousser les homéopathes à la faillite. Au début des années 1900, alors que l'AMA commençait à atteindre cet objectif, la médecine américaine a commencé à entrer dans son âge des ténèbres. Ce n'est que maintenant qu'elle commence à sortir de ces décennies d'obscurité, alors qu'un nouveau mouvement holistique appelle à traiter l'ensemble du système physique, au lieu de se concentrer sur la partie affectée.

L'école de médecine allopathique de l'AMA se caractérise par une auto-publicité constante et la promotion d'un mythe, celui selon lequel son type de médecine est le seul qui soit efficace. Ce développement pernicieux a créé un nouveau monstre, le docteur fou doté d'une infaillibilité absolue, dont le jugement ne doit jamais être remis en question. Ses erreurs ne doivent certainement jamais être mentionnées. Comme Ivan Ilyich l'a souligné dans son livre choquant, *Medical Nemesis, the Expropriation of Health* (1976), non seulement l'efficacité de l'école allopathique de médecine s'est avérée n'être qu'un mythe, mais les médecins ont maintenant fait apparaître de nouveaux fléaux, des maladies que Ilyich définit comme "iatrogènes", provoquant un fléau qu'il appelle "iatrogénèse". Ilyich affirme que ce fléau a maintenant contaminé la nation toute entière. Il définit l'iatrogénèse comme une "maladie causée par l'intervention d'un médecin". Il poursuit en définissant trois types d'iatrogenèse couramment rencontrés : l'iatrogenèse clinique, qui est une maladie provoquée par un médecin ; l'iatrogenèse sociale, qui est délibérément créée par les machinations du complexe médico-industriel ; et l'iatrogenèse culturelle, qui sape la volonté de survie des peuples. Des trois types d'iatrogenèse, le troisième est peut-être le plus répandu. Les publicités pour les différents médicaments l'appellent "stress", la difficulté de surmonter les problèmes de la vie quotidienne causés par le gouvernement totalitaire et les sinistres personnages qui le soutiennent et qui l'exploitent pour leur profit personnel. Face à cette présence monstrueuse, qui s'immisce dans tous les aspects de la vie quotidienne d'un citoyen américain, de nombreuses personnes sont accablées par un sentiment de désespoir et sont persuadées qu'elles ne peuvent rien faire. En fait, ce monstre est extrêmement vulnérable, parce qu'il est tellement débordé et, lorsqu'il est attaqué, il peut être considéré comme un tigre de papier.

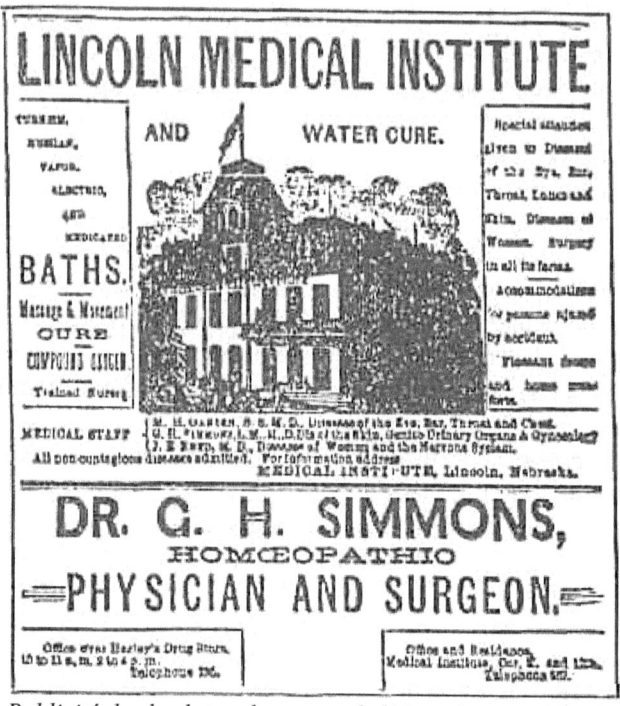

Publicité de charlatan du patron de l'Association médicale américaine

Cette annonce est parue dans les journaux de Lincoln, Nebraska, des années avant l'obtention de son diplôme de vente par correspondance du Rush Medical College. Dans cette licence, "Doc" Simmons se présente comme un homéopathe. Il est devenu plus ambitieux dans ses publicités ultérieures et prétend être "licencié en gynécologie et obstétrique des Rotunda Hospitals de Dublin, en Irlande". Remarquez le faux remède "Oxygène Composé".

Malgré les déclarations frénétiques de l'AMA concernant l'amélioration des soins médicaux, les dossiers montrent que l'état de santé des Américains est en déclin. Au cours du XIXe siècle, il s'était constamment amélioré, probablement en raison des soins dispensés par les homéopathes. Une maladie typique de l'époque était la tuberculose. En 1812, le taux de mortalité dû à la tuberculose à New York était de 700 pour 100 000. Lorsque Koch a isolé le bacille en 1882, ce taux de mortalité était déjà tombé à 370. En 1910, lorsque le premier sanatorium pour la tuberculose a été ouvert, ce taux avait encore baissé pour atteindre 180 pour 100 000. En 1950, ce taux de mortalité était tombé à 50 pour 100 000. Les dossiers médicaux prouvent qu'une baisse de 90% de la mortalité infantile due à la scarlatine, la diphtérie, la coqueluche et la rougeole s'est produite avant l'introduction des antibiotiques et de la vaccination, de 1860 à 1896. C'était également bien avant l'adoption de la loi sur les aliments et les médicaments en 1905, qui a mis en place un contrôle gouvernemental du commerce interétatique des médicaments. En 1900, il n'y avait qu'un médecin pour 750 Américains. Il avait généralement suivi un apprentissage de deux ans, après quoi il pouvait espérer gagner à peu près le même salaire qu'un bon mécanicien. En 1900, l'*AMA Journal*, qui était déjà sous la direction du Dr George H. Simmons, a lancé l'appel aux armes. La croissance de la profession doit être endiguée si l'on veut que les membres individuels trouvent que l'exercice de la médecine est une profession lucrative. Il serait difficile de lire dans la littérature de n'importe quelle profession une demande de monopole plus déterminée. Mais comment atteindre cet objectif ? Le Merlin qui devait agiter sa baguette magique et provoquer cette évolution spectaculaire de la profession médicale s'est avéré n'être autre que l'homme le plus riche du monde, l'insatiable monopoliste, John D. Rockefeller. Tout juste après avoir organisé son gigantesque monopole pétrolier, une victoire aussi sanglante que tout triomphe romain, Rockefeller, la créature de la Maison Rothschild et de son émissaire de Wall Street, Jacob Schiff, a réalisé qu'un monopole médical pourrait lui apporter des profits encore plus importants que son trust pétrolier. En 1892, Rockefeller nomma Frederick T. Gates comme son agent, lui conférant le titre de "chef de toutes ses entreprises philanthropiques". Il s'est avéré que chacune des "philanthropies" de Rockefeller, dont la publicité a été abondante, était spécifiquement conçue pour accroître non seulement sa richesse et son pouvoir, mais aussi la richesse et le pouvoir des personnages cachés qu'il représentait si habilement.

Le premier cadeau de Frederick T. Gates à Rockefeller était un plan visant à dominer l'ensemble du système d'enseignement médical aux États-Unis. La première étape a été franchie par l'organisation de l'Institut Rockefeller de recherche médicale. En 1907, l'AMA "demande" à la Fondation Carnegie de mener une enquête sur toutes les écoles de médecine du pays. Même à cette date, les intérêts de Rockefeller avaient déjà obtenu un contrôle substantiel du fonctionnement des fondations Carnegie, qui a été maintenu depuis lors. Il est bien connu dans le monde des fondations que les fondations Carnegie (il y en a plusieurs) ne sont que de faibles annexes de la Fondation Rockefeller. La Fondation Carnegie a nommé un certain Abraham Flexner à la tête de son étude sur les écoles de médecine. Par coïncidence, son frère Simon était à la tête de l'Institut Rockefeller de recherche médicale. Le rapport Flexner a été achevé en 1910, après de nombreux mois de voyages et d'études. Il a été fortement influencé par la représentation allopathique formée en Allemagne dans la profession médicale américaine. Il a été révélé par la suite que la principale influence sur Flexner avait été son voyage à Baltimore. Il avait été diplômé de l'université Johns Hopkins. Cette école avait été créée par Daniel Coit Gilman (1831-1908). Gilman avait été l'un des trois fondateurs du Russell Trust à l'université de Yale (aujourd'hui connu sous le nom de "Brotherhood of Death"[1]). Son siège de Yale possédait une lettre en allemand autorisant Gilman à créer cette branche des Illuminati aux États-Unis. Gilman a constitué le Peabody Fund et le John Slater Fund, qui est devenu plus tard la Fondation Rockefeller. Gilman est également devenu l'un des fondateurs du Conseil général de l'éducation Rockefeller, qui devait reprendre en main le système américain d'enseignement médical, la Fondation Carnegie et la Fondation Russell Sage. À l'université Johns Hopkins. Gilman a également enseigné à Richard Ely, qui est devenu le génie maléfique de l'éducation de Woodrow Wilson. La dernière réalisation de Gilman au cours de la dernière année de sa vie a été de conseiller Herbert Hoover sur l'opportunité de mettre en place un groupe de réflexion. Hoover a ensuite suivi le plan de Gilman en créant l'institution Hoover

---

[1] Fraternité de la mort, Ndt.

après la Première Guerre mondiale. Cette institution a fourni les moteurs et les artisans de la "Révolution Reagan" à Washington. Sans surprise, le peuple américain s'est retrouvé avec encore plus de dettes et une bureaucratie fédérale encore plus oppressive, le tout au service des recherche de l'Illuminati Daniel Coit Gilman.

Flexner a passé une grande partie de son temps à l'université Johns Hopkins pour finaliser son rapport. L'école de médecine, qui n'avait été créée qu'en 1893, était considérée comme très moderne. C'était également le siège de l'école de médecine allopathique allemande aux États-Unis. Flexner, né à Louisville (Ky.), avait étudié à l'université de Berlin. Le président de l'Organisation sioniste d'Amérique, Louis Brandies, également originaire de Louisville, était un vieil ami de la famille Flexner. Après la nomination de Woodrow Wilson à la Cour suprême, Brandeis fut nommé délégué à Paris pour assister à la Conférence de la paix de Versailles en 1918. Son but était de faire avancer les objectifs du mouvement sioniste lors de cette conférence.

Bernard Flexner, qui était alors avocat à New York, a été invité à accompagner Brandeis en tant que conseiller juridique officiel de la délégation sioniste à Paris. Bernard Flexner est ensuite devenu un membre fondateur du Council on Foreign Relations, et un administrateur de la Fondation Rockefeller avec son frère Simon.

Simon Flexner avait été nommé le premier directeur de l'Institut Rockefeller de recherche médicale lors de son organisation en 1903. Abraham Flexner a rejoint la Carnegie Foundation for the Advancement of Teaching en 1908, où il est resté jusqu'à sa retraite en 1928. Il a également été pendant des années membre du conseil de l'éducation générale de Rockefeller. Il a reçu une bourse de conférence du Rhodes Memorial à l'université d'Oxford. Son ouvrage définitif publié en 1913, s'intitulait : *Prostitution in Europe*.

Abraham Flexner a soumis un rapport final à Rockefeller qui était apparemment satisfaisant à tous égards. Son premier point était un accord catégorique avec la complainte de l'AMA selon laquelle il y avait trop de médecins. La solution de Flexner était simple : rendre l'enseignement médical si élitiste et coûteux, et si long, que la plupart des étudiants ne pourraient même pas envisager une carrière médicale. Le programme Flexner prévoyait quatre années d'études universitaires de premier cycle et quatre autres années d'études médicales. Son rapport a également fixé des exigences complexes pour les écoles de médecine ; elles doivent disposer de laboratoires et d'autres équipements coûteux. Lorsque les exigences du rapport Flexner sont entrées en vigueur, le nombre d'écoles de médecine a rapidement été réduit. À la fin de la Première Guerre mondiale, le nombre d'écoles de médecine était passé de 650 à seulement 50. Le nombre de diplômés annuels est passé de 7500 à 2500. La promulgation des restrictions Flexner garantissait pratiquement que le monopole médical aux États-Unis se traduirait par un petit groupe d'étudiants élitistes issus de familles aisées, et que ce petit groupe serait soumis à des contrôles intensifs.

Qu'est-ce que le rapport Flexner a coûté au citoyen américain moyen ? Quelques statistiques récentes éclairent la situation. Le *New York Times* rapportait qu'en 1985, le coût des soins de santé par personne aux États-Unis était de 1800 dollars par an ; en Angleterre, 800 dollars par an ; au Japon, 600 dollars par an. Pourtant, l'Angleterre et le Japon se classent tous deux plus haut que les États-Unis sur l'échelle de la qualité des soins médicaux.

Par rapport au Japon, par exemple, qui a un niveau de vie plus élevé que les États-Unis, mais qui fournit à ses citoyens des soins médicaux de qualité pour 600 dollars par personne chaque année, les soins médicaux comparatifs aux États-Unis ne peuvent être évalués à plus de 500 dollars par an et par personne. Quelle est la différence de 1300 dollars par personne ? C'est le pillage de 300 milliards de dollars par an du public américain par le Monopole médical, en surfacturation, en activités de syndicalistes criminels, et les opérations du cartel de la drogue.

CHAPITRE 2

LES CHARLATANS

Charlatan — un ignorant qui prétend à des compétences médicales ou chirurgicales.

Le **charlatanisme**. — 1783, Crabbe, Village 1, "Un puissant charlatan, longtemps versé dans les maux humains, qui insulte d'abord la victime qu'il tue."

Dictionnaire anglais Oxford

Selon Geoffrey Marks, le premier personnage important de la médecine américaine a été le théologien Cotton Mather (1663-1728).

Fils d'Increase Mather, président de l'université de Harvard, Cotton Mather a écrit de nombreux ouvrages théologiques, mais aussi un ouvrage médical complet, *L'Ange de Bethesda*, sur lequel il a travaillé de 1720 à 1724. Ses lettres médicales s'inspiraient largement des traditions indiennes locales ; il s'est également penché sur le facteur mental dans la maladie, notant qu'"un cœur joyeux fait du bien comme un médicament, mais un esprit brisé dessèche les os".

Mather semble avoir été le premier et le dernier théologien à s'intéresser à la pratique de la médecine américaine. La figure d'importance suivante a été un certain Dr Nathan Smith Davis (1817-1904). Après avoir fait son apprentissage sous la direction du Dr Daniel Clark dans le nord de l'État de New York, Davis s'installe à New York en 1847. Dès 1845, il avait demandé à la

Medical Society of the State of New York de corriger les abus les plus flagrants dans l'enseignement médical, en insistant pour que les quatre mois d'enseignement alors en vogue soient portés à une période de six mois. Le 11 mai 1846, il réunit un groupe de médecins à New York pour former le noyau de l'Association médicale américaine. L'organisation prit un statut officiel l'année suivante à Philadelphie, le 5 mai 1847, date officielle de la création de l'American Medical Association. La centaine de délégués à la réunion de New York s'était accrue à plus de deux cent cinquante à Philadelphie. Ils ne tardèrent pas à former des organisations d'État dans un certain nombre de pays. Smith s'installa ensuite à Chicago, où il rejoignit la faculté de la Rush Medical School. En 1883, lorsque l'AMA a fondé son journal, il en est devenu le premier rédacteur en chef, poste qu'il a occupé jusqu'en 1889.

Malgré les bonnes intentions de son fondateur, le Dr Davis, l'AMA est restée moribonde pendant une cinquantaine d'années. En 1899, l'organisation a fait un pas de géant, avec l'arrivée d'un certain Dr George H. Simmons du Nebraska. Simmons, qui toute sa vie a été connu, peut-être de façon dérisoire, sous le nom de "Doc", est aujourd'hui considéré comme le plus grand charlatan américain de l'histoire. Né à Moreton, en Angleterre, Simmons a immigré aux États-Unis en 1870. S'installant dans le Midwest, il a commencé sa carrière de journaliste. Il est intéressant de noter que les deux autres figures dominantes de la médecine américaine du XXe siècle, le Dr Morris Fishbein et Albert Lasker, ont également commencé leur carrière de journaliste ; Fishbein est resté journaliste toute sa vie. Simmons est devenu le rédacteur en chef du *Nebraska Farmer* à Lincoln, Nebraska. Quelques années plus tard, il décide d'améliorer ses finances en se lançant dans une carrière de charlatan médical hors pair. Il est intéressant de noter qu'en 1868, l'AMA avait officiellement défini le charlatanisme comme "la vente ou l'administration de médicaments ou de traitements qui ne sont pas approuvés par les autorités médicales légalement constituées". Simmons n'a pas tenu compte de cette exigence. Personne n'a jamais pu déterminer qu'il avait étudié quelque part pour obtenir un diplôme de médecine. Néanmoins, il a commencé à annoncer qu'il était "licencié de l'hôpital Rotunda de Dublin", en référence, vraisemblablement, à Dublin, en Irlande. En fait, l'hôpital de Dublin n'avait jamais délivré de licence et n'était pas autorisé à le faire. (Voir l'illustration n° 2, pleine page ci-contre).

Personne ne s'est jamais donné la peine de se demander pourquoi Simmons, qui était censé être arrivé aux États-Unis en tant que médecin dûment agréé, a plutôt choisi de pratiquer le journalisme pendant quelques années. Il a également annoncé qu'il avait passé "un an et demi dans les plus grands hôpitaux de Londres", bien qu'il se soit abstenu de dire en quelle qualité : patient, aide-soignant ou standardiste. Des années plus tard, il a obtenu par courrier un diplôme de l'une des usines à diplômes florissantes du pays, le Rush Medical College de Chicago, tout en conservant un cabinet médical à plein temps à Lincoln. Rien n'indique qu'il ait jamais mis les pieds sur le campus du Rush Medical College avant d'obtenir ce diplôme. Son protégé, Morris Fishbein, a également fréquenté le Rush Medical College. On s'est demandé si Fishbein avait réellement obtenu son diplôme ; des années plus tard, à l'époque où il était influent, il y est devenu "professeur", spécialisé dans l'enseignement des relations publiques en médecine.

Dans leur ouvrage définitif, *The Story of Medicine in America*, une compilation exhaustive et détaillée, les auteurs, Geoffrey Marks et William K. Beatty, ne mentionnent ni Simmons ni Fishbein, une omission apparemment flagrante, car ce sont les deux praticiens les plus notoires de notre histoire médicale. Apparemment, réalisant que ces deux hommes étaient les deux charlatans les plus célèbres de l'histoire médicale, les auteurs ont prudemment décidé de les ignorer.

Dans le *Who's Who,* Simmons note qu'il a pratiqué la médecine à Lincoln de 1884 à 1899. Il indique que les références de son diplôme sont L. M. Dublin 1884. Cela soulève d'autres questions. Simmons avait immigré aux États-Unis en 1870 ; il est resté sans interruption à Lincoln de 1870 à 1899, lorsqu'il s'est rendu à Chicago. Pour une raison quelconque, il a fait figurer le diplôme de vente par correspondance du Rush Medical College dans sa liste du *Who's Who* de l'édition de 1936 ; il avait indiqué dans l'édition de 1922 qu'il l'avait reçu en 1892. Là encore, personne n'a plus tard soulevé la question de son dossier scolaire, qui montrait qu'il n'avait commencé ses études de médecine à Dublin qu'après son arrivée aux États-Unis. Les publicités de "Doc" Simmons dans Lincoln, que nous avons reproduites ici, utilisaient une phraséologie standard de l'époque : "Un nombre limité de patientes peuvent être hébergées chez moi. Il s'agissait d'une notification codée indiquant qu'il pratiquait l'avortement. Il exploitait également un salon de beauté et de massage sur place, dans le cadre d'un "Institut Lincoln" dont il était apparemment le seul responsable. Ses publicités l'identifiaient également comme "médecin homéopathe", bien qu'il se soit bientôt engagé dans une carrière au sein de l'AMA pour détruire la profession d'homéopathie aux États-Unis. Ses publicités annonçaient qu'il "traite toutes les maladies médicales et chirurgicales des femmes".

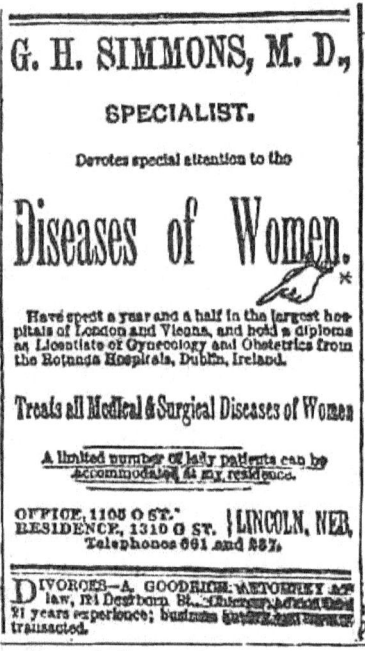

Publicité de charlatan de l'organisateur et patron de l'American Medical Association dans le format utilisé par les avorteurs. Les lignes "Un nombre limité de patientes peut être hébergé chez moi" étaient le format régulièrement utilisé par les avorteurs dans leur publicité à l'époque. Les hôpitaux de Londres et de Vienne ayant validé la licence irlandaise sont fictifs. Cette publicité est apparue

plus tard que celle du Lincoln Institute, mais des années avant que le "Doc" Simmons n'obtienne son diplôme.

Ayant appris l'existence de l'American Medical Association, Simmons, toujours à la recherche d'un statut plus élevé, a créé une section au Nebraska, la Nebraska Medical Association. Ses talents d'organisateur ont attiré l'attention du siège de Chicago, et il a été appelé à prendre la direction de la rédaction du Journal de l'AMA. C'est ainsi que "Doc" Simmons est arrivé à l'AMA, non pas comme médecin, mais comme journaliste. Il a constaté que l'AMA était à la dérive, sans personne capable de mettre en œuvre une politique nationale. La situation était faite sur mesure pour un homme de ses capacités et de son dynamisme. Il s'est rapidement nommé secrétaire et directeur général de l'Association médicale américaine, lançant l'organisation dans une politique dictatoriale croissante qu'elle a maintenue jusqu'à aujourd'hui. Tous les fonds de l'AMA sont passés entre les mains de Simmons, qui a personnellement supervisé tous les détails des opérations. Il a rapidement trouvé un lieutenant compétent et volontaire en un homme qui avait auparavant été secrétaire du Kentucky State Board of Health. Il semble que ce soit un homme de la trempe de Simmons, car il avait été arrêté après que les examinateurs aient constaté un manque à gagner de quelque 62 000 dollars sur ses comptes. En tant que membre en règle de la bureaucratie de l'État, il a réussi à obtenir une grâce officielle du gouverneur du Kentucky, avec le doux avertissement qu'il serait peut-être mieux pour lui de s'installer ailleurs. Chicago n'est qu'à un court trajet en train, mais il constate que Simmons est dépassé par ses références. Ce monsieur, le docteur E. E. Hyde, mourut en 1912 des suites d'une leucémie. Cela s'est avéré être un hasard pour un autre journaliste qui attendait dans les coulisses, le Dr Morris Fishbein. Fishbein avait apparemment terminé ses études au Rush Medical College, mais il n'avait pas encore obtenu son diplôme. En tout cas, il ne voulait pas devenir médecin. Il avait malheureusement été interne à l'hôpital de Durand pendant quelques mois, mais il ne voulait pas se conformer aux règlements de l'époque qui exigeaient un stage de deux ans dans un hôpital agréé. Il envisageait sérieusement une carrière d'acrobate de cirque, et avait travaillé à temps partiel comme figurant dans une compagnie d'opéra. Il avait également appris qu'il y avait une possibilité d'emploi à l'AMA et avait écrit à temps partiel pendant la maladie terminale du Dr Hyde. Simmons avait également trouvé en Fishbein un homme à son image. Lorsque le Dr Hyde est mort, Simmons offrit immédiatement à ce jeune homme un très beau salaire de départ de 100 dollars par mois, un chiffre élevé pour 1913. Fishbein a trouvé un foyer à l'AMA ; il n'est parti qu'en 1949, lorsqu'il a été littéralement mis à la porte.

Avec l'avènement de Fishbein, l'Association médicale américaine était désormais fermement entre les mains des deux charlatans les plus agressifs du pays, Simmons, qui avait pratiqué la médecine pendant des années, sans être gêné par le fait qu'il n'avait pas de diplôme de médecine qui tienne la route, et Morris Fishbein, qui admit sous serment en 1938 qu'il n'avait jamais pratiqué la médecine de sa vie. Comme le "Doc" Simmons, comme on l'appelait génialement, n'avait jamais montré d'autre motivation dans sa carrière que l'avidité, il s'est vite rendu compte que l'énorme pouvoir dont l'AMA était capable l'avait en fait lancé dans une voie royale. Il ne tarda pas à demander certaines contreparties en échange de la faveur ou de la bonne volonté de l'AMA. Tout d'abord, son "sceau d'approbation" pour les nouveaux produits. Comme l'AMA n'avait pratiquement pas de laboratoire, d'équipement d'essai ou de personnel de recherche, le sceau d'approbation a été obtenu par la "recherche verte", c'est-à-dire la détermination laborieuse de la somme que le suppliant pouvait se permettre de payer et de la valeur qu'il pourrait lui accorder. Au début, certains fabricants de produits pharmaceutiques n'ont pas apprécié cet arrangement et ont refusé de payer. Le chef de cette opposition était un certain Dr Wallace C. Abbott, qui avait fondé les Laboratoires Abbott en 1900. Simmons l'a confronté en refusant d'approuver un seul produit des Laboratoires Abbott, quel que soit le nombre de produits soumis. Cette impasse dura un certain temps, jusqu'à ce qu'un matin, "Doc" Simmons fut visiblement secoué de voir le Dr Abbott le surplomber dans son bureau.

"Eh bien, monsieur", bredouilla-t-il, "que puis-je faire pour vous ? Le Dr Abbott lui répondit : "Pourquoi aucun de mes produits n'a jamais été approuvé par l'AMA ?"

"Ce n'est pas vraiment mon département, monsieur", a répondu le "Docteur" Simmons, "je serai heureux de vérifier avec notre département de recherche et de découvrir quel est le problème."

"Y a-t-il un moyen d'accélérer votre enquête ?" a demandé le Dr Abbott.

Simmons était ravi. Enfin, le chimiste têtu commençait à voir les choses à sa façon. "Je serai heureux de faire tout ce que je peux", disait-il. "Vous pouvez faire quelque chose", dit le Dr Abbott, "si vous voulez bien regarder ces documents, cela pourrait vous aider à vous décider."

Il a étalé un certain nombre de documents sur le bureau du "Doc" Simmons. Simmons s'est immédiatement rendu compte qu'il était en train de consulter un dossier complet de sa carrière, soigneusement recueilli par des détectives privés qui avaient été engagés par le Dr Abbott. Il y avait tous les détails de ce qu'on appelle les "diplômes", les dossiers des accusations sexuelles portées contre Simmons par d'anciens patients de Lincoln, et d'autres éléments intéressants, tels que les accusations de négligence médicale ayant entraîné la mort de patients. Il savait qu'il était piégé.

"Très bien", dit Simmons, "mais que voulez-vous ?"

"Tout ce que je veux, c'est que l'AMA approuve mes produits", a déclaré le Dr Abbott. "Vous pensez que c'est possible, maintenant ?"

"Certainement," répondit Simmons. À partir de ce jour, les produits de la société Abbott, qui s'appelait encore Abbott Biologicals à l'époque, ont été soumis au processus AMA et ont reçu la mention "Approuvé". Le Dr. Abbott n'a jamais payé un centime pour ce traitement spécial.

Au fil des ans, différentes versions du conflit Abbott-Simmons se sont répétées. Une version blanchie apparaît dans l'ouvrage de Tom Mahoney *Merchants of Life*, qui affirme que Simmons s'est opposé à la "commercialisation" de la profession médicale par le Dr Abbott, et a voulu lui donner une leçon. Le Conseil de la pharmacie et de la chimie a non seulement refusé d'approuver les médicaments d'Abbott, mais a également rejeté ses demandes de publicité dans le journal de l'Association médicale américaine, et a ensuite refusé d'imprimer ses lettres de protestation. Simmons a ensuite lancé des attaques personnelles contre le Dr Abbott au sein du Journal dans les numéros de décembre 1907 et de mars 1908. L'affirmation pieuse de Simmons selon laquelle il ne souhaitait pas voir le Dr Abbott commercialiser la profession médicale sonne creux ; Abbott fabriquait des produits pharmaceutiques destinés à la vente. Le hic, c'est qu'il refusait de payer l'habituelle extorsion de fonds à Simmons.

Après le règlement de l'imbroglio, S. DeWitt Clough, le directeur de la publicité d'Abbott, est devenu un ami de Morris Fishbein en jouant au bridge.

Le Dr Emanuel Josephson, de New York, qui était un critique enthousiaste de l'AMA à l'époque de Simmons-Fishbein, a écrit : "Les méthodes utilisées par Simmons et son équipe dans leur lutte pour le monopole des publications médicales et des publicités destinées à la profession étaient souvent grossières et illégitimes. L'AMA a ouvertement menacé les entreprises qui font de la publicité dans des médias autres que leurs propres revues de leur retirer l'"acceptation" de leurs produits. Le Dr Josephson a décrit les pratiques de Simmons comme une "conspiration visant à restreindre le commerce et à extorquer". Il a en outre accusé, à nouveau à juste titre, que "presque toutes les branches du gouvernement fédéral actives dans le domaine de la médecine étaient complètement dominées par l'Association. Cela a été confirmé par le présent auteur, qui cite de nombreux exemples d'agences gouvernementales qui ont activement mis en œuvre les cas les plus horribles de racket par le Drug Trust. Les contrôles mis en place par Simmons étaient si exhaustifs que le président de l'AMA, le Dr Nathan B. van Etten, a ensuite déposé une déclaration sous serment devant la Cour de district de New York, selon laquelle, en tant que président de l'Association médicale américaine, il n'était pas habilité à accepter de l'argent ou à conclure des contrats. Tous ces contrats relevaient de la compétence du personnel du siège de Chicago. Il a été noté par la suite que l'AMA "s'attache à protéger les revenus des médecins contre l'intrusion du gouvernement dans la pratique de la médecine". Il s'agissait d'avoir le beurre et l'argent du beurre. Tout en s'opposant fermement à toute supervision gouvernementale du monopole médical. Les monopolistes ont souvent forcé les différentes agences gouvernementales à agir contre toute personne qui représentait une menace pour leur monopole, les faisant arrêter, poursuivre et envoyer en prison.

La domination lucrative du "Doc" Simmons sur l'Association médicale américaine l'a conduit à de nombreux échecs. En 1921, il crée l'Institut de médecine à Chicago. Ce n'était apparemment qu'une société de holding pour ses pots-de-vin. Il avait également profité des avantages de la réussite américaine : une maîtresse aux seins nus installée dans un luxueux appartement de la Gold Coast. Canaille qu'il était, Simmons ne se contentait pas d'afficher cette liaison auprès de sa femme ; il devenait aussi de plus en plus cruel dans sa détermination à se débarrasser d'elle. Il s'est alors lancé dans un stratagème classique, le médecin tentant de se débarrasser d'une femme non désirée en la droguant, en essayant de la convaincre qu'elle devient folle et, avec un peu de chance, en la poussant au suicide. Après quelques mois de ce traitement, sa femme a riposté en le poursuivant en justice. Un procès très médiatisé en 1924 s'est terminé par le témoignage de sa femme selon lequel il lui avait donné de fortes doses de narcotiques, prescrites sur la base de son "expérience médicale", et a ensuite entamé une procédure pour la faire déclarer folle. Cette procédure n'était pas si inhabituelle à cette époque ; elle avait été appliquée à des centaines d'épouses. Cependant, sa femme s'est avérée plus résistante que la plupart des victimes. Elle a témoigné au tribunal qu'il avait essayé de la faire accuser de folie. Ce procès a inspiré plus d'une douzaine de livres, pièces de théâtre et films ultérieurs, basés sur l'histoire d'un médecin qui tente de rendre sa femme folle par le biais de l'administration de drogues et d'une terreur psychologique. Le plus célèbre est *Gaslight*, dans lequel Charles Boyer joue à la perfection le rôle du "Docteur" Simmons, la femme malchanceuse étant interprétée par Ingrid Bergman.

Le procès a apporté à Simmons un torrent de publicité désagréable, et a forcé sa retraite à la tête de l'AMA. Cependant, il conserva le titre de "rédacteur général émérite", s'absentant en 1924 jusqu'à sa mort en 1937. Morris Fishbein, toujours sous sa bonne étoile, domine désormais totalement l'AMA. À eux deux, ils ont contrôlé l'AMA pendant plus d'un demi-siècle, perfectionnant leurs techniques pour utiliser cette organisation afin de collecter des fonds, d'exercer un pouvoir politique et de maintenir leur domination sur les médecins, les hôpitaux, les compagnies pharmaceutiques et les agences gouvernementales concernées. Simmons s'est installé à Hollywood, en Floride, où il a vécu jusqu'en 1937. Sa nécrologie dans le *New York Times* est intitulée : "*Noted for War on Quacks*" (La guerre contre les charlatans). Son critique de longue date, le Dr. Emanuel Josephson, remarqua que c'était un étrange mémorial pour un homme qui était connu depuis longtemps comme "le Prince des charlatans".

Morris Fishbein a également hérité de l'habile assistant de Simmons à l'AMA, le Dr Olin West (1874-1952). West avait été directeur d'État au Tennessee pour la Rockefeller Sanitary Commission de 1910 à 1918. Il avait donc les qualifications requises en tant que représentant de la branche Rockefeller au siège de l'AMA. Le Dr Josephson a plus tard qualifié Fishbein de "Hitler de la profession médicale" et West de "son Goering". Fishbein est resté conscient de la capacité de l'AMA à "utiliser" des employés du gouvernement pour les besoins de l'AMA. Sur les quinze premiers membres du Conseil de la pharmacie et de la chimie, trois avaient été membres du gouvernement fédéral.

Avec la disparition de Simmons, Fishbein avait désormais les mains libres. À partir de ce jour, il s'est assuré que lorsque quelqu'un mentionnerait l'AMA, il rendrait également hommage à Morris Fishbein. Il a profité de sa position pour lancer une série d'entreprises privées, notamment dans le domaine de l'édition, des conférences et de la rédaction de chroniques dans les journaux. Avec un salaire très modeste de 24 000 dollars par an versé par l'AMA, Fishbein est devenu le Playboy du monde occidental. Ses enfants sont surveillés par une gouvernante française, tandis qu'il fait la navette chaque semaine à New York pour être vu au Stork Club et assister aux premières soirées au théâtre. Les cachets, pots-de-vin, récompenses et autres sommes d'argent affluent dans ses coffres en un véritable déluge. Pendant ses vingt-cinq ans de pouvoir à l'AMA, il n'a jamais perdu une occasion de faire de la publicité et de s'enrichir. Bien qu'il n'ait jamais pratiqué la médecine de sa vie, il a persuadé le King Features Syndicate de l'engager comme chroniqueur quotidien pour écrire un commentaire "médical" qui a été publié dans plus de deux cents journaux. Une pleine page d'annonce est publiée dans *Editor and Publisher* pour célébrer sa nouvelle aventure le 23 mars 1940, déclarant : "Une autorité de la médecine, le nom du Dr Fishbein est synonyme du timbre "sterling" sur une pièce d'argent." Il n'est pas clair s'il s'agissait d'une référence implicite à Judas.

Fishbein a gagné un revenu supplémentaire en se faisant nommer conseiller médical de *Look Magazine*, la deuxième plus grande publication des États-Unis. En 1935, il s'était aventuré dans ce qui fut probablement son plus grand coup financier, la publication annuelle d'un volume massif, *The Modern Home Medical Adviser*. Le livre a été écrit pour lui par des médecins en consignation, mais il a écrit le texte publicitaire, "Approuvé par les médecins du monde entier". Le millionnaire le plus riche ne pouvait pas acheter de meilleurs conseils de santé. De toute évidence, aucun médecin n'a osé critiquer le livre.

Les pouvoirs de Fishbein à l'AMA, qui n'a cessé de s'agrandir, ont été occultés par le fait qu'il n'a jamais eu d'autre titre que celui de "rédacteur en chef". Il a maintenu un contrôle absolu sur toutes les publications de l'AMA, et a ainsi obtenu son pouvoir total sur l'organisation. Ceux qui n'étaient pas d'accord avec lui n'avaient aucune possibilité d'exprimer leur mécontentement. Il a également maintenu un contrôle absolu sur la sélection du personnel des différents comités de l'AMA, de sorte que personne n'a jamais été en mesure de l'attaquer. Le Comité de l'alimentation et le Conseil de la pharmacie et de la chimie étaient ses domaines de prédilection, en raison du grand pouvoir qu'ils exerçaient sur les fabricants et les annonceurs. Le Conseil de la pharmacie et de la chimie a été créé en 1905, en même temps que le Congrès adoptait la loi sur les aliments et les médicaments ; les deux groupes ont toujours travaillé en étroite collaboration. Comme les recettes publicitaires augmentaient chaque année, Fishbein a toujours nié que l'AMA réalisait des bénéfices. Il est cité dans *Review of Reviews,* 1926 : "Loin d'être la "société à but non lucratif" que les statuts énumèrent, l'American Medical Association a été extrêmement rentable pour le public, tant en dollars qu'en vies humaines. Ainsi, Fishbein a habilement repoussé les critiques croissantes sur les revenus de l'AMA en affirmant qu'elle était rentable pour le grand public."

Sous la direction de M. Fishbein, le magazine de santé de l'AMA, *Hygiea,* portait le titre "NOURRITURE SAINE, HONNÊTEMENT PROMUE". Le sceau d'acceptation du Comité des aliments de l'AMA est votre meilleure garantie que les allégations de qualité de tout produit sont correctes et que la publicité pour ce produit est véridique. Recherchez ce sceau sur tous les aliments que vous achetez. Le thon White Star et le thon de marque Chicken of the Sea ont cette acceptation. Au moment même où Fishbein diffusait ces publicités, la Food and Drug Administration saisissait à plusieurs reprises des cargaisons de ces mêmes marques de thon, les condamnant parce qu'elles "consistaient en tout ou en partie en une substance animale décomposée". Voilà pour la valeur du sceau d'acceptation.

Le comité de l'AMA sur les aliments a toujours été à la limite des poursuites pour exposition ou dommages graves, car il ne disposait pratiquement d'aucun appareil de test. Le numéro du 24 juin 1931 de *Business Week a* soulevé de sérieuses questions sur ces opérations, en particulier sur le pouvoir de l'AMA de censurer les publicités des fabricants. *Business Week* demandait "si un corps national d'hommes professionnels, vraisemblablement inspirés par l'éthique la plus élevée, n'excède pas continuellement les limites naturelles de ses actions lorsqu'il tente d'assumer les pouvoirs de police et de réglementation sur la plus grande industrie du pays. Les rédacteurs de *Business Week* étaient bien conscients que le personnel de l'AMA ne faisait que peu de tests et n'était pas qualifié pour juger de l'"acceptation" des produits. L'article du magazine a peut-être été conçu comme un avertissement discret à l'AMA pour qu'elle cesse et renonce à ses activités dans ce domaine. C'était sans tenir compte de la chutzpah de Fishbein. Le Comité de l'AMA sur les aliments, sous la direction de Fishbein, a poursuivi ses activités pendant une autre décennie. En 1939, Fishbein a décerné le sceau d'acceptation à quelque 2706 produits individuels, qui étaient fabriqués par quelque 1653 entreprises. Son principal rival dans ce domaine, le Good Housekeeping Seal of Approval, était également de plus en plus critiqué pour ses tactiques agressives visant à trouver davantage de clients pour son Sceau. En mai 1941, la Commission fédérale du commerce a émis des ordres de cessation et d'abstention contre le Good Housekeeping Seal ; Fishbein commença à voir le mur se rapprocher, et peu après, il cessa de décerner le Sceau d'acceptation de l'AMA pour les aliments d'usage général.

Le Conseil de la pharmacie et de la chimie était une toute autre affaire. C'était la clé du business. Une société pharmaceutique pouvait gagner cent millions de dollars sur un nouveau produit, si celui-ci était mis sur le marché sous les auspices appropriés ; le plus important, bien sûr, était le sceau d'acceptation de l'AMA. Les possibilités de corruption à grande échelle, de conspiration et d'escroquerie étaient trop nombreuses pour être ignorées. Un médecin qui en était très conscient était le Dr Emanuel Josephson de New York. Héritier d'une grande fortune, le Dr Josephson résidait dans une maison de ville de plusieurs millions de dollars dans le quartier le plus cher de la ville, juste au coin de Nelson Rockefeller, dans l'Upper East Side. Josephson n'a pas pu cacher son mépris pour Fishbein et ses activités d'escroquerie. Le 2 janvier 1932, il a officiellement démissionné de la New York City Medical Society de l'AMA ; l'AMA a choisi d'ignorer sa lettre de démission jusqu'en 1938, lorsque Fishbein a publié une lettre affirmant que l'AMA "avait rompu ses liens avec lui". En 1939, le Dr Josephson a soumis l'important dossier de ses recherches révolutionnaires au *Science magazine*, "Vitamin E Therapy of Myasthenia Gravis", qu'ils ont refusé d'imprimer. Le Dr Josephson a par la suite souligné que l'AMA avait délibérément dissimulé les avantages de la thérapie à la vitamine E pendant plus de vingt-cinq ans. Ce n'est là qu'un exemple parmi des centaines d'autres où l'AMA a caché au public des informations vitales. Les bienfaits de la thérapie à la vitamine E sont maintenant généralement reconnus par la profession médicale.

La technique de l'AMA pour contrôler tous les nouveaux produits a été révélée par une dépêche de United Press du 20 janvier 1940, selon laquelle l'AMA avait une politique bien définie dans les journaux "de ne jamais appeler quoi que ce soit un remède, ou en fait de donner de la publicité à un remède quelconque, sans une enquête approfondie." L'organisation recommandait généralement que tout rapport sur un remède soit transmis à la branche new-yorkaise de l'AMA pour enquête. Comme le Dr Josephson l'a déclaré, il avait essayé pendant des années de faire en sorte que la section new-yorkaise de l'AMA enquête sur ses conclusions, mais elle a toujours refusé.

Le Conseil de la pharmacie et de la chimie de l'AMA avait effectivement renforcé son contrôle en modifiant le code de déontologie officiel de l'AMA afin d'interdire aux médecins individuels de donner des témoignages en faveur de tout médicament ; cet amendement protégeait le précieux monopole du siège de l'AMA à Chicago. Un éminent scientifique et enseignant, le Dr Frank G. Lydston, a publié une brochure intitulée "Why the AMA is Going Backward" (Pourquoi l'AMA régresse), dans laquelle il déclare : "La réalisation de ce dont l'oligarchie de l'AMA s'est le plus vantée a été sa guerre tardive contre les propriétaires, les fabricants de produits médicaux et les produits non approuvés. Lorsque je me souviens de la nauséeuse série de faux propriétaires sur les publicités à partir desquelles l'oligarchie a construit sa prospérité financière, le slogan "plus sain que toi" est écoeurant. Il convenait à sa constitution psychique qu'après que l'AMA ait pendant des années fait de son mieux pour promulguer les intérêts, et pour engraisser, des faux fabricants et des empoisonneurs professionnels d'innocents, elle morde la main qui l'a nourrie. Les pouvoirs despotiques tels que ceux que l'oligarchie exerce sur les fabricants d'aliments et de médicaments sont dangereux, et la nature humaine étant ce qu'elle est, on pourrait s'attendre à ce que ce pouvoir soit tôt ou tard utilisé de manière abusive."

Le Dr Josephson a également observé que "l'histoire du sceau d'acceptation de l'AMA est pleine de trahisons de la confiance professionnelle et publique. Des médicaments de la plus haute valeur ont été rejetés ou leur acceptation a été retardée de manière injustifiée. Des aliments et des médicaments sans valeur, dangereux ou mortels ont été acceptés à la hâte."

Le 20 avril 1936, le magazine *Time* rapportait que l'Association médicale américaine valait alors 3 800 000 dollars, dont deux millions en obligations d'État, un million en espèces, avec un siège social de 800 000 dollars à Chicago. Le *Time* a également mentionné un autre aspect peu connu du monopole médical de l'AMA : "Les chaussures conçues pour corriger les problèmes de pieds doivent être approuvées par l'AMA avant qu'un médecin consciencieux puisse les prescrire. La façon dont l'AMA a mis en place ce monopole n'est pas claire.

Le 7 juillet 1961, *Time* rapporte que le *journal* AMA a maintenant un tirage de 180 000 exemplaires, avec un revenu de 16 millions de dollars par an, "le gros des annonces dans ses publications provenant principalement des fabricants de médicaments et d'appareils. La constitution de l'AMA stipule qu'elle a été organisée "pour promouvoir l'art et la science de la médecine et l'amélioration de la santé publique". Pourtant, l'histoire de l'AMA a été remplie d'événements qui contredisent cet objectif. Selon le *Literary Digest* du 11 juin 1927, l'AMA avait adopté une résolution selon laquelle l'alcool n'avait pas de place scientifique dans la médecine. En toute justice, il faut dire que la résolution de 1917 avait probablement été adoptée à la demande des intérêts des Rockefeller qui, pour leurs propres objectifs cachés, soutenaient fortement l'adoption de la prohibition à cette époque.

Le 9 février 1977, la Commission fédérale du commerce a émis une ordonnance contre l'AMA parce qu'elle avait interdit certaines publicités de médicaments. Pendant les 25 ans de règne de Morris Fishbein à l'AMA, l'organisation a maintes fois fait des déclarations déconcertantes sur les recommandations de certains produits, la raison de ces revirements n'étant connue que de Fishbein lui-même. La situation offrait également des profits impressionnants à réaliser en investissant dans les actions d'une certaine firme pharmaceutique juste avant qu'elle ne reçoive le très convoité sceau d'acceptation de l'AMA pour un nouveau produit. Après une telle annonce, il n'était pas rare que le prix double. Seul le Dr. Fishbein savait quand une telle approbation serait délivrée.

L'une des décisions les plus répréhensibles prises par le Dr Fishbein au cours de son long règne à l'AMA a été de faire taire la rumeur d'une dangereuse épidémie de dysenterie amibienne à Chicago au plus fort de la célébration de l'Exposition universelle en 1933. Bien que la cause de l'épidémie ait été attribuée à une plomberie défectueuse à l'Hôtel du Congrès, Fishbein a rencontré un groupe de chefs d'entreprise de Chicago et a promis la coopération de l'AMA pour étouffer tout avertissement jusqu'à la fin de la saison de l'exposition. Des centaines de touristes sans méfiance qui ont visité l'Exposition universelle sont rentrés dans leur ville natale infectés par cette terrible maladie, qui persiste souvent pendant des années et qui est très difficile à traiter ou à guérir.

La liste des médicaments dangereux approuvés par M. Fishbein pendant son mandat de porte-parole public de l'AMA est longue et terrifiante. Fishbein s'est empressé d'approuver le fameux médicament diététique, le dinitrophénol, malgré les rapports de laboratoire qui le qualifient de dangereux pour la santé. Un autre médicament, la tryparsamide, fabriqué par Merck sous licence de l'Institut Rockefeller pour la recherche médicale, était un dangereux médicament à base d'arsenic. Utilisé pour contrer les effets de la syphilis, il a été abandonné par son découvreur, Paul Ehrlich, lorsqu'il a découvert qu'il provoquait la cécité en atrophiant le nerf optique. Les avertissements d'Ehrlich n'ont pas empêché l'AMA, Merck ou l'Institut Rockefeller de continuer à distribuer ce médicament.

Dans le numéro du 21 juin 1937, Morris Fishbein s'est retrouvé en couverture du magazine *Time*. C'était une photographie inhabituellement peu flatteuse, dans laquelle Fishbein avait l'air d'avoir besoin d'un médecin. Le *Time* avait publié un article plus tôt dans l'année selon lequel Fishbein souffrait de la paralysie de Bell. Le côté droit de son visage était relâché et il était manifestement en très mauvaise condition.

L'une des erreurs les plus dangereuses de Fishbein fut son approbation du sulfathiazole en 1941. Le 25 janvier 1941,

Fishbein a annoncé que le sulfathiazole de la Winthrop Drug Company "a été accepté par le Conseil de pharmacie et de chimie pour être inclus dans son volume officiel de remèdes nouveaux et non officiels." Winthrop était une filiale du cartel international du médicament, I. G. Farben.

Le sulfathiazole a également été approuvé par le Dr. J. J. Durrett, le responsable de la FDA en charge des nouveaux médicaments. Durrett a été nommé à ce poste vital avec l'approbation de Rockefeller. En décembre 1940, 400 000 comprimés avaient été vendus, contenant jusqu'à 5 grains de Luminal chacun. Le dosage sûr était de 1 grain de Luminal. De nombreuses personnes qui prenaient la dose de Winthrop ne se réveillaient jamais.

En 1937, l'AMA a approuvé une préparation extrêmement toxique de sulfanilamide dans une solution de diéthylène glucol ; ce mélange a causé un certain nombre de décès. Il a provoqué une perte de globules blancs, alors qu'il était annoncé qu'il "aiderait" les maladies cardiaques. Bien après le départ de Fishbein, l'AMA a continué à soutenir des produits potentiellement dangereux. Le numéro d'hiver du *Journal of the American Medical Association* présentait des publicités pour Suprol en gélules de 200 mg (suprofène), un analgésique qui avait été approuvé par la FDA en décembre 1985. Il était produit par McNeil, une filiale de Johnson and Johnson. Le 13 février 1986, la firme avait reçu les premiers rapports de dommages aigus aux reins, mais le 2 décembre, le conseil consultatif de la FDA sur l'arthrite a recommandé que le Suprol reste en vente comme "analgésique alternatif". Il avait déjà été interdit au Danemark, en Grèce, en Irlande, en Italie et en Grande-Bretagne ; McNeil finit par suspendre sa production le 15 mai.

L'un des épisodes les plus répréhensibles de la longue carrière de Fishbein a été son refus du sceau d'acceptation de l'AMA au sulfanilamide, alors que celui-ci avait permis de sauver des vies en Europe pendant plusieurs années. Parce que ses producteurs n'avaient pas réussi à négocier un accord satisfaisant avec Fishbein, de nombreuses personnes aux États-Unis continuaient de mourir de septicémie, ou d'empoisonnement du sang. Le barrage s'est finalement rompu lorsqu'un membre de la famille

Roosevelt, qui avait un besoin urgent d'un traitement au sulfanilamide, a demandé à son médecin d'obtenir un approvisionnement spécial. Peu de temps après, le Conseil de l'AMA a été contraint de le "valider". En 1935 et 1936, le Conseil accepta et fit de la publicité dans le *Journal* pour un stimulant cardiaque, le Digitol, au moment même où les agences gouvernementales saisissaient et condamnaient les expéditions interétatiques de ce médicament comme une substance dangereuse pour la vie. Un autre produit, l'Ergot Aseptic, a été accepté par le Conseil, et les publicités pour ce produit ont fait l'objet d'un article de fond dans le *Journal*, au moment même où les agences gouvernementales saisissaient et condamnaient ses expéditions en raison des adultérants et des erreurs de marquage.

Sous la direction des deux charlatans les plus notoires du pays, Simmons et Fishbein, une gigantesque opération antidrogue à l'échelle nationale a été mise au point, qui représente aujourd'hui une menace sérieuse pour la santé de chaque citoyen américain. Les prix fixes de ces médicaments ont contribué à la hausse fulgurante du coût des soins de santé. En 1976, la facture nationale s'élevait à 95 milliards de dollars, soit 8,4% du produit national brut, un chiffre qui était passé à 4,5% en 1962. De 1955 à 1975, l'indice des prix a augmenté de 74%, tandis que le coût des soins médicaux a augmenté de 300%. Le Dr Robert S. Mendelsohn, médecin indépendant, estime que 30% des radiographies prises aux États-Unis, soit quelque 300 millions par an, sont commandées alors qu'il n'y a pas de besoin médical valable. Un expert fédéral rapporte que si nous réduisions d'un tiers les radiographies inutiles, nous pourrions sauver la vie de mille patients atteints de cancer chaque année. Pourtant, l'organisation responsable, l'American Cancer Society, a constamment ignoré ce problème. Il a été prédit que l'effet génétique des rayons X sur la population en une seule année pourrait causer jusqu'à trente mille décès par an dans les années à venir. En 1976, les médecins ont rédigé un milliard de doses de somnifères, quelque vingt-sept millions d'ordonnances qui ont entraîné vingt-cinq mille visites aux urgences pour des réactions indésirables aux médicaments, et quelque quinze cents décès aux urgences dus aux tranquillisants. Quatre-vingt-dix pour cent de ces victimes sont des femmes. En 1978, cinq milliards de pilules tranquillisantes étaient prescrites ; la plus connue d'entre elles, le Valium, rapporte cinq-cents millions de dollars par an à la société Hoffman LaRoche ; elle est l'incarnation du mythique "soma" décrit par Aldous Huxley dans son *Brave New World*[2], "la drogue parfaite, narcotique, agréablement hallucinante".

Une étude anglaise a montré que l'aspirine provoquait des malformations fœtales, des décès, des anomalies congénitales et des hémorragies chez les nouveau-nés. Récemment, une campagne nationale a été lancée, proclamant que de nouvelles études "ont montré" qu'une aspirine par jour préviendrait les crises cardiaques chez les hommes. Une réflexion en annexe suggère qu'il pourrait être sage de consulter un médecin personnel avant de se lancer dans ce régime, mais combien de milliers d'hommes commenceront d'un seul coup à prendre une aspirine quotidienne, espérant ainsi retarder une crise cardiaque redoutée, et ignorant qu'ils peuvent souffrir d'un autre résultat de l'ingestion d'aspirine, à savoir une hémorragie interne ? C'est cette propriété d'amincissement du sang qui a fait qu'elle est recommandée à titre préventif pour les crises cardiaques.

L'aspirine est également d'une valeur douteuse lorsqu'elle est prise pour faire baisser la fièvre ; en faisant baisser la fièvre dans certains cas, notamment lors de l'apparition d'une pneumonie, elle dissimule les symptômes de la pneumonie de sorte que le médecin ne peut pas faire ce diagnostic. Il faut généralement vingt minutes pour que le médicament se dissolve dans l'estomac, et seulement s'il est pris avec un grand verre d'eau de huit onces. Peu de gens savent que si l'aspirine est prise avec du jus d'orange, son efficacité est fortement diminuée, car elle peut ne pas se dissoudre.

En septembre 1980, la Food and Drug Administration a annoncé qu'elle allait retirer du marché plus de trois mille médicaments dont l'efficacité n'avait pas été prouvée. Au cours

---

[2] *Le meilleur des mondes* d'Aldous Huxley.

de l'année précédente, les Américains avaient dépensé plus d'un milliard de dollars pour ces mêmes médicaments à l'efficacité "non prouvés", dont beaucoup avaient été "acceptés" par l'AMA. En 1962, le Congrès avait adopté des amendements à la loi sur les aliments et drogues qui mettaient en œuvre les exigences en matière d'efficacité des médicaments dès 1964. Les fabricants de médicaments ont résisté à toutes les tentatives visant à les forcer à se conformer à ces amendements, ce qui a obligé la FDA à les retirer du marché quelque seize ans plus tard. La durée de vie moyenne d'un médicament efficace est d'environ quinze ans ; cela signifie que les tactiques dilatoires des fabricants de médicaments leur ont permis d'écouler ces médicaments non éprouvés pendant toute leur durée de vie effective sur le marché !

Nous arrivons maintenant au plus étonnant bilan du syndicalisme criminel de notre histoire. Après que le Congrès eut adopté des exigences strictes en 1962 pour forcer les fabricants de médicaments à prouver que leurs médicaments étaient efficaces (une exigence qui, dans de nombreux cas, était impossible à respecter puisqu'ils étaient sans valeur), les fabricants de médicaments ont été avisés par leurs agents au sein de l'AMA et de l'industrie de la publicité qu'il serait sage de lancer un feu de broussailles, une tactique de diversion qui attirerait l'attention sur le fait qu'ils n'avaient pas respecté les nouvelles exigences du Congrès. Cette tactique de diversion devait être appelée "la guerre contre le charlatanisme". Quelques mois après l'entrée en vigueur de la nouvelle réglementation, le conseil d'administration de l'AMA se réunit pour créer un nouveau comité, le Comité de lutte contre le charlatanisme, qui fut officiellement constitué le 2 novembre 1963. Il était initialement prévu de détruire toute la profession de chiropraticien aux États-Unis, le deuxième groupe de soins de santé du pays. Il s'est rapidement élargi à la recherche de nouvelles victimes, sous le nom de ''Coordinating Conference on Health Information''[3]. Cette filiale a été créée par une

---

[3] Conférence coordonnée sur les informations sanitaires. Ndt.

entreprise new-yorkaise de papier à en-tête appelée "Pharmaceutical Advertising Council", qui n'était à son tour qu'une succursale du président de la Grey Medical Advertising Company, une filiale à part entière de la prestigieuse Grey Advertising Company de New York.

Bien qu'il ne s'agisse apparemment que d'un groupe consultatif, la Conférence de coordination sur l'information sanitaire a rapidement lancé une guerre totale contre les praticiens de santé indépendants dans tous les États-Unis. Ses victimes étaient généralement choisies par l'AMA, organisation à but non lucratif, aidée par les fondations caritatives, l'American Cancer Society et l'Arthritis Foundation, qui avaient toutes deux été accusées de tuer des patients alors que des conseillers médicaux indépendants les sauvaient. Les syndicalistes criminels ont réussi à obtenir les pleins pouvoirs de police du gouvernement fédéral, grâce à des contacts au sein de la Commission fédérale du commerce, du Département des postes, de la Food and Drug Administration et du Service de santé publique des États-Unis. Ces agents fédéraux ont été sollicités par les fondations caritatives pour engager des actions policières contre des centaines de praticiens de la santé dans tous les États-Unis. Ce fut l'une des opérations les plus massives, bien planifiées et impitoyables dans laquelle les agents fédéraux se soient jamais engagés. Dans de nombreux cas, des personnes ont été arrêtées pour avoir vendu ou parfois donné des brochures conseillant des pratiques de santé aussi inoffensives que la prise de vitamines ! Ces distributeurs se sont retrouvés sous le coup d'injonctions de la Poste, du Département de la Justice et de la Food and Drug Administration. D'autres, qui distribuaient diverses pommades, onguents et autres préparations, la plupart sous des formules à base de plantes, ont été condamnés à de lourdes amendes et à des peines de prison. Dans tous les cas, tous les stocks de ces praticiens, dont beaucoup étaient âgés et pauvres, ont été saisis et détruits en tant que "substances dangereuses". Il n'a jamais été allégué qu'une seule personne ait été blessée, et encore moins tuée, par l'une de ces préparations. Dans le même temps, les fabricants de médicaments continuaient à vendre des produits qui engendraient des effets secondaires importants tels que des lésions rénales, des lésions hépatiques et la mort. Aucun d'entre eux n'a jamais reçu l'interdiction de distribuer ces produits selon les termes utilisés à l'encontre des praticiens de santé indépendants. Dans la plupart des cas, lorsque ces médicaments dangereux ont été interdits aux États-Unis, les fabricants les ont expédiés à l'étranger, dans des pays d'Amérique latine et d'Asie, où ils continuent d'être vendus à ce jour. L'action de Syntex Corporation est passée de quelques dollars à un sommet de 400 dollars par action lorsqu'elle a commencé à vendre des stéroïdes sur les marchés étrangers.

De nombreuses attaques étaient dirigées contre les distributeurs d'une préparation anticancéreuse appelée laetrile, un produit à base de fruits. Extrêmement sensibles à tout rival de leurs très rentables médicaments de chimiothérapie, les profiteurs du cancer ont ordonné aux agents fédéraux de mener des raids terroristes contre leurs concurrents. Frappant souvent la nuit, en groupes d'équipes du SWAT lourdement armées, les agents fédéraux ont enfoncé des portes pour capturer des femmes âgées et leurs stocks de tisanes. Beaucoup de ces femmes au foyer et de ces retraités transportaient de petites quantités de vitamines et de produits de santé qu'ils fournissaient à leurs voisins ou à leurs amis au prix coûtant. Ils n'avaient pas de fonds pour lutter contre les agences massives du gouvernement fédéral, qui n'étaient elles-mêmes que des pions pour le Drug Trust. Dans de nombreux cas, les victimes ont perdu leur maison, leurs économies et tous les autres biens saisissables, parce qu'elles avaient constitué une menace pour le monopole médical. Il s'agissait de l'utilisation la plus flagrante des pouvoirs de police par les Grands Riches de Big Pharma pour protéger leurs entreprises rentables. À ce jour, la plupart de ces victimes n'ont aucune idée qu'elles ont été éliminées par le Monopole Rockefeller.

Sidney W. Bishop, ministre adjoint des Postes, s'est vanté lors du deuxième Congrès national sur le charlatanisme médical en 1963 : "Je suis particulièrement fier des excellents arrangements qui existent entre la Food and Drug Administration, la Federal Trade Commission et le département des Postes pour maintenir la coordination dans l'échange d'informations menant à l'établissement de poursuites pénales", une référence élogieuse au succès de la "guerre contre le charlatanisme". Il a été révélé plus tard que la Conférence de coordination sur l'information sanitaire avait été entièrement financée par les principales sociétés pharmaceutiques du Monopole médical, Lederle, Hoffman LaRoche et d'autres. De 1964 à 1974, leur campagne de recherche et de destruction a été menée comme une guerre totale par des agents fédéraux contre quiconque avait jamais offert un quelconque type d'alimentation ou de conseil de santé. L'objectif était bien sûr d'éliminer toute concurrence aux grandes sociétés pharmaceutiques.

En 1967, l'AMA recevait 43% de ses revenus totaux, soit 13,6 millions de dollars, de ses publicités pour les médicaments. Elle a ensuite publié une lettre d'accord conjointement avec la Food and Drug Administration pour faire connaître une campagne visant à "améliorer la sensibilisation du public aux dispositifs et produits de fraude sanitaire en les identifiant comme inefficaces et potentiellement dangereux pour la santé". Ce sont les mêmes personnes qui n'avaient pas réussi à persuader les compagnies pharmaceutiques de se conformer aux exigences fédérales selon lesquelles elles doivent prouver l'efficacité de leurs produits pharmaceutiques ! Les dangers, comme nous l'avons dit, étaient plus le fait du Drug Trust[4] que celui des dames âgées de Californie qui conseillaient aux gens de manger plus d'ail et de laitue s'ils voulaient rester en bonne santé.

Le nombre de décès est dû à des médicaments "approuvés", et non à des préparations distribuées par les défenseurs de la santé holistique.

L'AMA a ensuite parrainé une conférence nationale sur la fraude dans le domaine de la santé, dont le principal porte-parole était le membre du Congrès Claude Pepper. Ce fut une tournure ironique des événements, car quelques années plus tôt, le sénateur Claude Pepper, alors l'une des plus puissantes personnalités politiques de Washington, avait suscité la colère de

---

[4] Cartel des médicaments.

l'AMA parce qu'il prévoyait de soutenir la médecine socialisée aux États-Unis. Porte-parole de longue date des intérêts de gauche, surnommé "Red" Pepper en raison de ses sympathies politiques, Pepper s'était trouvé attaqué par les gros pontes et l'argent de l'AMA. Ils trouvèrent un candidat pour s'opposer à lui en la personne de George Smathers, ami de Nixon, et Pepper fut battu en Floride. Revenant comme membre du Congrès, Pepper léchait maintenant les bottes de ceux qui l'avaient évincé. Il approuva leurs méthodes de police d'État contre quiconque osait contester le pouvoir du Monopole médical.

Ayant ainsi prouvé sa fidélité au pouvoir des Rockefeller, Pepper a été autorisé à organiser une autre conférence sur la santé en 1984. Elle a été dénoncée par des observateurs avertis comme un "show trial"[5] typique de Moscou. Le nouveau spectacle parallèle de Pepper s'appelait les "Audiences du Congrès sur le charlatanisme". Pepper affirmait que la "fraude à la santé" était un scandale à dix milliards de dollars par an, un chiffre impressionnant pour ce qui était essentiellement une petite industrie artisanale. Il a convoqué un apologiste de longue date du monopole médical, le Dr Victor Herbert, médecin à l'hôpital de l'administration des vétérans du Bronx. Herbert a exigé que le ministère de la Justice utilise la force de frappe RICO (Racketeer Inspired Criminal Organization) contre les "charlatans médicaux" et les "fraudes sanitaires" en utilisant les mêmes techniques que celles employées contre le crime organisé. La RICO permet au gouvernement de confisquer tous les biens des personnes condamnées "à la suite d'une conspiration avérée". En décembre 1987, ce même Dr Victor Herbert a refait surface, déposant une plainte de 70 pages devant la Cour de district des États-Unis dans l'Iowa. Il accusait les responsables de la Fédération nationale de la santé, un rival de l'AMA, et d'autres praticiens de soins de santé alternatifs de l'avoir diffamé. Kirkpatrick Dilling, l'avocat des défendeurs, a qualifié le procès de tentative flagrante de détruire la liberté de choix en matière de

---

[5] Parodie de procès politique, Ndt.

soins de santé aux États-Unis. Dilling a souligné qu'Herbert était soutenu par un groupe fantôme appelé le Conseil américain pour la science et la santé, une façade pour les grandes entreprises de fabrication de produits alimentaires.

Le Dr Herbert a été rejoint lors des audiences sur les poivres par un agent de longue date du Monopole médical, Mme Anna Rosenberg. Elle a exprimé son indignation quant au fait qu'il pouvait encore exister une concurrence au cartel médical aux États-Unis. Vassale de longue date de la famille Rockefeller, elle avait été directrice de l'American Cancer Society pendant sa lutte courageuse pour limiter tous les traitements aux techniques orthodoxes et très rentables de "couper, couper et brûler", qui, malheureusement pour les patients, s'avéraient généralement fatales. Anna Rosenberg avait été mariée à Julius Rosenberg. Elle gagnait cinq mille dollars par semaine en tant que "spécialiste des relations de travail" pour empêcher les syndicats d'entrer au Rockefeller Center et pour maintenir ses employés sous-payés au travail.

La Conférence de coordination sur l'information sanitaire a fait du grabuge pendant une dizaine d'années, envoyant des centaines de victimes en prison sur la base d'accusations le plus souvent peu convaincantes ou inventées de toutes pièces. L'effet recherché, à savoir terroriser tous ceux qui s'étaient engagés dans le domaine des soins de santé alternatifs, a été obtenu. La plupart des praticiens de la santé sont passés dans la clandestinité ou ont fermé leur entreprise ; d'autres ont quitté le pays. Une réaction inévitable contre ces opérations terroristes s'est déclenchée ; en 1974, l'opinion publique a demandé au Congrès d'enquêter sur les tactiques du SWAT utilisées par la Poste et le Service de santé publique américain contre les femmes au foyer âgées. Une telle enquête aurait inévitablement révélé que ces fonctionnaires consciencieux et dévoués étaient en fait les outils sans visage des sinistres personnages de l'ombre qui manipulaient le gouvernement des États-Unis pour leur propre pouvoir et profit. Il va sans dire qu'aucune enquête de ce type n'a jamais été menée par le Congrès. Au lieu de cela, le CCHI est soudainement entré dans la clandestinité. Ils étaient à l'abri des contre-poursuites de leurs victimes, car toutes les actions avaient été entreprises contre les victimes par des agents fédéraux. Ils n'étaient pas à l'abri, selon les statuts, mais les chances d'obtenir réparation contre eux devant un tribunal fédéral étaient minces. (Le présent auteur a, à de nombreuses reprises, demandé réparation contre des agents fédéraux devant des tribunaux fédéraux, pour se voir ensuite opposer poliment à chaque fois une fin de non-recevoir de la part d'un de ces mêmes juges fédéraux).

Après que la Conférence de coordination sur l'information sanitaire soit passée dans la clandestinité, les professionnels de la santé de l'État de Californie se sont soudain retrouvés plus que jamais sous l'emprise d'une attaque concertée. L'activiste était désormais le Conseil de la santé de l'État de Californie. On découvrit alors que les larbins furtifs de la CCHI, qui faisaient toujours le travail du Monopole médical, avaient simplement abandonné leurs activités nationales par crainte d'être exposés, mais qu'ils s'étaient maintenant nichés dans le Conseil de la santé de l'État de Californie comme un groupe de rats malades se cachant des inévitables représailles. Depuis, le CCHI est resté ancré dans le California State Board of Health, menant une guerre constante contre les praticiens de la santé dans cet État. Le cartel de la drogue a continué à fonctionner sans être molesté.

Cette guerre contre les citoyens américains remplit toutes les conditions pour être poursuivie en vertu des lois interdisant le syndicalisme criminel aux États-Unis. Il s'agit d'un cas classique d'une organisation prétendument à but non lucratif, l'American Medical Association, qui conspire avec certaines fondations caritatives, notamment l'American Cancer Society et l'Arthritis Foundation, pour inciter des organismes publics à déclencher une guerre au profit du National Drug Trust, tout en refusant aux citoyens américains les avantages de soins de santé efficaces et à prix raisonnable. Non seulement les droits constitutionnels des citoyens actifs dans le mouvement des soins de santé ont été violés à plusieurs reprises, souvent par sens du service public plutôt que par désir de profit, mais les preuves d'une conspiration active (RICO) visant à subvertir les agences gouvernementales officielles au profit des multinationales pharmaceutiques privées sont trop nombreuses pour être ignorées. Ceux qui ont été victimes de la conspiration RICO peuvent également intenter des actions contre Lederle, Hoffman LaRoche et les autres firmes de médicaments qui ont engagé ces personnes pour faire leur sale boulot. La piste de la responsabilité est claire ; il serait simple de l'établir devant les tribunaux.

Pendant ce temps, les effets des déprédations du CCHI ont été dévastateurs. Des millions d'Américains, en particulier les personnes âgées et les pauvres, ont été privés par la force de soins de santé à des prix raisonnables à cause de cette conspiration. Ces victimes ont été forcées de se passer de leurs conseillers médicaux à prix modique et ont été confiées aux médecins de l'AMA, qui leur ont fourni des médicaments onéreux produits par le monopole pharmaceutique Rockefeller. Le fait que beaucoup de ces médicaments soient trop chers, inefficaces et potentiellement dangereux a été systématiquement dissimulé par les agences fédérales chargées de protéger le public, en particulier la Food and Drug Administration. Il est à noter que les cartels de la drogue n'ont jamais fait l'objet d'une enquête par une agence gouvernementale en vertu des dispositions pertinentes de la loi antitrust Sherman, car ces cartels sont la propriété des monopoles financiers internationaux.

Cela prouve ce que de nombreux observateurs ont affirmé depuis des années, à savoir que les réglementations gouvernementales prétendument promulguées par le Congrès pour protéger le public n'ont en réalité servi qu'à protéger les monopoles. En 1986, ce monopole médical avait atteint un chiffre d'affaires annuel de 355,4 milliards de dollars, soit 11% du produit national brut des États-Unis. Le Monopole médical a longtemps eu ses détracteurs parmi les membres consciencieux de la profession médicale. En décembre 1922, l'*Illinois Medical Journal* publiait un article qui déclarait que "l'Association médicale américaine est devenue une autocratie". C'était à l'apogée du règne du Dr Simmons à Chicago. L'article dénonçait la prise de pouvoir dictatoriale sur l'ensemble de la profession médicale. Bien qu'elle se soit organisée pour la première fois en 1847, l'AMA ne s'est officiellement constituée en société qu'en 1897, lorsqu'elle a versé une cotisation de trois dollars au secrétaire d'État de l'Illinois. Deux ans après sa constitution, le "Doc" Simmons est arrivé sur la scène pour commencer sa prise de pouvoir de vingt-cinq ans. Il s'est vite rendu compte que les écoles de médecine contrôlent les hôpitaux ; les commissions d'examen médical contrôlent les écoles de médecine, et il a donc étendu le pouvoir de l'AMA jusqu'à ce qu'il ait le contrôle total sur les commissions d'examen médical.

Les dossiers montrent que, parallèlement à la montée en puissance de l'AMA, la qualité des soins médicaux et la responsabilité personnelle des médecins envers leurs patients ont diminué. L'AMA a promulgué un code d'éthique sévère, qui sert à former une phalange de protection pour tout médecin confronté à des critiques pour ses erreurs, ces erreurs ayant, dans de nombreux cas, entraîné l'invalidité ou la mort de ses patients. Ce même "code" empêche généralement tout médecin, infirmier ou autre employé de l'hôpital de témoigner devant un tribunal des erreurs commises par un médecin.

Un médecin réputé, le Dr Norman Barnesby, qui a longtemps été un membre éminent du personnel médical de l'armée américaine et du service de santé publique américain, a déclaré : "Le chaos et le crime sont inévitables tant que les médecins respectent le code d'éthique de l'AMA, le code du silence. *(Ceci est similaire à la fameuse Omerta, le code du silence de la Mafia, qui invoque la peine de mort pour tout membre qui révèle les secrets de la Cosa Nostra. Les gnostiques médicaux, l'AMA, ont créé leur propre Cosa Nostra, qui condamne à la peine de mort professionnelle tout médecin qui révèle des omissions ou des crimes médicaux, ce qui entraîne l'ostracisme de la profession, le refus de privilèges hospitaliers et d'autres formes de punition drastiques. Note de l'éditeur).* L'éthique à laquelle les médecins souscrivent est répugnante. C'est une honte pour toute civilisation qui se respecte un tant soit peu. Les médecins doivent faire preuve d'une réserve particulière à l'égard du public en ce qui concerne les questions professionnelles et, comme il existe de nombreux points de l'éthique et de l'étiquette médicales qui peuvent heurter douloureusement les sentiments des médecins dans leurs pratiques et qui ne peuvent être compris ou appréciés par la société en général, ni faire l'objet d'un différend ni remettre en cause leur arbitrage, ces éléments ne doivent jamais être rendus publics.

La dernière partie de ce paragraphe est la citation directe du Dr Barnesby du code d'éthique de l'AMA. Notez l'arrogance de l'AMA qui prétend que "l'éthique et l'étiquette médicales" ne peuvent être comprises par la société en général. Le Dr Barnesby poursuit : "Je suis convaincu que le remède réside dans une abolition totale de tous les codes et pratiques hostiles à la société, et dans une réorganisation complète du système sur la base d'une supervision légale ou d'un autre contrôle responsable." Les recommandations du Dr Barnesby ont été ignorées par le Monopole médical.

Une dépêche de l'AP du 11 février 1988 indiquait que "5% des médecins mentent sur leurs diplômes", un titre de journal qui faisait état de faits découverts par une grande entreprise de soins de santé, Humana, Inc. 39 des 727 médecins qui avaient demandé à travailler dans leurs cliniques pendant une période de six mois, soit 5%, présentaient de faux diplômes. Pire encore, de nombreux médecins, condamnés pour des affaires de drogue ou de délits sexuels dans un État, se rendent simplement dans un autre État et y établissent leur cabinet, protégés par le monopole médical. Ces dernières années, on a entendu des histoires horribles de délinquants sexuels récidivistes, condamnés dans un État, qui se rendent dans un autre État et qui, par leur pratique professionnelle, recommencent à violer des enfants.

Un médecin doué, le Dr Ernest Codman, issu d'une famille distinguée de la Nouvelle-Angleterre, s'est adressé comme suit au congrès annuel de l'AMA le 2 mars 1924 :

"J'ai des notes sur quatre cents cas enregistrés de supposés sarcomes osseux. Tous ces quatre cents cas enregistrés, à quelques exceptions près, sont des relevés d'erreurs et d'échecs ; j'ai un grand nombre des plus grands chirurgiens et pathologistes du pays qui ont été condamnés pour des erreurs grossières dans ces cas. Des jambes ont été amputées alors qu'elles n'auraient pas dû l'être, et laissées en place alors qu'elles auraient dû l'être."

Le discours du Dr Codman a laissé son auditoire abasourdi. Aucun d'entre eux n'a contesté ses déclarations, mais son discours a été délibérément étouffé par les responsables de l'AMA. Il note avec ironie que jamais plus, au cours de sa brillante carrière professionnelle, on ne lui a demandé de s'adresser à une réunion de l'AMA.

De temps en temps, d'autres dissidents apparaissent aux réunions de l'AMA, pour s'engager dans une brève escarmouche alors qu'ils expriment leurs objections, puis disparaissent, oubliés dans la guerre totale pour le maintien du monopole médical. Le magazine *Time* a fait un bref résumé d'un de ces épisodes le 6 juin 1970, avec le titre "AMA schizophrène". L'article indiquait qu'une trentaine à quarante dissidents, de jeunes médecins idéalistes, s'étaient précipités sur le podium et avaient pris en charge l'assemblée annuelle de l'AMA pendant quelques instants d'angoisse.

Leur chef a dénoncé l'A.M.A. du haut de son pupitre en termes vigoureux : "L'A.M.A. ne représente pas l'Association médicale américaine - elle représente l'Association américaine du meurtre !" Les gardes armés ont repoussé les membres d'autres groupes qui cherchaient à exprimer leur mécontentement. Le jeune interne a quitté la tribune, et est probablement aujourd'hui chef de chirurgie dans un hôpital, ayant appris qu'on ne peut pas lutter contre le système.

Un autre dissident, le Dr Robert S. Mendelsohn, a fait remarquer qu'en 1975, 787 000 femmes ont subi une hystérectomie et que 1 700 d'entre elles sont mortes des suites de cette opération. Il estime que la moitié de ces femmes auraient pu être sauvées, car leur opération était inutile. Le *Washington Post* a noté le 21 janvier 1988 que "la plupart des stimulateurs cardiaques peuvent être inutiles ; plus de la moitié ne sont pas clairement bénéfiques. L'article indiquait qu'un Américain sur 500 a maintenant un stimulateur cardiaque. Cette activité n'a que vingt ans, mais il y a maintenant 120.000 implants par an, une activité qui rapporte un milliard et demi de dollars par an. Greenspan s'est plaint que "de nombreux internistes les commandent sans consulter un cardiologue".

Le Dr Mendelsohn s'est également plaint que la terramycine était un antibiotique inefficace, son principal résultat étant qu'elle laissait les enfants avec des dents jaunes-verdâtres et des dépôts de tétracycline dans leurs os. Il cite le Boston

Collaborative Drug Surveillance Program, qui a constaté que le risque d'être tué par une pharmacothérapie dans un hôpital américain était de un sur mille, et que 30 000 Américains mouraient chaque année des suites de réactions indésirables aux médicaments qui leur étaient prescrits par leurs médecins. Mendelsohn ne mâche pas ses mots dans son opinion sur la médecine moderne. Il l'appelle l'Église de la mort, dont les quatre eaux saintes sont 1) les immunisations, 2) l'eau fluorée, 3) les fluides intraveineux et 4) le nitrate d'argent. Mendelsohn rejette les quatre comme étant "d'une sécurité douteuse".

Au début des années 1940, les membres de l'AMA étaient arrivés à la conclusion que la plupart de leurs problèmes d'adhésion étaient dus à l'abrasif Morris Fishbein. La plupart des médecins étaient ultraconservateurs dans leur façon de penser, et ils trouvaient les singeries de Fishbein répugnantes. Néanmoins, il avait tissé sa toile à l'AMA si bien qu'elle impliquait tout le monde au siège. Son pouvoir était fondé sur la censure, l'intimidation et l'exercice de ses pouvoirs jusqu'à la limite.

Il a fallu près d'une décennie à ses rivaux pour se débarrasser de lui. L'occasion s'est présentée lorsque le lieutenant compétent de Fishbein, le Dr Olin West, est tombé malade et n'a plus été en mesure de maintenir un contrôle de fer sur le siège de l'AMA pour le régime de Fishbein. Apparemment ignorant la cabale qui le visait, Fishbein a poursuivi sa joyeuse vie de voyage et de loisirs, continuant à récolter de nombreux prix et récompenses pour son travail de relations publiques dans le domaine médical. Il avait été nommé officier de la Croix dans l'ordre exclusif d'Orange-Nassau, une organisation très secrète qui commémorait l'invasion et la prise de contrôle de l'Angleterre par Guillaume d'Orange, et la création ultérieure de la Banque d'Angleterre. Fishbein se rendait fréquemment en Angleterre, où il était invité à boire et à manger par des membres éminents de l'establishment ; ils devaient croire qu'il pouvait leur être utile.

Cependant, aucun de ces honneurs ne s'avéra utile lorsque l'homme décrit par *Newsweek* comme "l'homme aux cent ennemis" (certainement l'euphémisme de l'année), fut mis à la porte de façon encore plus inconsidérée que son prédécesseur, le charlatan répugnant "Doc" Simmons. Malgré les critiques publiques répétées pour ses nombreux voyages et l'abus de ses notes de frais, Fishbein annonça avec confiance, lors d'un déjeuner le 4 juin 1949, qu'il serait encore là pendant au moins cinq ans. Il comptait beaucoup sur le schisme traditionnel entre deux groupes à l'AMA, les libéraux et les conservateurs, qui, selon Fishbein, ne pourraient jamais s'entendre sur quoi que ce soit. Il avait tort, car ils étaient d'accord pour qu'il soit mis à la porte. Unis par leur haine commune de Morris Fishbein, ils ont formé leur conspiration pour assassiner leur César. En décrivant cet épisode, Martin Mayer note que depuis 1944, une faction importante de l'AMA était résolue à faire sortir Fishbein à tout prix. Il avait été exposé dans une émission de radio nationale, Town Meeting of the Air, au début de 1949, comme un menteur pathologique. Il affirmait qu'il avait fait le tour de l'Angleterre, visitant chaque jour les cabinets de médecins généralistes. L'émission de radio a révélé qu'il avait en fait assisté aux Jeux Olympiques, qu'il avait dîné avec plusieurs membres de l'aristocratie britannique et assisté à un certain nombre de pièces de théâtre à Londres, puis qu'il s'était rendu à Paris pour une tournée des boîtes de nuit, tout cela au nom de la promotion de la médecine. L'émission, diffusée le 22 février 1949 par Nelson Cruikshank, démolit la réputation de Fishbein, en notant que celui-ci n'avait approché aucun cabinet médical en Angleterre pendant son séjour. Quant au reportage de Fishbein sur son voyage, Cruikshank l'a qualifié de mensonge, le qualifiant de "diffamation d'une profession qui est fière de sa tradition de service à ses patients". La vie de Fishbein a été décrite comme "une série constante de visites aux pièces de théâtre de New York, au Stork Club, et aux boîtes de nuit de Londres et de Paris."

À la suite de cette publicité, l'AMA, lors de sa convention de 1949, a adopté une résolution unanime pour que le Dr Morris Fishbein soit démis de tous les postes dans lesquels il avait écrit et parlé. Cette résolution prévoyait qu'elle soit mise en œuvre "dès que possible", ce qui s'est avéré être le cas l'après-midi même. Le soir même, Fishbein avait quitté le siège de l'AMA et n'était jamais revenu. L'une des pertes littéraires du départ de Fishbein fut sa chronique, qu'il avait appelée avec fantaisie "Journal du Dr Pepys". Un critique l'a décrit comme "un compte rendu courant ou logorrhéique de la vie privée de Morris

Fishbein". Chaque année à Noël, le journal était placé entre deux tableaux et distribué comme carte de Noël de Fishbein à presque tous ceux qui avaient une adresse postale permanente. Comme toutes les extravagances de Fishbein, les dépenses de cette générosité étaient entièrement supportées par les membres cotisants de l'AMA.

Pendant des années, Fishbein a utilisé le pouvoir impressionnant du sceau d'acceptation de l'AMA pour forcer les compagnies pharmaceutiques à accéder à ses souhaits. Le *Harper's magazine* remarquait (en novembre 1949) que "le sceau de validation est probablement le plus grand "extracteur" de publicité jamais concocté. Le *Journal* est de loin la publication la plus rentable au monde. Le pouvoir absolu de Fishbein - il parlait souvent comme s'il portait le sceau dans sa poche - était aussi la source du pouvoir d'autres responsables moins en vue."

Après le départ forcé de Fishbein, les responsables de l'AMA ont décidé de diluer le centre du pouvoir au siège de Chicago. Le Conseil de la pharmacie et de la chimie a changé de nom pour devenir le Conseil des médicaments en 1956 ; le sceau d'acceptation a été entièrement abandonné. Ben Gaffin and Associates avait déclaré à l'AMA : "Les annonceurs, en général, estiment que l'AMA, en particulier par l'intermédiaire des Conseils, se méfient d'eux et les considèrent comme des escrocs potentiels qui deviendraient activement contraires à l'éthique s'ils n'étaient pas constamment surveillés. C'était l'approche paranoïaque de Fishbein, mais son attitude était basée sur la nécessité de maintenir le contrôle et de forcer les fabricants de médicaments éthiques à "contribuer". Dès que le sceau d'acceptation a été retiré, les revenus de l'AMA provenant des annonceurs ont doublé en cinq ans ; en dix ans, ils ont triplé, passant de 4 millions de dollars par an à plus de 12 millions de dollars. Rétrospectivement, l'arrogance de Fishbein et ses politiques à courte vue ont coûté à l'AMA des millions de dollars par an en pertes de revenus.

Le Dr Ernest Howard de l'AMA a donné des raisons gratuites pour l'abandon du sceau, disant que "c'était trop arbitraire et qu'un seul organisme avait trop d'autorité."

Malgré le départ de Fishbein, certains aspects de son influence malveillante ont persisté au siège de l'AMA pendant des années ; ce qui a coûté à l'organisation plusieurs millions de dollars et beaucoup de publicité défavorable. La détermination brûlante de Fishbein à détruire toute possibilité de "médecine socialisée" aux États-Unis était particulièrement virulente. Il était paradoxal que la direction de l'AMA, sous la domination de Fishbein, soit aussi farouchement opposée à l'"intervention du gouvernement" dans le domaine médical, alors qu'elle avait utilisé pendant des années des organismes gouvernementaux à ses propres fins, notamment la Food and Drug Administration, le Service de santé publique américain et l'Institut national du cancer. Une autorité, James G. Burrow, retrace la position de l'AMA à l'égard de l'assurance maladie obligatoire, qui est passée d'un intérêt exploratoire à une hostilité violente entre 1917 et 1920. Cette position était justifiée par l'"anticommunisme", car il était bien connu que la médecine socialisée avait longtemps été un objectif principal du parti communiste. Un groupe restreint d'éminents gauchistes américains avait été convoqué à Moscou pour un endoctrinement spécial dans ce but. Ils ont suivi un cours d'été à l'Université de Moscou sur "l'organisation de la médecine en tant que fonction de l'État". Le groupe comprenait des libéraux de premier plan tels que George S. Counts et John Dewey. À leur retour, ils ont commencé une campagne d'agitation publique en faveur des soins de santé nationaux. Leur premier converti était un "républicain libéral", le sénateur Henry Cabot Lodge. En fait, il représentait le groupe de banquiers de la Nouvelle-Angleterre qui étaient alliés à Rockefeller pour maintenir le monopole médical. Le 1er mars 1940, le sénateur Lodge présente un projet de loi sur l'assurance maladie, qui prévoit quarante dollars par an pour les soins de santé. Le projet de loi fut rapidement mis en veilleuse, mais le gant avait été jeté. Fishbein n'avait pas l'intention de céder son fief à un quelconque ministère. Au cours des décennies suivantes, l'AMA a dépensé plusieurs millions de dollars pour lutter contre la "médecine socialisée", tout cela grâce à des prélèvements spéciaux sur les médecins américains. Elle s'est également retrouvée mêlée à plusieurs affaires antitrust coûteuses en raison de ses activités.

Dès 1938, l'AMA avait été inculpée par le ministère de la Justice dans l'affaire de la Group Health Association. En 1937, un groupe d'employés du gouvernement avait emprunté 40 dollars à la Home Owners Loan Company pour créer un hôpital de groupe. Le plan offrait des soins médicaux de groupe pour 26$ par an pour un individu, ou 39$ par an pour une famille. Cette association, qui a pris le nom de Group Health Association, a engagé neuf médecins. La District of Columbia Medical Society a ensuite refusé à ces médecins l'autorisation d'utiliser les hôpitaux ou de consulter des spécialistes. Le 4 avril 1941, un jury a déclaré l'AMA et la District Medical Society coupables d'infractions à la loi antitrust. Les deux organisations et onze médecins avaient été inculpés pour entrave au commerce. Parmi les condamnés figurait le Dr. Morris Fishbein. Deux ans et demi plus tard, la Cour suprême a confirmé leur condamnation en 1943. Une amende de 2500$ a été imposée et l'AMA a été condamnée à cesser et à s'abstenir de toute ingérence dans les activités de la Group Health Association.

L'AMA n'a guère mieux réussi dans sa lutte de vingt ans contre l'assurance maladie. La préservation de l'intégrité du médecin local était un objectif louable ; cependant, il était déjà sous le contrôle du Monopole médical Rockefeller ; il est difficile de voir comment l'établissement d'une médecine socialisée aux États-Unis changerait quoi que ce soit, et cela n'a pas changé. Le 10 décembre 1948, *Time* a noté que l'AMA avait demandé à chacun de ses membres 25 dollars pour une campagne visant à dépenser 3½ millions de dollars pour "l'éducation médicale", une campagne destinée à retourner les gens contre la médecine socialisée. C'était la première évaluation de ce type de l'AMA en cent ans d'existence. Près de deux décennies plus tard, le *Saturday Evening Post* notait dans son édition du 1er janvier 1966 que l'AMA avait dépensé cinq millions de dollars en 1964 et 1965 pour lutter contre le lobby de l'assurance maladie à Washington. Il a été noté que l'AMA avait tiré cette année-là 23 millions de dollars de ses cotisations annuelles de 45 dollars par an, et de la vente de publicités dans les publications de l'AMA aux sociétés pharmaceutiques et aux fournisseurs de matériel médical.

Le 1er décembre 1978, *Time* mentionnait que le juge Fred Barnes, juge de droit administratif à la Commission fédérale du commerce, avait jugé que le code de déontologie de l'AMA restreignait illégalement la concurrence entre médecins en les empêchant de faire de la publicité. Il a en outre décidé que les directives éthiques de l'AMA devraient à l'avenir être approuvées par la FTC. L'AMA a publié un communiqué de presse indigné contre cette décision : "Il n'existe aucun précédent juridique aux États-Unis permettant à la bureaucratie fédérale de rédiger ou d'approuver un code d'éthique pour l'une ou l'autre des professions savantes."

Le sujet du code de déontologie de l'AMA avait déjà été évoqué à plusieurs reprises. Le 21 juin 1940, le magazine *Science* notait, à propos du "bureau d'enquête sur les fraudes et les charlatans", que la question suivante était soulevée : "Faut-il modifier l'éthique médicale ? Le principe de l'éthique médicale tel qu'il est défini actuellement peut être amélioré dans sa formulation et son agencement, mais il estime également que le moment n'est pas venu de le réécrire. Il semble sage de laisser les eaux boueuses se déposer avant de prendre en considération une nature aussi fondamentale de notre organisation que nos principes d'éthique médicale. Bien que l'orateur n'ait pas été identifié, ce pieux pronunciamento ne pouvait venir que de Fishbein lui-même. L'orateur poursuit en admettant, plutôt timidement, que "le principe de l'éthique médicale peut être amélioré", mais cela a mis fin à l'affaire.

Le passage de Medicare, après que l'AMA ait envoyé tant de millions de personnes s'y opposer, n'a apparemment rien changé. Il s'est avéré être une aubaine inattendue pour beaucoup de membres les plus peu scrupuleux de la profession médicale. Ils n'ont eu aucun problème à gonfler les factures d'honoraires à hauteur de millions de dollars par an et par praticien. En 1982, Medicare a versé quelque 48,3 milliards de dollars, tandis que Medicaid a versé 38,2 milliards de dollars. Les estimations les plus prudentes estiment que quelque 11 milliards de dollars de ces fonds ont été écrémés en profits illégaux. Les héritiers de Morris Fishbein à l'AMA ont peut-être perdu la bataille pour "arrêter la médecine socialisée", mais ils ont gagné la guerre.

Comme nous l'avons déjà noté, les administrateurs de l'AMA, lors d'une réunion le 2 novembre 1963, ont décidé d'"éliminer la chiropratique", leur plus grand concurrent, par le biais d'une commission de charlatanisme. Le secrétaire de ce comité a rapporté aux administrateurs, le 4 janvier 1971, que "sa mission première était d'abord de contenir la chiropratique et, finalement, de l'éliminer. Il est difficile de trouver un aveu plus flagrant de conspiration dans les archives d'une organisation.

L'unité d'enquête spéciale du Comité, dirigée par l'avocat général de l'AMA, Robert Throckmorton, a fait appel à des compagnies d'assurance, des hôpitaux, des organismes publics d'autorisation médicale, des collèges publics et privés et des lobbyistes. Toutes les méthodes d'intimidation et de censure ont été utilisées. Le Dr Philip Weinstein, un neurologue californien, avait donné de nombreuses conférences à des groupes de chiropraticiens sur le diagnostic des maladies de la colonne vertébrale ; l'AMA lui a ordonné de cesser toutes ces apparitions. Il a envoyé une note d'excuses après avoir annulé une conférence à venir : "Veuillez accepter nos plus sincères excuses pour cette annulation tardive due à des circonstances indépendantes de notre volonté. Nous ignorions que les conférences médicales (à votre organisation) étaient interdites."

Throckmorton a également tenté de mettre les écoles de chiropratique en faillite en empêchant le gouvernement d'accorder des prêts étudiants garantis ou des subventions du gouvernement pour la recherche dans les écoles de chiropratique. Il les a empêchées d'obtenir l'accréditation ; il a fait pression dans tous les États pour empêcher la création d'un organisme d'accréditation créé par le gouvernement, et a été furieux lorsque le bureau de l'éducation HEW, étant une agence d'éducateurs plutôt que de médecins, a résisté à ses efforts et a sanctionné en 1974 le Council on Chiropractic Education en tant qu'organisme national d'accréditation des écoles de chiropratique. L'AMA a fait pression sur l'université C. W. Post, une division de l'université de Long Island, pour qu'elle abandonne un cours destiné aux étudiants en pré-chirurgie en 1972.

À la fin des années 1960, la Commission conjointe d'accréditation des hôpitaux de l'AMA a imposé de nouvelles exigences aux hôpitaux ; les principes d'éthique médicale de l'AMA interdisaient à ses membres toute forme d'échange avec les chiropraticiens. Une lettre du 13 août 1973 adressée par le JCAH à un administrateur d'hôpital déclarait que "tout arrangement que vous pourriez conclure avec des chiropraticiens et votre hôpital serait inacceptable pour la Commission mixte. Ce serait une violation des principes d'éthique médicale publiés par l'AMA qui est également une exigence du CCMH. Le 9 janvier 1973, le JCAH a écrit à un hôpital de Silver City, au Nouveau-Mexique : "Ceci est une réponse à votre lettre du 18 décembre faisant référence à un projet de loi qui pourrait être adopté au Nouveau-Mexique et selon lequel les hôpitaux doivent accepter les chiropraticiens comme membres du personnel médical. Vous avez tout à fait raison - les résultats malheureux de cette législation des plus malavisées signifient que le comité mixte pourrait retirer et refuser l'accréditation de l'hôpital qui comptait des chiropraticiens parmi son personnel."

L'AMA a ensuite forcé l'administration des vétérans à refuser les paiements aux vétérans pour les services de chiropractie. Ces tactiques avaient été signalées à l'AMA comme des résultats positifs. Un mémorandum confidentiel daté du 21 septembre 1967, rédigé par le Comité de charlatanisme, se vantait auprès des administrateurs que "les objectifs à court terme du comité pour contenir le culte de la chiropratique, et toute reconnaissance supplémentaire qu'il pourrait obtenir, tournent essentiellement autour de quatre points : 1) Faire tout ce qui est en notre pouvoir pour que la chiropratique ne soit PAS couverte par le titre 18 de la loi sur l'assurance-maladie. 2) Faire tout ce qui est en notre pouvoir pour que l'enregistrement, ou l'inscription sur la liste du Bureau américain de l'éducation, ou la création d'une agence d'accréditation de la chiropratique, ne soit PAS obtenu. 3) Encourager le maintien de la séparation des deux associations nationales de chiropratique. 4) Encourager les sociétés médicales d'État à prendre l'initiative, au sein de la législature de leur État, en ce qui concerne la législation qui pourrait affecter la pratique de la chiropratique.

En raison des activités flagrantes de l'AMA, plusieurs chiropraticiens ont finalement intenté un procès, l'accusant de conspiration. L'affaire a traîné en longueur pendant des années et, le 27 août 1987, après onze ans de procès ininterrompus, la juge fédérale Susan Getzendammer du tribunal de district des États-Unis a déclaré l'AMA, l'American College of Surgeons et l'American College of Radiologists coupables de conspiration visant à détruire la profession de chiropraticien. Au cours de la procédure, l'AMA a librement reconnu qu'ils n'avaient jamais eu, ni n'ont, aucune connaissance du contenu ou de la qualité des cours dispensés au collège des chiropracticiens. Le juge Getzendammer a rédigé un avis de 101 pages et a émis une ordonnance d'injonction permanente exigeant que l'AMA cesse et s'abstienne de "restreindre, réglementer ou empêcher ou aider et encourager d'autres à restreindre, réglementer et empêcher la liberté de tout membre de l'AMA ou de toute institution ou hôpital de prendre une décision individuelle quant à savoir si le membre de l'AMA, l'institution ou l'hôpital doit ou non s'associer professionnellement avec des chiropraticiens, des étudiants en chiropratique ou des institutions chiropratiques."

Ainsi se termine l'héritage de malveillance et d'obstructionnisme que Morris Fishbein avait laissé à l'AMA. Bien qu'il ait été officiellement relevé de toutes ses fonctions lors de la 98ème réunion de l'AMA le 20 juin 1949, l'AMA a été accablée par ses obsessions pendant quatre autres décennies. Une autre de ses obsessions était son refus d'admettre tout médecin noir comme membre de l'AMA. On l'a souvent entendu parler avec mépris de "der schwartzers", un terme yiddish de mépris des noirs, chaque fois que la question de l'admission des noirs se posait, comme cela s'est produit à plusieurs reprises sous son régime. Sa politique a continué à l'AMA pendant deux autres décennies, jusqu'en 1968, lorsque l'AMA a été forcé d'admettre les noirs. Auparavant, les Noirs avaient maintenu leur propre organisation, l'Association médicale nationale. En saluant cette décision, le *Time* a fait référence avec condescendance à "l'AMA soutenue par la majorité".

Le fait que Simmons et Fishbein aient pu imposer leurs préoccupations mesquines à cette organisation nationale pendant un demi-siècle ne fait guère honneur à ses membres. L'un des commentaires les plus éloquents a été fait par T. Swann Hardy dans le *Forum,* en juin 1929. Dans un article intitulé "How Scientific Are Our Doctors"[6], Hardy écrivait : "La médecine, en tant que profession, ne se distingue pas par la mentalité de ses membres. L'intelligence moyenne est plus faible que dans n'importe quelle autre profession. La médecine organisée en Amérique s'oppose de façon inaltérable à toute norme de réorganisation qui 1) rendrait le monopole médical complètement scientifique ; 2) rendrait cette thérapie généralement disponible à tous ceux qui en ont besoin ; 3) menacerait les revenus des praticiens incompétents."

Il est à noter que l'insigne de la profession médicale est constitué de deux serpents enlacés sur un bâton. Cependant, l'université de Rochester, jugeant cette tradition excessive, a récemment réduit les deux serpents à un seul. Le caducée est le symbole mythologique du dieu romain Mercure. Il était le patron des messagers, mais il avait aussi une réputation quelque peu douteuse d'associé des hors-la-loi, des marchands et des voleurs. Dans l'Antiquité, les marchands étaient synonymes des deux autres catégories.

---

[6] Comment les scientifiques sont nos docteurs, Ndt.

CHAPITRE 3

LES BÉNÉFICES DU CANCER

En 400 avant J.-C., Hippocrate a donné le nom de Cancer ou crabe à une maladie rencontrée à son époque, en raison de sa propagation dans le corps comme celle du crabe. Son nom grec était "karkinos". En 164 après J.-C., le médecin Galen à Rome a utilisé le nom de "tumeur" pour décrire cette maladie, du grec "tymbos" qui signifie "tumulus", et du latin "*tumore"*, "enfler". La maladie ne pouvait pas être très répandue ; elle n'est pas mentionnée dans la Bible, ni dans l'ancien livre de médecine de la Chine, le Classique de médecine interne de l'empereur jaune. Inconnue dans la plupart des sociétés traditionnelles, elle s'est répandue avec la montée de la révolution industrielle. Dans les années 1830, le cancer était responsable de deux pour cent des décès dans la région parisienne ; en 1900, le cancer a causé quatre pour cent des décès aux États-Unis.

Avec l'émergence du cancer sont apparues des méthodes "modernes" pour y faire face. Le Dr Robert S. Mendelsohn, l'un des principaux critiques de l'establishment médical, a déclaré que "la chirurgie moderne du cancer sera un jour considérée avec le même genre d'horreur que l'utilisation des sangsues à l'époque de George Washington". La chirurgie dont il a parlé est la méthode de traitement du cancer largement acceptée et imposée qui est maintenant en vogue dans tous les États-Unis. Elle s'appelle la technique "couper, taillader et brûler". Cette méthode de traitement du cancer représente en fait le point culminant de l'école de médecine allopathique allemande aux États-Unis. Elle repose presque exclusivement sur la chirurgie, les hémorragies et la forte consommation de médicaments, avec l'ajout exotique d'un traitement au radium. Le temple de la méthode moderne de traitement du cancer aux États-Unis est le Memorial Sloan Kettering Cancer Institute à New York. Ses grands prêtres sont les chirurgiens et les chercheurs de ce centre.

Connu à l'origine sous le nom de Memorial Hospital, cet établissement spécialisé dans le traitement du cancer était présidé, à ses débuts, par deux médecins qui étaient des stéréotypes des caricatures hollywoodiennes du "savant fou". Si Hollywood avait l'intention de faire un film sur cet hôpital, ils auraient été contrariés par le fait que seul le regretté Bela Lugosi serait approprié pour jouer non pas un, mais chacun de ces deux médecins. Le premier de ces médecins "fous" était le Dr. J. Marion Sims.

Fils d'un shérif de Caroline du Sud et propriétaire d'une taverne, Sims (1813-1883) était un "docteur pour femmes" du XIXe siècle. Pendant des années, il s'est adonné à la "chirurgie expérimentale" en réalisant des expériences sur des femmes esclaves dans le Sud. Selon son biographe, ces opérations étaient "à peu près toutes meurtrières". Lorsque les propriétaires de plantations lui ont refusé de mener d'autres expériences sur leurs esclaves, il a été forcé d'acheter une jeune esclave de 17 ans pour 500 dollars. En quelques mois, il avait effectué une trentaine d'opérations sur cette malheureuse, une fille nommée Anarcha. Comme il n'y avait pas d'anesthésie à cette époque, il a dû demander à des amis de tenir Anarcha pendant qu'il l'opérait. Après une ou deux expériences de ce genre, ils refusaient généralement d'avoir quoi que ce soit de plus à faire avec lui. Il a continué à faire des expériences sur Anarcha pendant quatre ans, et en 1853, il a décidé de s'installer à New York. On ignore si son petit hôpital pour nègres de Caroline du Sud a été entouré de villageois hurlants une nuit où ils brandissaient des torches, comme dans un vieux film de Frankenstein. Cependant, sa décision de déménager semble être venue assez soudainement. Le Dr Sims a acheté une maison sur Madison Avenue, où il a trouvé une partisane en l'héritière de l'empire Phelps, Mme Melissa Phelps Dodge. Cette famille a continué à être un des principaux soutiens de l'actuel centre de cancérologie. Avec son aide financière, Sims a fondé le Women's Hospital, un hôpital de

30 lits, entièrement caritatif, qui a ouvert ses portes le 1er mai 1855.

Comme un charlatan plus tardif, le "Docteur" Simmons, Sims s'est présenté comme un spécialiste des femmes, en particulier de la "fistule vésico-vaginale", un passage anormal entre la vessie et le vagin. On sait aujourd'hui que cette affection a toujours été "iatrogène", c'est-à-dire causée par les soins des médecins. Dans les années 1870, Sims a commencé à se spécialiser dans le traitement du cancer. Des rumeurs ont commencé à circuler à New York sur des opérations barbares pratiquées au Women's Hospital. Le "docteur fou" était de nouveau présent. Les administrateurs de l'institution rapportent que "la vie de tous les patients est menacée par des expériences mystérieuses". Le Dr Sims a été renvoyée du Women's Hospital. Cependant, grâce à ses puissants soutiens financiers, il a rapidement été réintégré. Il a ensuite été contacté par des membres de la famille Astor, dont la fortune reposait sur les liens du vieux John Jacob Astor avec la Compagnie des Indes orientales, le service secret de renseignement britannique et le commerce international de l'opium. L'un des Astor était récemment décédé d'un cancer, et la famille souhaitait créer un hôpital pour cancéreux à New York. Ils ont d'abord approché les administrateurs du Women's Hospital en leur offrant un don de 150 000 dollars s'ils voulaient le transformer en hôpital pour cancéreux. Après son récent licenciement, Sims a doublé les administrateurs par des négociations privées avec les Astors. Il les a persuadés de le soutenir dans un nouvel hôpital, qu'il a appelé le New York Cancer Hospital. Il a ouvert ses portes en 1884. Le Dr Sims s'est ensuite rendu à Paris, où il a fréquenté l'impératrice Eugénie. Il a ensuite été décoré de l'Ordre de Léopold par le roi des Belges. Apparemment, il n'avait rien perdu de son courage. Il retourna à New York, où il mourut peu avant l'ouverture de son nouvel hôpital.

Dans les années 1890, après avoir reçu des dons d'autres bienfaiteurs, l'hôpital a été rebaptisé Memorial Hospital. Au milieu du XXe siècle, les noms de Sloan et Kettering ont été ajoutés. Malgré ces noms, ce centre de cancérologie a été pendant de nombreuses années un appendice majeur du Monopole médical Rockefeller. Dans les années 1930, un terrain situé dans le quartier à la mode de l'Upper East Side a été donné par les Rockefeller pour construire son nouveau bâtiment. Les sbires des Rockefeller dominent le conseil d'administration depuis l'ouverture du centre. En 1913, un groupe de médecins et de profanes se sont réunis en mai au Harvard Club de New York pour créer une organisation nationale de lutte contre le cancer. Il n'est pas étonnant que cette organisation ait été baptisée "American Society for the Control of Cancer"[7]. Notez qu'elle ne s'appelait pas une société pour la guérison du cancer, ou la prévention du cancer, et ces objectifs n'ont jamais été les principaux de cette organisation. 1913, bien sûr, a été une année très importante dans l'histoire américaine. Au cours de cette année fatidique, le président Woodrow Wilson a signé la loi sur la Réserve Fédérale, qui a été mise en place pour assurer le financement de la prochaine guerre mondiale ; un impôt national progressif sur le revenu, tiré directement du Manifeste communiste de Marx de 1848, a été imposé au peuple américain ; et les législatures se sont vu supprimé leur droit constitutionnel de nommer les sénateurs ; ceux-ci étant désormais élus par les sénateurs populaires ; ils devaient tous maintenant se disputer le vote populaire. C'est à cette époque grisante de planification socialiste qu'est née la société de lutte contre le cancer. Naturellement, elle fut financée par John D. Rockefeller, Jr. Ses avocats, Debevoise et Plimpton, restèrent dominants dans l'administration de la nouvelle société tout au long des années 1920. Son financement provenait de la Fondation Laura Spelman Rockefeller et de J. P. Morgan.

Depuis sa création, l'American Cancer Society a suivi le modèle mis en place par ses formateurs initiaux. L'ACS avait également un conseil d'administration, une Chambre des délégués, et dans les années 1950, elle a également créé un Comité de charlatanisme. Ce comité a ensuite changé son nom en "Committee on Unproven Methods of Cancer Management"

---

[7] La société américaine pour le contrôle du cancer, Ndt.

(notez qu'il s'appelait "management, c'est à dire gestion et non pas guérison"), mais la société continuait à utiliser librement le terme "charlatan" pour désigner toute méthode non approuvée par ses administrateurs, ou s'écartant de la méthode "cut, slash and burn"[8] de traitement du cancer.

En 1909, le magnat des chemins de fer, E. H. Harriman (dont la fortune, comme celle des Rockefeller, avait été entièrement financée avec l'argent des Rothschild qui lui avait été remis par Jacob Schiff de Kuhn, Loeb Co.) Sa famille a alors créé l'Institut de recherche Harriman. En 1917, le rejeton de la famille, W. Averell Harriman, décide brusquement de se lancer dans la politique, ou plutôt de gérer nos partis politiques en coulisses. L'Institut fut soudainement fermé. Son soutien financier a alors été transféré au Memorial Hospital. Le principal bailleur de fonds de l'hôpital à cette époque était James Douglas (1837-1918). Il était président de la Phelps Dodge Corporation, dont l'héritière en 1853, Melissa Phelps Dodge, avait été le premier bailleur de fonds de ce qui allait devenir le Memorial Hospital. Elle avait épousé un marchand de produits secs du nom de William Dodge, qui a utilisé la fortune de Phelps pour devenir un géant de la production de cuivre.

Le Dictionary of National Biography décrit James Douglas comme "le doyen des propriétés minières et métallurgiques". Il possédait la mine de cuivre la plus riche du monde, le Copper Queen Lode. Né au Canada, il était le fils du Dr James Douglas, un chirurgien devenu chef de l'asile d'aliénés du Québec. Son fils a rejoint la société Phelps-Dodge en 1910, dont il est devenu plus tard le président. Comme il avait découvert de vastes gisements de pechblende sur ses propriétés minières de l'Ouest, il est devenu fasciné par le radium. En collaboration avec le Bureau des Mines, une agence gouvernementale qu'il contrôlait à toutes fins utiles, il fonda l'Institut National du Radium. Son médecin personnel était le Dr James Ewing (1866-1943).

---

[8] Couper et brûler.

Douglas proposa de donner 100 000 dollars à l'hôpital Memorial, mais à plusieurs conditions. La première était que l'hôpital devait engager le Dr Ewing comme pathologiste en chef ; la seconde était que l'hôpital devait s'engager à ne traiter que le cancer et qu'il utiliserait systématiquement le radium dans ses traitements contre le cancer. L'hôpital a accepté ces conditions.

Avec l'argent de Douglas derrière lui, Ewing est rapidement devenu le chef de tout l'hôpital. Douglas était tellement convaincu des bienfaits de la radiothérapie qu'il l'utilisait fréquemment pour sa fille, qui se mourait alors d'un cancer, pour sa femme et pour lui-même, exposant sa famille à la radiothérapie pour les affections les plus banales. En raison de l'importance de Douglas, le *New York Times* a fait une grande publicité au nouveau traitement au radium pour le cancer. Le journaliste a titré son article en première page, "Un traitement au radium gratuit pour tous". Douglas était très ennuyé par cette déclaration et, le 24 octobre 1913, il a fait publier une correction par le *Times* : "Toute cette histoire sur l'humanité et la philanthropie est insensée. Je veux qu'il soit entendu que je ferai ce que je veux avec le radium qui m'appartient." C'était un rare aperçu de la vraie nature du "philanthrope". Ses rivaux dans ce domaine, Rockefeller et Carnegie, donnent toujours leur argent sans conditions. Avec cette assurance, ils ont pu établir furtivement leur pouvoir secret sur la nation. Douglas avait révélé la vraie nature de nos "philanthropes".

Les communiqués de presse originaux du Memorial Hospital avaient en effet laissé entendre que les traitements au radium seraient gratuits. Ils croyaient apparemment que le grand philanthrope James Douglas ferait don de son stock. Le règlement du Memorial Hospital a immédiatement été modifié pour stipuler qu'"un supplément serait facturé pour les émanations de radium utilisées dans le traitement des patients". En 1924, le département du radium du Memorial Hospital a donné 18 000 dollars de traitements au radium aux patients, pour lesquels il a facturé 70 000 dollars, sa principale source de revenus pour cette année-là.

Pendant ce temps, James Douglas, qui s'était vanté de faire ce qu'il voulait de son radium, continuait à se faire des traitements fréquents. Quelques semaines après l'article paru dans le *New York Times* en 1913, il est mort d'une anémie aplastique. Les autorités médicales pensent maintenant qu'il n'était qu'une des nombreuses personnalités associées au développement précoce du radium qui sont mortes de ses effets, la plus célèbre étant Marie Curie, épouse de son découvreur, et sa fille, Irène Joliot-Curie. En 1922, plus de cent radiologues étaient morts d'un cancer induit par les rayons X.

Le Dr Ewing, le protégé de Douglas, est resté à l'hôpital Memorial pendant plusieurs années encore. Il a développé un certain nombre d'affections, la plus ennuyeuse étant un tic comportemental qui lui rendait tout contact avec autrui difficile. Il se retira de l'hôpital, devenant un reclus à Long Island, où il mourut finalement d'un cancer de la vessie en 1943.

Le fils et héritier de Douglas, Lewis Douglas, a hérité de l'une des plus grandes fortunes américaines de l'époque. Il a épousé Peggy Zinsser, fille d'un associé de la J. P. Morgan Co. Les deux sœurs de Peggy firent également de bons mariages ; l'une épousa John J. McCloy, qui devint l'avocat en chef des intérêts des Rockefeller ; l'autre épousa Konrad Adenauer, qui devint chancelier de l'Allemagne d'après-guerre. Lewis Douglas devient président de Mutual Life of New York, une société contrôlée par Morgan. Au début de la Seconde Guerre mondiale, il devient le protégé de W. Averell Harriman au sein de la Lend Lease Administration. Douglas est alors nommé président du War Shipping Board, l'un des fameux fonctionnaire au salaire du "dollar symbolique" de l'administration Roosevelt. Plus tard, il succède à Harriman durant guerre comme ambassadeur des États-Unis en Angleterre. Après la chute d'Hitler, Douglas devait devenir haut-commissaire de l'Allemagne, mais il s'est retiré pour permettre à son beau-frère, John J. McCloy, d'occuper ce poste. Les deux Américains ont été agréablement surpris lorsque leur beau-frère, Konrad Adenauer, a été nommé Chancelier. Les intérêts familiaux de la firme J. P. Morgan étaient fermement contrôlés. En fait, les activités politiques antérieures d'Adenauer en Allemagne pendant la guerre s'étaient concentrées sur un petit groupe de cohortes de J. P. Morgan en Allemagne. Ils étaient prêts à prendre la relève à la mort d'Hitler.

Dans les années 1930, deux géants de l'industrie automobile ont été persuadés de contribuer au Memorial Hospital. Alfred P. Sloan avait été président de General Motors pendant plusieurs années. Il était également administrateur de la J. P. Morgan Co. En 1938, il possédait 750 000 actions de General Motors. Il possédait un yacht de 235 pieds qui était évalué à plus d'un million de dollars en 1940.

Charles Kettering était un authentique génie inventif, responsable d'une grande partie de l'allumage automatique, des lumières, des démarreurs et autres systèmes électriques d'aujourd'hui. La fortune estimait en 1960 que Sloan valait 200 à 400 millions de dollars, tandis que Kettering en valait 100 à 200 millions.

Les références d'Alfred Sloan en tant que philanthrope ont été quelque peu entachées par son parcours chez General Motors. Il s'était fermement opposé à l'installation de verre de sécurité dans les voitures Chevrolet. Dans les années 1920, l'absence de verre de sécurité signifiait qu'un accident de voiture relativement mineur, s'il provoquait le bris du pare-brise ou des vitres d'une voiture, pouvait entraîner une défiguration hideuse ou la mort des occupants.

Des éclats de verre volants se déchiraient à l'intérieur, blessant les passagers en fonction de la violence du choc. Pour une quantité relativement minime, le verre ordinaire utilisé dans les automobiles pendant cette période pouvait être remplacé par du verre de sécurité. Aujourd'hui, le verre de sécurité est obligatoire sur toutes les voitures. Sloan a fait une déclaration publique sur cette question le 13 août 1929. L'avènement du verre de sécurité aura pour conséquence que notre société et nous-mêmes absorberons une part très considérable des coûts supplémentaires à partir de nos bénéfices. J'estime que General Motors ne devrait pas adopter le verre de sécurité pour ses voitures et augmenter ses prix, ne serait-ce qu'une partie de ce surcoût. Le 15 août 1932, Sloan a réitéré son opposition à l'installation de verre de sécurité dans les voitures de General Motors. Il se plaignait : "Il n'est pas de ma responsabilité de vendre du verre de sécurité. Je préférerais de loin dépenser la même somme d'argent pour améliorer notre voiture par d'autres moyens parce que je pense que, du strict point de vue des affaires, ce serait un bien meilleur investissement. La Fondation Alfred P. Sloan se porte bien ; en 1975, elle disposait de 252 millions de dollars, qui sont passés à 370 millions en 1985. Elle et la Fondation Charles F. Kettering (75 millions de dollars) continuent d'être les principaux bienfaiteurs du Centre de cancérologie Sloan Kettering. Un éditeur libéral, Norman Cousins, dirige la Fondation Kettering. La Fondation Alfred P. Sloan est dirigée par R. Manning Brown, Jr. Parmi les directeurs figurent Henry H. Fowler, ancien secrétaire au Trésor, aujourd'hui associé de Goldman Sachs Co, Les banquiers d'affaires de New York - le directeur est également Lloyd C. Elam, président de la seule école de médecine noire du pays, le Meharry College à Nashville, Tennessee ; Elam est également directeur du géant de la médecine Merck ; Kraft, South Central Bell Telephone, et de la banque de Nashville ; Franklin A. Long représente le lien nécessaire avec Rockefeller en tant qu'administrateur d'Exxon ; il est également administrateur de United Technologies, de la commission consultative scientifique présidentielle, professeur de chimie à Cornell depuis 1936, boursier du Guggenheim, il a reçu le prix Albert Einstein pour la paix - il est membre du comité directeur américain de Pugwash, créé par le financier notoirement pro-communiste Cyrus Eaton qui était un protégé de Rockefeller - Pugwash serait dirigé par le KGB ; Herbert E. Longenecker, président de l'université de Tulane ; il fait partie du comité de sélection des étudiants Fulbright, une position très puissante - sa liste de prix et d'honneurs dans le *Who's Who* s'étend sur plusieurs paragraphes ; Cathleen Morawetz, qui est directrice de la National Cash Register, également boursière Guggenheim ; elle est mariée à Herbert Morawetz, chimiste de Prague ; Thomas Aquinas Murphy, président de General Motors pendant de nombreuses années, également directeur de PepsiCo, et de la National Detroit Corporation ; Ellmore E. Patterson, qui avait été avec J. P. Morgan Company depuis 1935, il est également trésorier du Sloan-Kettering Cancer Center et directeur de Bethlehem Steel, Engelhard Hanovia et Morgan Stanley ; Laurance S. Rockefeller, qui est directeur du *Reader's Digest*, de la National Geographic Society et de la plantation de Caneel

Bay ; Charles J. Scanlon, directeur de la GM Acceptance Corporation, Arab-American Bank of New York, et administrateur du Roosevelt Hospital, New York ; et Harold T. Shapiro, président de l'université du Michigan, directeur de la Dow Chemical Corporation, et de Ford Motor Co, Burroughs, Kellogg, et la Banque du Canada-Shapiro fait partie du comité consultatif de la Central Intelligence Agency depuis 1984 ; il est également conseiller auprès du département du Trésor américain.

Le conseil d'administration du Memorial Sloan Kettering Cancer Institute, appelé "Board of Managers", se lit comme un état financier des différentes participations de Rockefeller. Son principal directeur pendant de nombreuses années a été feu Lewis Lichtenstein Strauss, associé de Kuhn, Loeb Co, les banquiers des Rothschild aux États-Unis.

Strauss s'est inscrit dans le *Who's Who* en tant que "conseiller financier de Messieurs Rockefeller". Il a également été directeur de Studebaker, Polaroid, NBC, RCA, et a occupé des postes gouvernementaux en tant que secrétaire au commerce et chef de la Commission de l'énergie atomique. Pendant de nombreuses années, il a canalisé les fonds de Rockefeller vers le tristement célèbre front communiste, l'Institut des relations du Pacifique. Strauss a également été président de l'Institute for Advanced Study, un groupe de réflexion Rockefeller à Princeton, et directeur financier de l'American Jewish Committee, pour lequel il a réuni les fonds nécessaires à la publication de l'organe de propagande, le magazine *Commentary*.

Une autre réalisatrice éminente de Sloan Kettering est Dorothy Peabody Davison, une personnalité mondaine de New York depuis une cinquantaine d'années. Elle avait épousé F. Trubee Davison, fils de Henry Pomeroy Davison, un parent des Rockefeller qui avait été le bras droit de J. P. Morgan. Davison faisait partie du groupe de cinq grands banquiers qui rencontrèrent le sénateur Nelson Aldrich (sa fille avait épousé John D. Rockefeller, Jr.) à Jekyl Island lors d'une conférence secrète pour rédiger le Federal Reserve Act en novembre 1910. Le Dictionary of National Biography note que Davison "a rapidement été reconnu par J. P. Morgan, qui le consultait fréquemment, en particulier pendant la crise monétaire de 1907...

En association avec le sénateur Aldrich, Paul M. Warburg, Frank A. Vanderlip et A. Piatt Andrew, il a participé à la rédaction du rapport de l'île de Jekyl qui a conduit à la cristallisation des sentiments aboutissant à la création du système de la Réserve Fédérale. En tant que chef du Conseil de guerre de la Croix-Rouge pendant la Première Guerre mondiale, Davison a recueilli 370 millions de dollars, dont un nombre considérable a été détourné vers la Russie pour sauver le gouvernement bolchevique en difficulté. Son fils et homonyme, Henry P. Davison, a épousé Anne Stillman, fille de James Stillman, directeur de la National City Bank qui gérait les énormes liquidités de la Standard Oil Company. H. P. devient également associé de la société J. P. Morgan ; son frère, F. Trubee Davison, épouse Dorothy Peabody, la principale famille philanthropique du pays. On peut dire que les Peabody ont inventé le concept de fondation philanthropique, la première grande fondation étant le Peabody Education Fund, créé en 1865 par George Peabody, fondateur de la société bancaire J. P. Morgan ; il est devenu plus tard la Rockefeller Foundation. Le père de Dorothy Peabody était le célèbre Endicott Peabody, fondateur de l'école de formation de l'Establishment, Groton, où Franklin D. Roosevelt et de nombreux autres hommes de paille ont été formés. Dorothy Peabody a été membre du conseil d'administration national de l'American Cancer Society pendant de nombreuses années, ainsi que directeur de Sloan Kettering. Elle était également une chasseuse de gros gibier réputée, faisant de nombreuses incursions en Inde et en Afrique, et remportant de nombreux trophées pour ses animaux de prédilection. Son mari a été secrétaire à la guerre aérienne de 1926 à 1922 et a été président du Musée américain d'histoire naturelle pendant de nombreuses années. C'était l'organisation caritative préférée de Theodore Roosevelt. Son fils, Endicott Peabody Davison, est devenu secrétaire de la J. P. Morgan Co. puis directeur général de la branche londonienne de la firme ; il est président de l'U.S. Trust depuis 1979, directeur des firmes de défense Scovill Corporation et Todd Shipyards, également Discount Corporation. Il est administrateur du Metropolitan Museum of Art et de la Fondation Markle, qui octroie des subventions importantes dans le domaine des médias de communication. Le secrétaire d'État d'Eisenhower, John Foster Dulles, était également lié aux Rockefeller par la famille Pomeroy.

L'actuel conseil d'administration du Memorial Sloan Kettering Cancer Center comprend Edward J. Beattie, chercheur à l'université George Washington et membre du personnel de l'hôpital Rockefeller depuis 1978, membre de la Société américaine du cancer et médecin en chef de Memorial depuis 1965 ; Peter O. Crisp, qui est directeur des investissements pour les Rockefeller Family Associates ; Harold Fisher, président d'Exxon Corp, le porte-drapeau de la fortune des Rockefeller ; Clifton C. Garvin, Jr, président d'Exxon Corporation, directeur de Citicorp, Citibank (l'ancienne National City Bank), PepsiCo, J. C. Penney, TRW, Equitable Life, Corning Glass, et la société pharmaceutique Johnson and Johnson ; Louis V. Gerstner, Jr, président du géant de la drogue Squibb, directeur d'American Express, de Caterpillar et de Melville Corp ; il est membre du comité de visite à l'université de Harvard ; Ellmore C. Patterson, avec J. P. Morgan depuis 1935, a épousé Anne Hyde Choate, de la grande famille juridique de New York ; Patterson est trésorier du Memorial Sloan Kettering ; il est également administrateur du Carnegie Endowment for International Peace, qui était autrefois dirigé par Alger Hiss ; le beau-frère de Patterson, Arthur H. Choate, Jr. a été associé de la société J. P. Morgan pendant quelques années ; il a ensuite rejoint la société Clark Dodge & Co. ; Robert V. Roosa, associé des banquiers d'affaires Brown Brothers Harriman, un boursier Rhodes qui a été le cerveau du système de la Réserve fédérale pendant de nombreuses années, formant Paul Volcker et le nommant ensuite président du conseil des gouverneurs de la Réserve fédérale à Washington ; Roosa a également aidé David Rockefeller à mettre en place la commission trilatérale, dont il reste administrateur ; Benno C. Schmidt, associé gérant de la banque d'affaires J. H. Whitney Co. pendant de nombreuses années, qui détient d'importantes participations dans Schlumberger, Freeport Minerals et CBS ; Schmidt a été directeur juridique du War Production Board pendant la Seconde Guerre mondiale et a dirigé l'Office of Foreign Liquidation en 1945 et 1946, qui a écoulé des milliards de dollars de matériel à des prix dérisoires ; Schmidt a fait partie du President's Cancer Panel de 1971 à 1980 ; il est directeur de la Fondation General Motors pour la recherche sur le cancer, de la Carnegie Endowment for International Peace et du Whitney Museum ; il a reçu le Cleveland Award pour services éminents dans la croisade pour la lutte contre le cancer de l'American Cancer Society en 1972 (ces groupes se décernent toujours des honneurs et des prix, personne d'autre n'a besoin de postuler) ; Schmidt a également reçu le prix Bristol Myers pour services éminents dans la recherche sur le cancer en 1979 ; son fils, Benno Schmidt, Jr., a épousé la fille du patron, Helen Cushing Whitney, et est aujourd'hui président de l'université de Yale ; il a été greffier du juge Warren à la Cour suprême et a ensuite occupé le poste de conseiller juridique au ministère de la justice.

Les autres membres du conseil d'administration sont H. Virgil Sherrill, président de la société d'investissement Bache Halsey Stuart Shields, qui est maintenant Prudential Bache ; Frank Seitz, directeur d'Organon, la société Ogden Corp. qui sont toutes deux des entreprises chimiques ; il est président du principal groupe politique, l'Institut d'études stratégiques, depuis 1975 ; M. Seitz siège au conseil d'administration du National Cancer Advisory Board et de la Rockefeller Foundation ; il fait également partie de la Belgian American Educational Foundation, créée par Herbert Hoover après la Première Guerre mondiale pour dissimuler les bénéfices qu'il tire de son travail caritatif en Belgique ; M. Seitz siège également au conseil d'administration de la John Simon Guggenheim Foundation, dont les actifs s'élevaient à 105 millions de dollars en 1985 et qui n'a dépensé que 7½ millions de dollars dans son travail caritatif ; William S. Sneath, président du géant de la chimie Union Carbide Corp, qui a eu plusieurs accidents dans ses usines chimiques ces dernières années ; il est également directeur de Metropolitan Life, contrôlée par les intérêts de Morgan, Rockwell International, et du géant de la publicité, JWT Group ; Lewis Thomas, dont les exploits font l'objet d'une chronique complète dans le *Who's Who ;* il est conseiller en investissement pour le Rockefeller Institute, doyen de la faculté de médecine de Yale, professeur de médecine à Cornell depuis 1973 ; Thomas est directeur de la firme pharmaceutique Squibb, président émérite du Memorial Sloan Kettering, directeur du Rand Institute, de l'université Rockefeller, de la fondation John Simon

Guggenheim, de la fondation Menninger, de la fondation Lounsbery, du Sidney Farber Cancer Institute et de la fondation Aaron Diamond ; J. S. Wickerham qui est vice-président de la banque Morgan, Morgan Guaranty Trust ; Harper Woodward, qui fait partie du Rockefeller Family Associates, associé de longue date de Laurance Rockefeller.

Il s'agit uniquement du conseil d'administration du Memorial Sloan Kettering, le principal centre de cancérologie du pays. Chaque membre du conseil d'administration a de nombreux liens directs ou indirects avec les intérêts des Rockefeller. Le conseil d'administration du centre comprend Mme Elmer Bobst, veuve de l'éminent fabricant de médicaments et réorganisateur de l'American Cancer Society ; le Dr James B. Fisk, président des Bell Telephone Laboratories, directeur de American Cyanamid, Corning, Equitable Life, de la Fondation John Simon Guggenheim, de la Chase Manhattan Bank (la banque des Rockefeller), du conseil d'administration de Harvard et directeur de la Cabot Corporation ; Richard M. Furlaud, président du géant de la drogue Squibb, directeur et avocat général d'Olin Corporation, l'énorme fabricant de munitions, et directeur d'American Express ; le Dr. Emanuel Rubin Piore, né à Wilno, en Russie, a dirigé le Groupe spécial sur les armes à l'U.S. Navy 1942-46, chef du Navy Electronics Bureau 1948, directeur de la recherche chez IBM depuis 1956, professeur à l'université Rockefeller, consultant auprès du MIT et de Harvard, directeur de Paul Revere Investors, directeur de Sloan Kettering depuis 1976 ; il a reçu le prix Kaplan de l'université hébraïque ; sa femme Nora Kahn est analyste de santé de longue date au département de la santé de la ville de New York depuis 1957, directrice du Fonds du Commonwealth, membre senior de la Croix Bleue, du United Hospital Fund, de la Robert Wood Johnson Foundation (de la firme pharmaceutique Johnson and Johnson), du Pew Memorial Trust, de la Vera Foundation, de l'Urban League, boursier de l'Université de New York. S. Public Health Service ; James D. Robinson III, président d'American Express, qui a maintenant incorporé les deux sociétés de banque d'investissement Kuhn, Loeb Co. et Lehman Brothers dans Shearson Lehman Hutton ; il était auparavant au Morgan Guaranty Trust, et est maintenant directeur de la société pharmaceutique Bristol Myers, Coca Cola, Fire-mans Fund Insurance, président de Memorial Sloan Kettering, et de l'université Rockefeller ; James S. Rockefeller, directeur de Cranston Print Works ; Laurance Rockefeller, qui est directeur du *Reader's Digest* avec 18 millions d'exemplaires et du *National Geographic* avec 10 millions d'exemplaires - ce qui signifie qu'il influence 28 millions de foyers américains de la classe moyenne chaque mois - le Dr Ralph Moss, ancien directeur des relations publiques du Memorial Sloan Kettering, a noté que le Reader's Digest est souvent un baromètre de la pensée orthodoxe sur le problème du cancer. Les Rockefeller restent les principaux contributeurs au Memorial Sloan Kettering ; William Rockefeller est également un superviseur - il est partenaire de Shearson Sterling, les avocats des intérêts des Rockefeller ; il est également directeur de Cranston Print Works et Oneida Ltd ; T. F. Walkowicz, qui travaille avec les Rockefeller Family Associates ; il est président de la National Aviation and Technology Corporation, CCI, Itek and Mitre Corporation, Safetrans Systems et Quotron Systems ; Arthur B. Treman, Jr, directeur général des banquiers d'affaires de Dillon Read depuis de nombreuses années.

Non seulement les conseils d'administration du Memorial Sloan Kettering ont des liens directs avec les Rockefeller, mais ils sont aussi étroitement liés aux industries de la défense, à la CIA et aux entreprises chimiques et pharmaceutiques. Ce n'est pas par hasard qu'ils siègent au conseil d'administration d'une institution dont les recommandations sur le traitement du cancer représentent littéralement des milliards de profits pour ceux qui sont bien placés pour en profiter. Et vous pensiez qu'il s'agissait d'une organisation caritative ! Le fait est que le Memorial Sloan Kettering et l'American Cancer Society sont les principaux responsables de l'organisation, avec l'American Medical Association, du Monopole médical Rockefeller. En 1944, l'American Society for the Control of Cancer a changé de nom pour devenir l'American Cancer Society ; elle a alors été placée entre les mains de deux des plus célèbres colporteurs de brevets médicaux aux États-Unis, Albert Lasker et Elmer Bobst.

Albert Lasker, né à Fribourg, en Allemagne (1880-1952), a été appelé "le père de la publicité moderne". Il s'est concentré sur des slogans faciles à mémoriser et sur la répétition constante pour faire passer ses messages dans la tête du peuple américain. Comme d'autres colporteurs à succès dont on rend hommage dans ces pages, il a commencé sa carrière de journaliste. Il a été amené dans ce pays par ses parents, qui se sont installés à Galveston, au Texas. Son père, Morris Lasker, est devenu un représentant des intérêts bancaires de Rothschild, et est rapidement devenu le président de cinq banques au Texas. Il vivait dans un luxueux manoir à Galveston, était un important négociant en grains et en coton, et en raison de ses intérêts importants dans l'ouest du Texas, il est devenu connu comme "le parrain de la Panhandle". Il est mort en 1916, laissant son fils Albert comme exécuteur testamentaire. Ayant besoin d'argent pour développer son entreprise de publicité, Albert Lasker s'empresse de vendre les terres à un prix d'aubaine, qui en 1916, n'est pas très élevé. Son sens des affaires l'a laissé tomber ici, car plus d'un milliard de dollars de pétrole a été découvert plus tard sur ces terres.

À l'âge de seize ans, Albert Lasker devient reporter au *Galveston News ;* il occupe bientôt un poste mieux rémunéré à Dallas, au *Dallas Morning News,* le plus grand journal du Texas. Il s'est vite rendu compte que l'argent réel dans le secteur de la presse n'était pas dans le journalisme, mais dans la publicité, qui rapportait la plupart des revenus. Lasker s'est rendu à Chicago, où il a obtenu un poste auprès de Lord and Thomas, la plus grande agence de la ville. Il n'avait que dix-neuf ans. Comme il avait accepté que son salaire dépende du volume d'affaires qu'il pouvait apporter à l'entreprise, il est devenu un arnaqueur fanatique. À l'âge de vingt-cinq ans, il avait économisé assez d'argent, avec celui de sa famille, pour acheter vingt-cinq pour cent de l'agence. À cette époque, il gagnait mille dollars par semaine ; le président des États-Unis était alors payé dix mille dollars par an. À l'âge de trente ans, Lasker a acheté l'ensemble de l'agence. Il a ensuite participé à certaines des campagnes publicitaires les plus mémorables de l'histoire de l'entreprise. Il a construit un domaine de trois millions et demi de dollars dans la banlieue exclusive de Lake Forest, Mill Road Farm, un terrain de 480 acres avec vingt-sept bâtiments, et un terrain de golf d'un million de dollars que Bob Jones a décrit comme l'un des trois meilleurs terrains de golf des États-Unis. Il était arrivé à l'âge de 42 ans. Le domaine employait cinquante travailleurs, qui entretenaient six miles de haies taillées chaque semaine. Le château français au centre de tout ce luxe était plus magnifique que tout ce qui avait été construit par ses voisins qui le gratifiait d'une aversion à peine déguisée. Pendant des années, il a été le seul résident juif, et il s'est réjoui à l'idée de faire savoir qu'il avait l'intention de léguer le domaine par testament pour en faire un centre communautaire juif.

Lasker a toujours été très actif au sein des grandes organisations juives, notamment au sein de l'American Jewish Committee et de la puissante Anti-Defamation League. Sa sœur Florine a fondé le Conseil national des femmes juives et le Comité des libertés civiles à New York ; une autre sœur, Etta Rosensohn, était une sioniste passionnée qui dirigeait l'organisation Hadassah.

Pendant la Première Guerre mondiale, Lasker avait été persuadé par son ami Bernard Baruch de rejoindre le cabinet de Woodrow Wilson en tant que secrétaire adjoint ; ce devait être son seul poste au sein du gouvernement. Bien qu'il ait fait de Lord and Thomas une agence de publicité géante, il estimait que Chicago était trop petite pour lui ; il déménagea bientôt son siège à New York. Lorsqu'il a rejoint l'agence, celle-ci ne disposait que de 900 000 dollars par an, dont un tiers provenait d'un produit, Cascarets, un laxatif. Après avoir déménagé à New York, il s'est rendu compte qu'il était en mesure de lancer des campagnes nationales pour vendre des produits dont la valeur des stocks augmenterait alors considérablement. Il a pu investir des sommes importantes dans des produits qui n'étaient pas encore très bien acceptés par le public, son triomphe le plus notable étant sa promotion du Kotex. La presse a longtemps eu la phobie de toute mention du Kotex, et il était rarement fait de la publicité pour ce produit. Lasker a acheté pour un million de dollars International Cellulose, son fabricant, puis a lancé une formidable campagne dans les journaux et les magazines. Il a réalisé plusieurs millions de profits sur cette seule opération. Non seulement il a fait payer sa campagne publicitaire à l'entreprise, mais il a également récolté des millions grâce à l'opération boursière. Il a répété cette formule avec d'autres produits, amassant ainsi une fortune de cinquante millions de dollars. Il s'est ensuite vanté que "personne n'a retiré autant d'argent de la publicité que moi".

Lasker a été à l'origine de nombreuses émissions de radio parmi les plus réussies du pays. Il a auditionné Bob Hope, et l'a lancé dans une carrière qui s'est étalée pendant plus de soixante ans. C'est Lasker qui a fait d'Amos et Andy l'émission de radio la plus populaire des États-Unis. Il les a engagés pour Pepsodent parce qu'il disait que la moitié de la population américaine qui écoutait l'émission chaque soir imaginerait les dents blanches qui clignotent "dans ces sombres comptoirs". Le sponsor de l'émission était le dentifrice Pepsodent. Bien que le programme soit aujourd'hui dénigré comme étant offensant pour les Noirs américains, si Lasker était encore en vie, il la ferait passer pour l'émission de télévision la plus réussie du pays.

Lasker était propriétaire des Chicago Cubs et était un gros joueur. Il était connu pour avoir parié jusqu'à 40 000 dollars sur un seul match de golf. Il était également un bourreau de travail. Pendant la dépression de 1931, il a réalisé un bénéfice personnel d'un million de dollars. Cela ne le persuada pas de réduire les dépenses de son entreprise. Il profita du chômage généralisé et de la dépression pour licencier cinquante membres du personnel de Lord et Thomas ; ceux qui restèrent virent leur salaire réduit de cinquante pour cent.

L'une des promotions les plus réussies de Lasker a été sa campagne de popularisation de la consommation de jus d'orange pour la société Sunkist. On se souvient surtout de lui pour son association avec George Washington Hill d'American Tobacco. Lorsque Lasker est entré en scène, Percival Hill était encore le président de la société. Fils d'un important banquier de Philadelphie, il avait créé une entreprise de tapis prospère, qu'il a vendue en investissant les recettes dans une société de tabac, Blackwell Tobacco ; il a ensuite vendu cette entreprise au roi du tabac, James Duke. Duke réorganisa l'entreprise en 1911 et demanda à Hill d'en devenir le président, son fils, George

Washington Hill, en devient le vice-président. Lasker s'en empara après la première guerre mondiale, lorsque les fabricants de tabac devinrent très conservateurs dans leurs dépenses publicitaires. Ils dépensaient rarement des sommes importantes pour promouvoir une seule marque, préférant faire la publicité de toute leur gamme. Lasker a persuadé les Hills de concentrer leur publicité et d'augmenter leur budget.

C'est ce qu'ils ont fait et les ventes ont explosé. En une seule année, Lasker a augmenté son budget publicitaire d'un million à vingt-cinq millions de dollars. Il a réussi à maintenir de bonnes relations avec l'arrogant et dominateur George Washington Hill, dont la grossièreté a été commémorée par Sidney Greenstreet dans le film "The Hucksters". Greenstreet a dépeint Hill comme un plouc détestable qui faisait valoir son point de vue en crachant sur la table devant ses directeurs.

Lasker a créé le slogan accrocheur de Lucky Strikes, "It's Toasted"[9]. Au début de la Seconde Guerre mondiale, il a essayé d'imposer au public américain un slogan prétendument patriotique : "Lucky Strike Green Has Gone To War". La campagne a été un échec. C'était un piètre prétexte pour dire que la couleur verte utilisée dans le paquet avait été réquisitionnée pour l'effort de guerre.

La plus grande réussite de Lasker a été sa campagne nationale visant à persuader les femmes de fumer en public. On pourrait dire qu'il est le père du cancer du poumon chez les femmes. À l'époque, peu de femmes avaient l'audace de se faire voir en train de fumer en public. Aidé par ses larbins à Hollywood, Lasker a fait en sorte que dans de nombreuses scènes de films, on puisse voir des femmes importantes fumer en public. Son plus grand succès est à mettre au crédit de Bette Davis, qui livre ses répliques dans presque toutes les scènes à travers un épais nuage de fumée. Fumer en public devenait alors courant, créant un vaste marché pour les cigarettes, ce qui, bien sûr, était le seul objectif

---

[9] C'est du tout-cuit, Ndt.

de Lasker. Une vingtaine d'années plus tard, beaucoup de ces femmes mouraient d'emphysème ou de cancer du poumon.

Le rythme effréné de Lasker a fait des ravages. Il a fait trois dépressions nerveuses, mais son plus grand choc a été le décès de sa femme en 1936. L'année suivante, il rencontre une actrice, Doris Kenyon, qu'il épouse impulsivement. Le mariage ne dura que quelques mois. Elle retourne à Hollywood, divorce de lui et épouse le beau-frère du pianiste Arthur Rubinstein, ce qui s'avère être un mariage réussi. En 1939, alors qu'il déjeunait avec Wild Bill Donovan au "21 Club", qui allait bientôt devenir le chef de l'OSS, l'organisation qui devint plus tard la CIA, il fut présenté à une charmante divorcée, une marchande d'art nommée Mary Woodard. Fille d'un banquier du Wisconsin, elle avait créé une entreprise de vêtements, Hollywood Patterns, qui créait des robes peu coûteuses pour les ouvrières, puis s'était lancée dans le commerce de l'art. Quelques jours plus tard, alors qu'il déjeunait avec l'éditeur Richard Simon, il la rencontra une seconde fois et décida de l'épouser. Il commençait tout juste à constituer une collection d'art et connaissait très peu la peinture. Il a ensuite prétendu l'avoir épousée pour économiser un million de dollars en commissions de vente, ce qu'il a probablement fait. Elle a essayé de le détendre, et l'a bientôt fait consulter un psychanalyste. Il déjeunait à nouveau avec Richard Simon quand il s'est levé et a dit : "Je suis en retard pour mon psychanalyste." Simon semblait perplexe, et Lasker lui a expliqué : "Je fais ça pour me débarrasser de toute la haine que le monde de la publicité m'a inspirée. Il est probable qu'il avait mis plus de haine dans la publicité qu'elle n'en avait mis en lui. Malgré le fait que pratiquement tous ses amis proches étaient des Juifs éminents, comme Bernard Baruch, Anna Rosenberg, David Sarnoff, le publicitaire new-yorkais Ben Sonnenberg, et Lewis Strauss de Kuhn, Loeb Company, il engageait rarement des Juifs dans sa société de publicité. Lorsqu'on lui a reproché cela, il s'est contenté de sourire et a dit : "Écoutez, je suis entré dans cette entreprise et je l'ai reprise. Pensez-vous que je veuille que quelqu'un me fasse ça ?"

Parmi ses protégés se trouvaient des publicitaires très prospères comme Emerson Foote, William Benton et Fairfax

Cone, tous des gentils. Lasker aimait les appeler ses petits goyim. Il plaisantait sur le fait qu'il pouvait les faire sauter quand il aboyait.

En 1942, Lasker, ayant fait fortune, décide de fermer Lord et Thomas. Ses protégés fondent alors le cabinet Fairfax Cone and Belding ; William Edward, avocat, a épousé Carla, la fille de Bernard Gimbel de la fortune du grand magasin. Lors de ce mariage, Lasker cite un vieux proverbe juif : "On ne fait pas d'omelette avec deux œufs pourris". Il avait raison, ils ont divorcé. Sa fille, Mary, a épousé le magnat de l'acier de Chicago, Leigh Block, de Inland Steel. Ils ont amassé une collection d'art de plusieurs millions de dollars. Elle est également devenue vice-présidente de Foote, Cone and Belding. Joseph, le frère de Leigh Block, devient président de la Fédération juive.

Lasker s'était lassé de porter des chemises blanches ; il a lancé la vogue des chemises bleues à New York, qui sont devenues la marque de fabrique de la profession de publicitaire. Il n'a jamais appris à conduire une voiture et n'avait aucune compétence en mécanique. Après avoir déménagé à New York, il a regretté l'énorme entretien de son domaine de Lake Forest ; en 1939, il en a fait don à l'université de Chicago. Les administrateurs l'ont rapidement vendu pour des terrains à bâtir ; le manoir d'un million de dollars a été vendu pour 110 000 dollars.

L'importance de Lasker dans ce récit est le fait que lui et sa cohorte, un colporteur de brevets médicaux nommé Elmer Bobst, ont pris l'American Cancer Society, un groupe moribond au début des années 1940, et l'ont transformé en quelques mois en une puissante force nationale. Ils ont utilisé toutes leurs techniques de promotion, de collecte de fonds et d'organisation commerciale pour faire de ce groupe la force la plus puissante dans le nouveau monde du traitement du cancer, qui représente un milliard de dollars, une réalisation pour laquelle le Rockefeller Medical Monopoly était extrêmement reconnaissant. Ils se sont débarrassés sommairement d'une organisation encombrante connue sous le nom de Women's Army, qui était très décentralisée, et ont placé tout le pouvoir de l'American Cancer Society à New York. Toutes ses réunions s'y tiennent.

Elles ont également utilisé leurs relations d'affaires pour faire venir un nouveau conseil d'administration composé des plus grands noms de la banque et de l'industrie, en faisant payer 100 000 dollars chacun pour le privilège de siéger au conseil.

Après avoir lancé l'American Cancer Society comme organisation viable, Lasker est lui-même tombé malade du cancer. Il a été opéré d'un cancer de l'intestin en 1950, sans savoir que le fait de couper un cancer le propage immédiatement dans tout le corps. Il est décédé en 1952 au pavillon Harkness Rockefeller. Avant sa mort, il avait créé la Fondation Albert et Mary Lasker, qui devait faire de Mary Lasker la femme la plus puissante de la médecine américaine. Elle a rapidement contrôlé un vaste empire de subventions, de fondations, de lobbyistes de Washington et d'autres organisations. Son lieutenant le plus apte à atteindre ce pouvoir était l'employée de Rockefeller, Anna Rosenberg, qui a travaillé en étroite collaboration avec elle pendant des années.

Elmer Bobst, qui était le partenaire de Lasker pour emmener la Société américaine du cancer au sommet, était également un magnat. Contrairement à Lasker, Bobst était issu d'une famille pauvre, mais il avait aussi une mentalité de colporteur né, empruntée à cet entrepreneur natif américain, P. T. Barnum, qui disait : "Il y a un colporteur né à chaque minute. Bobst a rejoint l'entreprise de drogue Hoffman LaRoche en 1911, où ses talents de vendeur lui ont valu la présidence de l'entreprise. C'était aussi un homme d'affaires avisé ; juste après la première guerre mondiale, sachant que les prix des matières premières allaient forcément baisser, il a été choqué de constater que la firme avait accumulé d'énormes stocks dans l'entrepôt du New Jersey. Il a rapidement conclu un accord avec Eastman Kodak pour acheter cinq tonnes de bromure, un ingrédient clé non seulement des analgésiques mais aussi des fournitures photographiques. Il a commercialisé les bromures à soixante cents la livre, soit dix cents de moins que le prix du marché. En quelques semaines, le prix du marché était tombé à seize cents la livre.

La grande réussite de Bobst chez Hoffman LaRoche a été sa campagne publicitaire pour les vitamines. Elle a remporté un tel succès qu'il a été surnommé "le roi des vitamines". Il a gagné des millions de dollars à la bourse et a décidé de quitter Hoffman LaRoche pour de plus verts pâturages. En 1944, il fait appel à Cravath, Swaine et Moore, les avocats de Kuhn, Loeb Company, pour négocier ses conditions ; ils lui obtiennent un règlement très favorable de 150 000 dollars la première année et de 60 000 dollars par an jusqu'à son soixante-quinzième anniversaire. Après avoir fait fortune dans le trafic de vitamines, il s'est tourné vers les pilules plus chères, devenant ainsi le directeur de Warner-Lambert. Le plus gros produit de cette entreprise était la Listerine. Gerald Lambert, qui n'était pas un bonimenteur, avait fait de Lambert Pharmacal un empire géant, principalement grâce à ses mises en garde incessantes sur les dangers de la "mauvaise haleine". Son père avait inventé un bain de bouche, auquel il s'était approprié le nom le plus célèbre de la médecine, le baron Joseph Lister, l'inventeur des antiseptiques et de l'asepsie dans les hôpitaux. Chirurgien de renom, le baron Lister avait opéré la reine Victoria elle-même, la seule fois où elle s'était soumise au bistouri. Gerald Lambert a fait de son nom un nom familier grâce à des publicités en pleine page pour la Listerine. Les titres des bannières avertissaient que "Même votre meilleur ami ne vous le dira pas". Lambert a inventé un nouveau mot pour ce fléau, halitosis, du latin pour mauvaise haleine. Au plus fort du boom boursier des années 20, Gerald Lambert vendit son entreprise à la Warner Corporation pour 25 millions de dollars, l'équivalent de 500 millions de dollars en 1980. La transaction a été conclue en 1928 ; en un an, la valeur de l'entreprise était tombée à 5 millions de dollars.

La Warner-Lambert Corporation qui en est issue a connu une faible croissance dans les années 1930. Bobst a été engagé principalement pour ses compétences en marketing, mais il a vite prouvé qu'il était un bâtisseur d'empire, en achetant plus de cinquante autres entreprises. Dans un geste astucieux, il nomme Albert Driscoll président de la firme. Driscoll venait de passer sept ans au poste de gouverneur du New Jersey. En tant que directeurs, Bobst a fait appel aux cerveaux les plus astucieux de Wall Street, Sidney Weinberg de Goldman Sachs, et Frederick Eberstadt, d'Eberstadt and Company. En tant que directeur des relations publiques, il a fait appel à Anna Rosenberg, qui avait longtemps été directrice des relations de travail pour les

Rockefeller au Rockefeller Center, leur principale holding. Cela signifie que Bobst avait désormais établi un lien clé avec les Rockefeller, Anna Rosenberg continuant à entretenir des relations étroites avec ses anciens employeurs.

Parce qu'il était le seul à être au courant de ses plans ambitieux, Bobst avait beaucoup acheté des actions Warner-Lambert avant de commencer sa grande expansion. En conséquence, la valeur des actions a été multipliée par plusieurs fois. Il était désormais le plus grand actionnaire, pesant plusieurs millions de dollars. *Fortune* décrit son style de vie seigneurial, ses vastes domaines dans le New Jersey, son yacht de 87 pieds à Spring Lake, et sa suite au Waldorf. En fait, Bobst possédait cinq yachts successifs, chacun plus grand que le précédent, tous baptisés Alisa, le dernier s'appelant Alisa V. Il se maria également une seconde fois, en épousant la déléguée libanaise aux Nations unies. Il a été président de la campagne des obligations de guerre dans le New Jersey pendant la Seconde Guerre mondiale, et est devenu un important contributeur aux campagnes politiques. Il est ainsi devenu une figure très influente dans les coulisses du parti républicain, à tel point qu'il a choisi son propre homme pour la présidence.

Le secrétaire au Trésor d'Eisenhower, George Humphrey, de la Rothschild Bank, National City Bank of Cleveland, devait prendre la parole lors d'un rassemblement de collecte de fonds dans le New Jersey, dont Bobst était le président. Il est tombé malade et le vice-président Richard Nixon a été envoyé à sa place. C'est ainsi qu'a commencé une relation étroite entre Bobst et Nixon, qui était presque une relation père-fils. Nixon est ébloui par le style de vie millionnaire de Bobst, et il veille à ce que les Bobst soient fréquemment invités aux dîners de la Maison Blanche. En 1957, Nixon a pu présenter Bobst à la reine d'Angleterre lors d'une réunion de la Maison Blanche.

Après l'attaque malavisée, si elle était justifiée, de Nixon contre la presse après sa campagne en Californie, il semblait que sa carrière politique était terminée. Cependant, Bobst n'était pas prêt à renoncer à un tel allié potentiel. Nixon se souviendra plus tard avec émotion du meilleur conseil que Bobst lui ait jamais donné. Bobst l'avait mis à l'écart, pendant ce qui était une période de grande dépression pour Nixon, et lui avait dit sérieusement : "Dick, il est temps que tu apprennes les faits de la vie. Vous voyez, il n'y a vraiment que deux sortes de personnes dans le monde, les mangeurs et les mangés. Vous devez juste décider dans quel groupe vous allez être."

À une époque où Nixon n'avait pas ou peu de perspectives, Bobst s'est adressé à son avocat, Matt Herold, l'associé principal du cabinet Mudge, Rose and Stern de Wall Street. Warner Lambert était leur plus gros client, et lorsque Bobst "suggéra" à Herold de faire venir Nixon de Californie comme associé du cabinet, Herold ne fut que trop heureux de lui rendre service. Grâce à ce tremplin, Nixon a pu lancer avec succès sa campagne pour la présidence.

Cette décision s'est avérée être un investissement judicieux. Après la victoire de Nixon, les gouverneurs républicains des États du New Jersey, du Nebraska, du Kentucky et de la Virginie occidentale ont cédé toutes leurs activités d'émission d'obligations non imposables à Mudge Rose, ce qui a permis à l'entreprise d'obtenir un million de dollars de revenus supplémentaires par an. En janvier 1971, Mudge Rose s'est présenté devant le ministère de la justice pour discuter de la fusion de Warner-Lambert et de Parke-Davis, une décision qui représentait des millions de dollars pour Bobst. Le procureur général John Mitchell, également un protégé de Bobst, s'est disqualifié ; son adjoint, Richard Kleindienst, a alors laissé la fusion se faire. Ce sont les seuls accords qui ont été portés à la connaissance du public ; il y en a sans doute eu beaucoup d'autres. Dans une brillante manœuvre fiscale, Mitchell a conseillé à Bobst de faire un don de 11 000 000 de dollars à l'université de New York pour la bibliothèque Bobst.

En 1973, Bobst a fait publier son autobiographie par la David McKay Company à New York. Il s'agissait d'un ouvrage de vulgarisation, un récit élogieux des réalisations de Bobst, qui n'était entaché d'aucun commentaires défavorables. À la mort de Bobst en 1978, aucune nécrologie ne parut dans le *New York Times*. C'était une circonstance étonnante concernant l'un des plus grands magnats de New York. Le *Times* commémorait régulièrement même les petits cadres des entreprises new-yorkaises. Curieusement, une déclaration publique sur Bobst est parue dans le *Times,* un éloge funèbre de son ami de longue date, Laurance Rockefeller, le président de Sloan Kettering. Rockefeller a déclaré : "Ses efforts dans la lutte contre le cancer lui ont valu la sincère gratitude des patients atteints de cancer et des chercheurs ainsi que du grand public. Le vrai mémorial de Bobst est peut-être l'étiquette de Listerine, qui porte toujours le message "Pour la mauvaise haleine, les piqûres d'insectes, les pellicules infectieuses ; 26,9% d'alcool".

Rockefeller faisait référence à la revitalisation par Bobst de l'American Cancer Society. Sous sa direction, celle-ci avait obtenu une nouvelle charte le 23 juin 1944 et avait subi une réorganisation complète. L'effectif est porté à 300 personnes et les deux colporteurs lancent une campagne nationale pour enrôler deux millions et demi de "volontaires" qui patrouilleront à travers tout le pays afin de collecter des fonds pour "lutter contre le cancer". Comme les ordres de s'engager dans cette campagne venaient toujours de magnats du monde des affaires, de leaders sociaux et de politiciens, les masses n'avaient pas d'autre choix ; elles devaient obéir. Les talents de colporteurs de Bobst et Lasker ont donné lieu au spectacle souvent ridicule de millions de paysans rassemblés dans les rues lors d'une marche annuelle pour faire claquer des boîtes de conserve et demander des dons pour les super riches. La seule campagne qui ait égalé ce spectacle a probablement été la campagne annuelle du parti nazi en Allemagne pour obtenir des contributions pour la campagne Winterhilfe. La campagne de l'AEC a fonctionné sur le même modèle. Les millions de "volontaires" se sont lancés dans cette tâche annuelle parce que leur travail, leur position sociale et leur famille dépendaient de leur volonté de faire le sacrifice au Dieu de Mammon, qui se faisait actuellement passer pour "le fantôme des cancers passés et à venir".

Le président de la Société américaine du cancer, Clarence D. Little, avait été nommé à ce poste en 1929 par les Rockefeller, des associés de longue date qui avaient créé un laboratoire pour lui dans leur résidence d'été sur l'île des Monts Déserts. Il semblait ne pas s'intéresser au cancer, passant la plupart de son temps comme président de la Ligue américaine de contrôle des naissances, de la Société d'euthanasie et de la Société d'eugénisme, cette dernière étant un projet de la famille Harriman. Il a admis qu'en 1943, l'American Cancer Society ne consacrait rien à la recherche. Little avait été président de l'université du Michigan, et était maintenant superviseur de l'université de Harvard. Sous sa direction, le groupe de lutte contre le cancer n'était rien d'autre qu'un petit groupe d'élitistes qui se rencontraient occasionnellement à New York.

Malgré sa réorganisation sur une base plus commerciale, l'American Cancer Society, longtemps après le départ des Little, a continué d'accumuler un nombre impressionnant d'échecs. Un critique, un fonctionnaire fédéral de longue date, a déclaré publiquement qu'elle devrait être appelée "la société infantile pour la paralysie nationale". Cependant, l'incapacité de cette société à trouver un remède au cancer n'était pas vraiment accidentelle. L'influence de Bobst-Lasker l'a fait entrer dans l'orbite de l'Institut Sloan Kettering, dont la devise a longtemps été "Des millions pour la recherche, mais pas un centime pour un remède". Charles McCabe, le chroniqueur irrévérencieux du *San Francisco Chronicle*, écrivait le 27 septembre 1971 : "Vous vous demandez peut-être si le personnel de l'American Cancer Society, ou des fondations de recherche sur le cancer, et d'autres organisations saintes, sont vraiment intéressés par un remède contre le cancer. Ou s'ils souhaitent qu'un problème qui les engraisse continue à exister."

Le nouveau conseil d'administration Bobst-Lasker de l'American Cancer Society comprenait les membres habituels de la cohorte Rockefeller, Anna Rosenberg, Eric Johnston, longtemps à la tête de la Chambre de commerce et aujourd'hui à la tête de la Motion Picture Association, un porte-parole des magnats d'Hollywood pour les relations publiques ; John Adams, un associé de Lazard Frères et directeur de Standard Brands ; le général William Donovan, l'avocat de Wall Street qui a été choisi par le service de renseignement britannique pour diriger le nouveau Bureau des services stratégiques[10], le réseau d'espionnage du pays ; il a ensuite été envoyé en Thaïlande en tant qu'ambassadeur des États-Unis pour superviser les opérations du réseau mondial de trafic de drogue gérées par Emerson Foote, le protégé de Lasker en matière de publicité, Ralph Reed, le président d'American Express Company, Harry von Elm, le super banquier qui était président de Manufacturers Trust, et Florence Mahoney, l'héritière de la fortune de plusieurs millions de dollars du journal *Cox*, et une amie de longue date de Mary Lasker.

En 1958, les dirigeants de l'American Cancer Society étaient Alfred P. Sloan, président ; Monroe J. Rathbone, président de Standard Oil ; Mme Anna Rosenberg Hoffman de la Fondation Rockefeller ; le général Donovan et Eric Johnston. Le sénateur Ralph Yarborough du Texas, un champion de la médecine socialisée, a créé un groupe national de 26 consultants pour la lutte contre le cancer, présidé par Benno Schmidt, directeur de la banque d'investissement J. H. Whitney. Les autres membres étaient Laurance Rockefeller, le Dr Sidney Farber, ancien président de l'American Cancer Society, G. Keith Funston, président de la firme de munitions Olin, et Mathilde J. Krim, ancienne terroriste sioniste.

Il est intéressant de noter la révélation des relations intimes qui se sont développées entre les hauts fonctionnaires nazis et les fondateurs du réseau terroriste sioniste, la Haganah et l'Irgun Zvai Leumi, dans les derniers jours de la Seconde Guerre mondiale. Les sionistes s'efforçaient de chasser les Britanniques de Palestine ; les nazis étaient également en guerre contre l'Angleterre, ce qui a donné naissance à la plus curieuse alliance politique du XXe siècle. L'un des principaux partisans de la collaboration avec l'Abwehr, le service de renseignement allemand, était un certain Yitzhak Shamir, aujourd'hui Premier

---

[10] OSS, Office of Strategic Services, l'ancêtre de la CIA. Ndt.

ministre d'Israël[11]. Après la guerre, les sionistes ont employé de nombreux anciens nazis pour les aider à mettre en place leur opposition militaire aux Britanniques. Le chef de cette alliance était le vétéran de l'ancienne bande de terroristes Stern, qui était maintenant l'Irgun Zvai Leumi, nul autre que Menachem Begin. L'un des protégés de Begin était une jeune femme du nom de Mathilde J., comme on l'appelait dans les milieux terroristes. Elle est née en Suisse après que son père ait quitté l'Italie en raison de "mauvaises conditions économiques", - pas d'idéologie politique là-bas. L'actuelle Mme Krim est décrite par *Current Biography* comme une ''généticienne'' et une ''philanthrope''. Elle a été biologiste résidente à l'American Cancer Society pendant de nombreuses années. Dans sa jeunesse, elle a rejoint l'Irgun Zvai Leumi, épousant un collègue terroriste en signe de solidarité. Elle est rapidement devenue une favorite de Begin, et a divorcé de son mari. C'est à Begin qu'un Mike Wallace souriant a demandé dans l'émission "Soixante minutes" : "Avez-vous vraiment introduit le terrorisme dans la politique du Moyen-Orient ? Begin a répondu avec insistance : "Pas seulement au Moyen-Orient, mais dans le monde entier. Il faisait référence aux opérations terroristes mondiales du Mossad, le groupe de renseignement israélien qui est entièrement financé par la CIA avec les fonds des contribuables américains.

Mathilde J. est ensuite allée travailler à l'Institut Weizmann en Israël. Un jour, elle a été présentée à l'un des plus riches réalisateurs américains, le magnat du cinéma Arthur Krim. Ils se sont mariés, ce qui a fait d'elle une citoyenne américaine. Krim a été le principal lobbyiste à Washington pour les grandes sociétés cinématographiques pendant de nombreuses années ; il est également le principal collecteur de fonds pour le réseau sioniste agitprop. En tant que collecteur de fonds, il était également un ami proche du président Lyndon B. Johnson. Krim et sa femme étaient les hôtes de Johnson à la Maison Blanche lorsque les Israéliens ont attaqué le navire américain l'U.S.S.

---

[11] L'ouvrage a été écrit en 1988.

Liberty, tuant un grand nombre de membres de son équipage. Lorsque d'autres navires américains ont envoyé des avions pour aider le Liberty, la Maison Blanche a immédiatement donné l'ordre aux avions de faire demi-tour. Les Israéliens furent libres de poursuivre leur attaque pendant plusieurs heures encore, dans une tentative désespérée de couler le Liberty, de détruire les preuves radio qu'ils avaient recueillies et qui indiquaient que les Israéliens avaient commencé la guerre des Six Jours. Bien que l'on pense généralement que Krim a donné l'ordre aux avions américains de faire demi-tour, aucune enquête n'a jamais été menée.

Johnson est maintenant mort, et ils sont les seuls témoins vivants de cet horrible exemple de haute trahison de la part de la Maison Blanche. La CIA savait depuis vingt-quatre heures qu'une attaque était prévue contre le Liberty, dans l'espoir de faire entrer les États-Unis dans la guerre aux côtés d'Israël ; de fausses preuves avaient déjà été mises en place pour montrer que l'attaque viendrait des "Égyptiens".

Mathilde Krim est aujourd'hui directrice de la Fondation Rockefeller ; elle et son mari sont directeurs de l'Institut afro-américain.

Arthur Krim soutient depuis longtemps des causes de gauche à New York, la New York School of Social Research, le Henry Street Settlement et la Field Foundation. Krim est président de United Artists (aujourd'hui Orion Films). En tant qu'avocat personnel d'Armand Hammer, dont la renommée est due au fait qu'il était un ami du terroriste sanguinaire Lénine, Krim est également directeur des deux principales entreprises de Hammer, Iowa Beef et Occidental Petroleum. Krim a également été président de la commission des finances démocratiques ; il est président du conseil d'administration de l'université de Columbia et directeur de la fondation Lyndon B. Johnson.

En 1976, les critiques ont noté qu'au moins dix-huit membres du conseil d'administration de l'American Cancer Society étaient des cadres dirigeants de banques. L'ACS a dépensé 114 millions de dollars cette année-là, mais avait des actifs se montant à 181 millions de dollars. Au 31 août 1976, 42% des liquidités et des investissements de l'ACS, soit quelque 75 millions de dollars, étaient détenus dans des banques auxquelles ces dirigeants étaient affiliés. Le budget 1975 de l'AEC indiquait que 570 étaient destinés à l'administration ; le montant alloué à la recherche était inférieur aux salaires de ses 2900 employés. La Société américaine du cancer contrôlait à toutes fins utiles l'Institut national du cancer, un organisme gouvernemental. L'ancien directeur du NCI, Frank J. Rauscher, est devenu le premier vice-président de l'ACS, son salaire ayant doublé pour atteindre 75 000 dollars par an. Un porte-parole de l'ACS a admis que 70% de son budget de recherche de 1976 allait à des "personnes ou institutions" auxquelles les membres de son conseil d'administration étaient affiliés. Pat McGrady, qui a été pendant vingt-cinq ans rédacteur scientifique de l'AEC, a déclaré à l'écrivain Peter Chowka : "La médecine est devenue vénale, juste après la loi. Le slogan de l'ACS, contrôler le cancer avec un bilan et un contrôle. C'est bidon, car nous ne contrôlons pas le cancer. Ce slogan est à la mesure du savoir-faire scientifique, médical et clinique de l'ACS. Personne dans les départements scientifiques et médicaux n'est capable de faire de la vraie science. Ce sont de merveilleux professionnels qui savent comment collecter des fonds. Ils ne savent pas comment prévenir le cancer ou guérir les patients ; au contraire, ils ferment la porte aux idées novatrices. L'argent de l'ACS va aux scientifiques qui font le meilleur spectacle pour obtenir des subventions ou qui ont des amis dans les panels d'attribution de subventions."

C'est probablement le résumé le plus fiable de ce qui est fait avec vos contributions à la Société américaine du cancer. Comme nous l'avons souligné précédemment, ce sont les masses qui font l'aumône aux Grands Riches, qui savent comment répartir ces fonds entre eux, leurs amis et leurs organisations favorites exonérées d'impôts, qui sont dans bien des cas des refuges pour les membres les plus incompétents de leur famille. Les directeurs de l'ACS sont issus des "meilleures personnes" de New York, de la jet-set, de la foule branchée de Park Avenue qui a été caricaturée par le romancier Tom Wolfe comme étant "radical chic". À une époque, le Black Power était à la mode ; aujourd'hui, c'est l'homosexualité et le cancer. Ce groupe s'affiche constamment comme étant obsédé par la "compassion et l'attention", ce qui se fait toujours avec l'argent des autres. Leur propre portefeuille reste scellé. C'est ce qu'illustrent les cœurs saignants des émissions d'information nationales, qui nous régalent chaque soir de leur version des sans-abri, des affamés en Afrique, ou de tout autre endroit où ils peuvent trouver une victime photogénique avec des mouches qui rampent sur elle. Ces "journalistes", qui sont payés des millions de dollars par an, n'ont jamais eu l'habitude de jeter la pièce à ces victimes. En politique, leur morale est illustrée par le gros playboy vieillissant, le sénateur Teddy Kennedy ; et à Hollywood, par la tout aussi grassouillette Elizabeth Taylor.

Mathilde Krim est aujourd'hui le génie qui guide la nouvelle Fondation américaine pour la recherche sur le sida. Grâce à ses puissants contacts à Hollywood, elle a pu facilement persuader Elizabeth Taylor et d'autres stars de réunir des millions pour son projet favori. Elle a également recruté sa vieille amie Mary Lasker comme premier membre du conseil d'administration de la fondation. Mary Lasker a payé l'actuel "génie de la publicité", Jerry della Femina, pour créer une campagne publicitaire nationale de bon goût pour la distribution et l'utilisation de préservatifs.

Le Memorial Sloan Kettering Cancer Center continue d'être l'organisation caritative la plus "à la mode" parmi les mondains de New York ; c'est certainement la plus influente. Il est répertorié dans le tony Upper East Side sous le nom de ''The Society of Memorial Sloan Kettering Cancer Center''. Elle exploite depuis de nombreuses années une friperie populaire sur la troisième avenue, qui est remplie de dons de familles fortunées. Comme beaucoup d'autres jeunes écrivains et artistes, l'écrivain actuel y a acheté ses vêtements pendant des années, tous étiquetés dans les boutiques les plus chères de New York.

Comme la "lutte contre le cancer" est totalement contrôlée par le monopole médical des Rockefeller, des subventions qui ne sont rien d'autre que des arnaques, sont régulièrement accordées. Selon une personne, l'AEC n'accordera une subvention de recherche que si le bénéficiaire signe un papier dans lequel il s'engage à ne pas trouver de remède contre le cancer. Bien que seule la partie émergée de l'iceberg ait été révélée, de nombreux témoignages attestent que la plupart des recherches sur le cancer sont bidons et truffées de faux résultats. Dans l'un des incidents les plus médiatisés, l'Institut national du cancer a donné 980 000 dollars à un chercheur de l'université de Boston, qui a été contraint de démissionner après avoir été accusé d'avoir falsifié ses données de recherche ; un autre incident bien connu, survenu au Centre mémorial, a révélé que des souris étaient peintes de couleurs différentes afin de "vérifier" certains tests de cancer. Le Dr William Summerlin, de Sloan Kettering, a admis avoir peint les souris pour leur donner l'apparence de greffes de peau réussies.

Le National Bureau of Standards rapporte que la moitié ou plus des données numériques publiées par les scientifiques dans les articles du Journal sont inutilisables car rien ne prouve que les chercheurs ont mesuré avec précision ce qu'ils pensaient mesurer. Alarmés par ces statistiques, les fonctionnaires ont institué une enquête ; 31 auteurs de rapports scientifiques ont reçu des questionnaires leur demandant leurs données brutes. Les 21 qui ont répondu ont déclaré que leurs données avaient été "perdues" ou "accidentellement détruites". Quelle perte pour la profession de chercheur !

La fiabilité des chercheurs du pays s'est effritée sous l'effet d'un exposé cinglant sur "Soixante minutes" le 17 janvier 1988, sous le titre "Les faits étaient de la fiction". Le sujet de l'exposé était "l'un des plus grands savants scientifiques" de la nation. Il avait affirmé avoir effectué des recherches approfondies sur les retardés mentaux dans une institution d'État, où les dossiers montraient clairement qu'il n'avait travaillé que sur des poissons rouges. Le rapport "Soixante minutes" a estimé que de dix à trente pour cent de tous les projets de recherche menés aux États-Unis sont totalement faux, en raison des conditions requises pour gagner la course aux subventions. Des résultats "surprenants" doivent être revendiqués avant que l'on ne prenne sérieusement en considération les demandes de financement, qui ne sont pas des montants négligeables en elles-mêmes ; elles s'élèvent souvent à des subventions de plusieurs millions de dollars. Un chercheur scientifique interrogé dans le cadre de "Soixante minutes" a déclaré : "Je réfléchirais à deux fois avant de croire ce que je lis dans les journaux médicaux... c'est une information malhonnête et frauduleuse. L'esprit qui se cache derrière toute cette supercherie est le refus des grands riches de voir leurs profits mis en péril par les véritables progrès de la médecine. Par conséquent, plus la recherche est fausse, moins il y a de chances qu'un médicament actuellement sur le marché, qui rapporte 100 millions de dollars par an ou plus, soit éliminé. La contrefaçon en gros dans la recherche américaine est presque entièrement due aux pressions du Monopole médical Rockefeller et des sociétés pharmaceutiques sous son contrôle, qui présentent régulièrement des "tests" élaborés et falsifiés à la Food and Drug Administration pour obtenir l'approbation de nouveaux produits, dissimulant des effets secondaires nocifs, qui incluent souvent des dommages au foie et aux reins, ou la mort. Le contrôle des universités par le Monopole médical crée un terrain propice à l'émergence de nouveaux sous-fifres robotiques, prêts à s'abaisser de n'importe quelle manière pour obtenir une bourse ou un travail qui n'exige que peu ou pas de performances. Une longue histoire de recherche truquée est un "Panama" ou un contrôle idéal pour garder ces serviteurs dans le droit chemin.

Il est effrayant d'envisager que de telles recherches truquées sont généralement à la base de l'acceptation ou du refus de nouveaux médicaments, tout en protégeant l'establishment qui continue à récolter plus de profits grâce à des panacées et des procédures longtemps dépassées et discréditées. C'est pourtant le contexte, ainsi que la *raison d'être*[12] du nouveau budget courageux du président Reagan pour 1989, qui réserve 64,6 milliards de dollars à la "recherche et au développement". Bien qu'il ne s'agisse que d'une augmentation de 4% par rapport à 1988, cela représente une augmentation de 52% depuis l'entrée en fonction de Reagan.

Le budget de l'Institut national de la santé a doublé, passant à 6,2 milliards de dollars ; la recherche sur le cancer recevra 1,5

---

[12] En français dans le texte, Ndt.

milliard de dollars, tandis que le sida est prévu pour une dépense de 2 milliards de dollars. Mathilde Krim doit être très heureuse.

Les critiques ont souligné que le Memorial Sloan Kettering n'avait fait pratiquement aucune recherche sur la prévention du cancer, seulement sur ses modes de "traitement" préférés. Le postulat de base de ses chercheurs, selon lequel la cellule est seule responsable de la multiplication des cellules cancéreuses, est probablement erroné ; cependant, il est à la base de tous leurs travaux, y compris la promotion de la chimiothérapie. En fait, la cellule réagit probablement à une infection ou à des pressions extérieures, et la faute n'est pas dans la cellule. L'approche de Sloan Kettering laisse planer la promesse d'une "balle magique"[13] qui ramènera la cellule à un régime sain grâce à des médicaments ou à la chimiothérapie. Les médicaments de chimiothérapie comprennent des agents alkylants qui inhibent en fait la croissance cellulaire. Ce sont des alcaloïdes, qui entravent la mitose ou la division cellulaire. Sloan Kettering contourne également la possibilité de stimuler le système immunitaire pour qu'il réponde à la croissance du cancer, ce qui est la méthode normale que le corps utilise pour combattre la maladie. Cette institution reçoit 70 millions de dollars par an de diverses fondations exonérées d'impôts, dont la Fondation Alfred P. Sloan, ce qui signifie que le contribuable américain subventionne l'ensemble de ces recherches. Cent trente scientifiques à plein temps font de la recherche au Centre ; les 345 médecins du Centre sont également fortement impliqués dans la recherche. Et quels sont les résultats de toute cette activité ? Un recours continu aux techniques désormais dépassées de "couper, taillader et brûler", qui rappellent encore les pratiques de "savant fou" des défunts docteurs J. Marvin Sims et James Ewing, morts depuis de nombreuses années. Bien qu'attachés à l'observation rituelle de ces procédures coûteuses, douloureuses et futiles, les "scientifiques" de Sloan Kettering maintiennent une phalange

---

[13] Référence au "magic bullet" qui aurait – selon les médias officiels – provoqué la mort du président Kennedy.

d'opinion résolue dénonçant les diverses procédures holistiques qui reposent sur le régime alimentaire, la nutrition et les vitamines.

Le Dr Muriel Shimkin, de l'Institut national de la santé, a écrit en 1973 dans le manuel officiel de l'Institut sur le cancer que "le traitement du cancer par le seul régime alimentaire est du domaine du charlatanisme." Pourtant, la Société américaine du cancer, confrontée à un nombre croissant de preuves du contraire, a publié en 1984 un rapport spécial conseillant le programme suivant "1. Évitez l'obésité. 2. Réduire la consommation totale de graisses à 30% du total des calories. 3. Manger plus d'aliments riches en fibres. 4. Manger des aliments riches en vitamines A et C. 5. Inclure des légumes crucifères dans le régime alimentaire, des légumes verts, etc. 6. Consommer de l'alcool avec modération. 7. Une consommation modérée d'aliments salés, fumés et nitrités. Il s'agit d'un régime très raisonnable, mais il n'a pas été mis en avant par l'ACS ou le NIH, et de nombreux médecins n'incluent pas non plus ce conseil dans leurs recommandations à leurs patients.

L'American Cancer Society a toujours eu un seul mantra concernant le laetrile. Le Dr Lewis Thomas, qui a longtemps dirigé Sloan Kettering, a déclaré au séminaire des rédacteurs scientifiques de la Société américaine du cancer le 2 avril 1975 : "Le laetrile n'a absolument aucune valeur dans la lutte contre le cancer." Cela contredisait le travail effectué par les scientifiques du Centre, dont les résultats réels avaient été supprimés. Le Dr Thomas déclara à nouveau en 1975 : "Il a été démontré, après deux ans de tests, que la laetrile n'avait aucune valeur dans la lutte contre le cancer." Le Dr Robert Good, président de Sloan Kettering, avait également déclaré en janvier 1974 : "À l'heure actuelle, il n'y a aucune preuve que le laetrile ait un effet sur le cancer. Lloyd Schoen et Elizabeth Srockett, tous deux travaillant indépendamment au Centre, avaient découvert que les enzymes de l'ananas combinées au Laetrile entraînaient une régression tumorale totale dans 50% de leurs expériences sur 34 animaux de laboratoire.

L'un des plus célèbres bénéficiaires du traitement des laetrile était l'acteur Steve McQueen. Il avait été abandonné par ses médecins comme un cas en phase terminale lorsqu'il a essayé le laetrile. Il a bien réagi jusqu'à ce qu'un médecin le persuade de se faire opérer d'une tumeur ; il est alors mort d'une embolie sur la table d'opération. L'establishment proclame que cela prouve que le traitement par laetrile est sans valeur.

Harold Manner, du Centre du cancer, a également découvert qu'une combinaison de laetrile, d'enzymes et de vitamine A avait un effet positif similaire sur les souris atteintes de cancer. Le Dr Kinematsu Suiguira, qui travaillait au Memorial depuis 1917, après avoir précédemment travaillé sur le cancer à l'Institut Harriman, avait également produit des résultats frappants prouvant que le laetrile était efficace sur le cancer chez les animaux de laboratoire. Le 13 juin 1973, les résultats des tests de cancer utilisant le laetrile, effectués par le Dr Kinematsu Suiguira sur une période de neuf mois, indiquaient : "Les résultats montrent clairement que l'Amygdaline inhibe de manière significative l'apparition de métastases pulmonaires chez les souris. Bien que cela ait été annoncé par l'Institut Sloan Kettering, le 10 janvier 1974, le Dr Robert Good, président de Sloan Kettering, a dénoncé la nouvelle de ces résultats comme "une fuite prématurée". Le Dr Ralph Moss, qui était alors directeur des relations publiques du Centre du cancer, considérait le travail de Suiguira comme une véritable percée et un départ bienvenu par rapport au manque singulier de succès de Sloan Kettering dans son travail sur le cancer. Le 17 novembre 1977, il a tenu une conférence de presse à l'hôtel Hilton de New York. Au lieu de recevoir des éloges pour avoir fait connaître le succès du Centre, il a été licencié le lendemain. Il a ensuite écrit un excellent livre, *The Cancer Syndrome*, qui révèle un grand nombre des événements étranges survenus à Sloan Kettering. Son livre est très factuel, et est écrit sans rancune contre ceux qui l'avaient mis dehors.

Comme Elmer Bobst avait joué un rôle crucial dans l'accession de Nixon à la présidence, il n'a eu aucun mal à le persuader d'autoriser une nouvelle et coûteuse "guerre contre le cancer". À l'instigation de Bobst, Nixon a signé la loi nationale sur le cancer en 1971, qui a transformé l'Institut national du cancer à Bethesda en une nouvelle bureaucratie gouvernementale monolithique. Au cours des quinze années suivantes, la NCA devait dépenser plus de dix milliards de dollars pour financer divers programmes de lutte contre le cancer, dont aucun n'a eu d'effet sur la guérison ou la prévention de cette maladie. En 1955, le NCI avait créé un centre de service national de chimiothérapie, doté d'une subvention de 25 millions de dollars, pour promouvoir l'utilisation de la chimiothérapie. Une pleine page de publicité dans le *New York Times*, le 9 décembre 1969, proclamait que "la guérison du cancer est à portée de main". L'article promettait qu'un remède contre le cancer pour 1976 était une "possibilité distincte". Le président du panel national du président sur le cancer a présenté un rapport admettant que les cinq premières années du programme national de lutte contre le cancer avaient été un échec ; le nombre de cancers avait augmenté chaque année de son fonctionnement. En 1985, le bilan annuel était de 485 000 victimes.

Plus de 43 000 personnes ont inondé Nixon de demandes pour que le NCI teste le laetrile. Benno Schmidt a alors choisi un groupe de scientifiques pour effectuer les tests ; tous étaient connus pour être fanatiquement opposés au laetrile. Lorsqu'il a demandé les résultats scientifiques, il a dit : "Je n'ai pu obtenir de personne qu'il me montre son travail." Si leurs tests avaient montré que le laetrile n'avait aucune valeur, ils n'auraient été que trop heureux de publier leurs résultats. La lutte contre le laétrile s'est poursuivie dans le cadre d'une campagne nationale. Un lobbyiste, Charles Ofso, avait un emploi à plein temps à Sacramento, en Californie, où il faisait du lobbying contre le laétrile ; il était payé 25 000 dollars par an. Les propriétaires de pharmacies qui exposaient des livres favorables au laétrile ont été informés qu'aucun membre de l'AMA ne leur enverrait désormais de prescriptions tant que ces livres n'auraient pas été retirés. Depuis 1963, la Federal Trade Commission fait pression sur les éditeurs de livres favorables au laetrile. Les statuts du gouvernement interdisent non seulement l'envoi interétatique de laetrile, mais même de livres qui le recommandent !

Après la chiropratique, la laetrile a été la cible la plus importante de l'opération syndicaliste criminelle de la Coordinating Conference of Health Information, la conspiration lancée par l'American Cancer Society, l'American Medical Association et la Food and Drug Administration. Il s'agissait surtout d'une guerre de censure et d'intimidation, dont le but était d'empêcher toute discussion publique sur le laetrile. Les émissions de télévision qui prévoyaient des forums sur le laetrile, pour discuter des deux côtés de la controverse, ont soudainement été annulées.

Les tests montrant l'efficacité du laetrile ont été supprimés ; ils n'ont jamais atteint le public. Le désespoir de la campagne contre le laetrile n'est que financier ; il représente la plus grande menace pour les profits du Monopole médical Rockefeller. Les traitements hospitaliers pour le cancer coûtaient plusieurs milliers de dollars. Malgré les 70 millions de dollars que le Centre du cancer consacre chaque année à la "recherche", le Memorial Hospital demande 470 dollars par jour pour un lit ; un séjour de dix jours coûte près de 5000 dollars, auxquels s'ajoutent 4000 dollars pour le traitement et les soins médicaux.

Les enregistrements des traitements "couper, taillader et brûler" étaient régulièrement déformés et falsifiés. Le Dr Hardin James, professeur de physique médicale à l'université de Californie à Berkeley, a pris la parole lors de la conférence des rédacteurs scientifiques de l'ACS en 1969 ; il a révélé que les pires cas de cancer étaient généralement qualifiés d'"inopérables" et délibérément laissés sans traitement. Les études publiées sur les guérisons ou les rémissions de cancer étaient les cas "adorables", qui avaient un taux de guérison élevé. Néanmoins, le Dr James a indiqué que "l'espérance de vie de ces cas non traités était en fait plus longue que celle des cas traités."

Malgré les révélations du Dr James, les hôpitaux ont continué à choisir les cas de cancer qu'ils allaient traiter ; même l'estimé Centre du Cancer a fait remarquer que sa politique est de ne pas accepter certains cas en phase terminale ; les patients sont poliment envoyés dans un hospice où ils peuvent tranquillement mourir. En fait, de telles tournées ont peut-être été une aubaine pour les mourants, car le traitement qu'ils auraient subi au Memorial Hospital aurait fait baver d'envie le comte Dracula. Le Dr Ralph Moss a révélé quelques-unes des techniques chirurgicales qui y sont utilisées. Il a indiqué que les cancers de la tête et du cou étaient traités par une opération appelée "commando", d'après une technique de combat utilisée par les commandos pendant la Seconde Guerre mondiale ; elle consistait à retirer entièrement la mâchoire. Le cancer du pancréas a été traité par l'ablation de la plupart des organes de la zone proche de la glande infectée ; le taux de survie, malgré ce traitement drastique, est resté le même, à peine trois pour cent. En 1948, le Dr Alex Brunschweig inventa une opération appelée "exentération totale", qui consistait à enlever le rectum, l'estomac, la vessie, le foie, l'uretère, tous les organes reproducteurs internes, le plancher et la paroi pelvienne, le pancréas, la rate, le côlon et de nombreux vaisseaux sanguins. Le Dr Brunschweig lui-même a qualifié cette technique d'évidement de "procédure brutale et cruelle" *(New York Times,* 8 août 1969).

Le summum des opérations du "savant fou" était connu sous le nom d'hémicorporectomie. Conçue par le Dr Theodore Miller au Centre du cancer, elle consistait à couper tout ce qui se trouvait sous le bassin. Ces techniques font plus que rappeler certaines procédures utilisées par les révolutionnaires communistes en Amérique latine ; les révolutionnaires sandinistes se sont inspirés de la maxime poétique de leurs dirigeants selon laquelle "La liberté ne se conquiert pas avec des fleurs, mais avec des balles, et c'est pourquoi nous utilisons la méthode couper le gilet, couper la gourde, et couper les fleurs". Dans la coupe du gilet, la tête de la victime est tranchée à la machette et ses bras sectionnés au niveau des épaules ; dans la coupe de la gourde, la victime a le sommet de la tête coupé ; la coupe des fleurs nécessitait de scinder les deux jambes au niveau des genoux, laissant la victime se vider de son sang."

Les dossiers du syndrome du "savant fou" rempliraient plusieurs livres. Un rapport spécial du Congrès a suivi quelque 31 expériences de "cobayes humains" sur une période de trente ans. La commission, présidée par Woodward D. Markey, D.Ma., a déclaré que ses conclusions "choquent la conscience et représentent une tache noire dans l'histoire de la recherche médicale". Le rapport a montré que de 1945 à 1947, dans le cadre du projet Manhattan, les scientifiques ont régulièrement injecté du plutonium à dix-huit patients ; de 1961 à 1965, au MIT[14], vingt patients âgés ont reçu des injections de radium ou de thorium ou ont été nourris avec ces substances. De 1946 à 1947, à l'université de Rochester, six patients ayant des reins en bon état ont reçu des injections de sels d'uranium "pour déterminer la concentration susceptible de provoquer des lésions rénales" ; de 1953 à 1957, au Massachusetts General Hospital de Boston, douze patients ont reçu des injections d'uranium pour déterminer le dosage susceptible de provoquer des lésions rénales. De 1963 à 1971, 67 détenus de la prison de l'État de l'Oregon et 64 détenus de la prison de l'État de Washington ont subi des radiographies des testicules afin de déterminer l'effet des radiations sur la fertilité humaine.

De 1963 à 1965, à la station d'essai des réacteurs nationaux de la Commission de l'énergie atomique de l'Idaho, de l'iode radioactif a été délibérément répandu à sept reprises, et sept sujets humains ont délibérément bu du lait de vaches paissant sur des terres contaminées par l'iode. De 1961 à 1963, à l'Université de Chicago et à l'Argonne National Laboratory dans l'Illinois, 102 sujets humains ont été nourris avec des retombées provenant du site d'essai du Nevada, avec des particules radioactives simulées de retombées, et des solutions de césium et de strontium radioactifs. À la fin des années 1950, douze patients des hôpitaux Presbytérien et Montefiore de New York ont reçu des injections de particules radioactives de calcium et de strontium pour le traitement du cancer. La prison d'État de l'Oregon a administré des doses de radium de 600 roentgens lors d'expositions uniques sur les organes reproducteurs, alors que la dose sûre était de 5 roentgens par an. Pendant une décennie, les scientifiques ont été nourris avec des matériaux radioactifs afin que d'autres scientifiques puissent calibrer leurs instruments pour mesurer ces doses.

---

[14] Massachusset Institute of Technology, Ndt.

Quel que soit le coup de fouet que les médecins fous ont pu tirer de ces expériences, le taux de cancer est resté le même, ou a augmenté.

Le membre du Congrès Wydner a souligné que "des informations ont été portées à mon attention montrant qu'il y a vingt ans, en 1957, la même proportion de cas de cancer, un sur trois, était en voie de guérison. Cela soulève la question de savoir pourquoi, malgré tout l'argent et les efforts consacrés à la recherche sur le cancer ... le taux de guérison est resté le même. Malgré ces critiques, le NCI a continué à gaspiller des milliards de dollars pour des programmes sans valeur. Il a été rapporté que George R. Pettit de l'Université d'Arizona à Tempe avait passé six ans et dépensé 100 000 dollars à extraire des produits chimiques d'un quart de million de papillons dans le cadre d'un programme du NCI ; il n'y a eu aucun résultat identifiable. D'autres chercheurs ont continué à trouver que la guerre contre le cancer était une guerre rentable.

Le *Saturday Review* rapportait dans son numéro du 2 décembre 1961 qu'un important soutien financier de l'American Cancer Society du Massachusetts était contrarié de ne jamais pouvoir trouver le directeur de l'État dans son bureau. On lui a finalement dit que le directeur, James V. Lavin, se trouvait probablement dans son autre bureau de l'autre côté de la rue, où il dirigeait une société privée de collecte de fonds, la James C. Lavin Company ; il représentait un groupe de clients choisis. Piqué par cette révélation, le vice-président exécutif de l'American Cancer Society, Lane W. Adams, écrivit une lettre au *Saturday Review, le* 6 juin 1962, dans laquelle il révélait que l'arrangement par lequel James C. Lavin organisait des collectes de fonds privées alors qu'il était directeur exécutif de la Massachusetts American Cancer Society, était connu de la National Society. Adams a déclaré que le salaire de Lavin était de 17 000 dollars, plus dix mille autres dollars par an versés à sa société. Saul Naglin de la société Lavin a été le contrôleur de la branche du Massachusetts de l'ACS pendant un certain nombre d'années. Les frais généraux annuels de la branche du Massachusetts étaient de 548 000 dollars en 1960, avec un revenu total de 1,1 million de dollars.

La lettre d'Adam se vantait également que "Nous avons aidé à soutenir la recherche du Dr Sterling Schwartz qui injecte un extrait de cerveau humain pour la leucémie chez des sujets humains, le Dr Chester Southam qui injecte des cellules cancéreuses vivantes sous la peau d'êtres humains. Adams, qui travaillait pour l'American Cancer Society depuis 1948, dirige aujourd'hui les bureaux nationaux au 90 Park Avenue, à New York. Il a reçu l'Albert Lasker Public Service Award de l'ACS ; il est également vice-président de la Zion First National Bank à Salt Lake City, directeur de Paul Revere Investors, et du Fonds pour l'énergie. L'avocat de Lavin, James Mountzos, a été secrétaire de l'ACS du Massachusetts et a également siégé au conseil national.

En 1978, l'American Cancer Society disposait de 140 millions de dollars de revenus dont moins de 30% étaient consacrés à la recherche sur le cancer, 56% étant destinés à couvrir les frais administratifs. La Société avait 200 millions de dollars d'investissements. Avant le rachat de Bobst-Lasker en 1944, ses revenus n'avaient jamais dépassé 600 000 dollars par an ; l'année suivante, elle a levé 5 millions de dollars. En 1982, Allan Sonenshein a publié un avertissement : "Attention, la Société américaine du cancer peut être dangereuse pour votre santé ! En 1955, dans un coup de force, l'ACS a repris toute la recherche du Conseil national de la recherche, réalisant un coup d'éclat en créant un nouveau Conseil consultatif scientifique pour représenter les hôpitaux et les universités américaines. Le Dr Samuel Epstein, dans son livre *The Politics of Cancer*, a noté que "outre le fait qu'ils ne sont pas impliqués dans la prévention du cancer, à l'exception, dans une certaine mesure, du tabac, les hauts fonctionnaires (ACS) ont acquis pour la société la réputation d'être indifférents, voire activement hostiles, aux besoins réglementaires en matière de prévention de l'exposition aux produits chimiques cancérigènes dans l'environnement général et sur le lieu de travail. Epstein a indiqué que l'ACS s'opposait à la réglementation de substances potentiellement cancérigènes telles que le Red Dye #2, le TRIS et le DES. L'ACS a refusé de soutenir le Clean Water Act et a accusé les victimes de cancer. L'EPA avait rapporté que les polluants intérieurs causaient six mille décès par cancer par an et que 38 millions d'Américains boivent de l'eau contenant des niveaux dangereux de plomb et d'autres matières toxiques, y compris des sous-produits du chlore. Le DES, diéthylstilbestrol, a été largement utilisé des années 1940 au début des années 1970 comme hormone féminine synthétique, couramment prescrite par les médecins pour prévenir les fausses couches ; il n'a pas été testé pour d'éventuels effets secondaires, et personne ne savait lesquels. Enfin, un étudiant du centre médical de l'université de Chicago a montré que non seulement elle était inefficace pour prévenir les fausses couches, mais qu'elle pouvait aussi avoir des effets secondaires. Cette découverte n'a pas permis de mettre fin à son utilisation. En 1972, ses effets à long terme ont commencé à apparaître, un cancer du sein, avec un cancer du vagin chez les filles des patientes traitées au D.E.S., ainsi que d'autres malformations et anomalies génitales. Il était également lié à des lésions hépatiques.

Lee Edson, dans *The Cancer Rip-off*[15], note que 74 entreprises privées proches de l'Institut national de la santé à Bethesda faisaient payer au gouvernement 144% de frais généraux plus 9% de bénéfices pour effectuer des recherches sur les virus. Nixon avait placé son protégé, le Dr Frank Rauscher, à la tête du NCI ; c'était un virologiste qui a commencé à promouvoir la chimiothérapie comme la réponse au cancer. Le Dr Rauscher a affirmé que le programme de chimiothérapie du NCI "a fourni un traitement efficace aux patients atteints de cancer dans tout le pays et dans le monde entier". Cette affirmation a été rapidement contestée par Dean Burk, chef de la section cyclochimique du NCI, qui a souligné que "pratiquement tous les agents chimiothérapeutiques désormais approuvés par la FDA pour être utilisés ou testés chez les patients cancéreux sont hautement toxiques, voire immuno-suppressifs et hautement cancérigènes chez les rats et les souris, produisant eux-mêmes des cancers dans une grande variété d'organes. Malgré ces critiques, M. Rauscher

---

[15] *L'arnaque du cancer*, Ndt.

a été nommé à la tête du Conseil consultatif national du président sur le cancer.

Les effets secondaires de la chimiothérapie ont été décrits de manière graphique par nombre de ses victimes, les terribles nausées, la perte de cheveux, la perte de poids soudaine et bien d'autres facteurs défavorables. Un livre de M. Morra, *Choices ; Realistic Alternatives in Cancer Treatment*, Avon, 1980, fait un rapport favorable sur toutes les techniques de coupe et de brûlure de l'establishment. Morra ne mentionne le régime alimentaire que dans son rapport avec les nausées dues à la chimiothérapie ; il conseille sobrement de "laisser quelqu'un d'autre faire la cuisine afin que l'odeur des aliments ne vous donne pas la nausée". Morra ne donne aucun conseil sur la façon de servir la nourriture sans odeur.

Depuis que le premier bienfaiteur du Memorial Sloan Kettering, James Ewing, s'est injecté de radium en 1913, il est resté le traitement de choix de ce centre de cancérologie. Le *New York Times* indiquait le 4 juillet 1979 que 70% des patients atteints de cancer au Memorial reçoivent des traitements de radiothérapie, à raison de 500 000 dollars par an. Il effectue aujourd'hui 11 000 interventions chirurgicales et 65 000 traitements au radium par an. En 1980, Memorial a acheté tous les nouveaux équipements pour son traitement au radium, ce qui représente une dépense de 4,5 millions de dollars. Cependant, le traitement au radium continue d'être un traitement horrifiant par ses effets.

En 1937, le Dr Percy Furnivall, un éminent chirurgien de l'hôpital de Londres, diagnostiqua sa propre tumeur comme étant un cancer. Le 26 février 1938, il publie dans le *British Medical Journal* un plaidoyer passionné, fruit de son expérience : "Les tragédies liées au traitement au radium sont fréquentes, et la publicité faite autour du traitement au radium du cancer est une honte pour le ministre de la santé et pour les groupes d'intérêts qui font payer des prix fantastiques pour cette substance destructrice du corps. Je ne souhaite pas à mon pire ennemi l'enfer prolongé que j'ai vécu avec la névrite au radium et la myalgie pendant six mois. Ce récit de mon propre cas est un plaidoyer en faveur d'un examen très attentif de tous les facteurs avant de décider quelle est la forme de traitement la plus appropriée. Il est mort peu après, mais son plaidoyer n'a eu aucun effet sur la poursuite du traitement du cancer par le radium.

Le regretté sénateur Hubert Humphrey, décédé d'un cancer, est souvent cité comme une publicité pour le traitement au radium. Jane Brody, dans son livre du *New York Times* intitulé *You Can Fight Cancer and Win*, écrit en collaboration avec le vice-président de la Société américaine du cancer, M. Holleb, en 1977, cite Hubert Humphrey comme "un célèbre bénéficiaire de la radiothérapie moderne". Elle passe sous silence le fait que "ce célèbre bénéficiaire" était totalement désillusionné par la radiothérapie avant sa mort. En 1973, on a découvert qu'il avait un cancer de la vessie ; il a été traité par rayons X et, en 1976, son médecin, le Dr Dabney Jarman, a déclaré triomphalement que "pour nous, le sénateur est guéri". *(New York Times,* 6 octobre 1976). Humphrey continua à dépérir, subissant de nouvelles chimiothérapies, jusqu'à ce qu'il refuse catégoriquement de retourner au Memorial Cancer Center pour un nouveau traitement.

Cité dans le *Daily News* du 14 janvier 1978, il a qualifié la chimiothérapie de "mort en bouteille".

En février 1988, le *Washington Post* a publié un article intitulé "Cancer Treatment Toxic" : "Nous sommes très peu épargnés lorsque nous voyons des personnes en bonne santé se transformer sous nos yeux en des paquets de misère tremblants, frissonnants et nauséeux. Les succès, bien que peu nombreux, ont été spectaculaires."

Un facteur qui a été constamment ignoré dans le développement du cancer est le rôle du stress inhabituel. Nous sommes tous confrontés à des stress quotidiens dans notre vie, auxquels nous faisons face du mieux que nous pouvons. Cependant, un stress inhabituel et prolongé sollicite notre système plus que nous ne pouvons le supporter. Cela est particulièrement vrai aujourd'hui, alors que des forces cachées sinistres empoisonnent toutes nos communications par leur propagande obscure, tout en nous assurant qu'elles ne représentent que "la compassion et l'attention". En 1926, un écrivain du nom de Morley Roberts a avancé une théorie étonnante sur le cancer. Scientifique anglais, Roberts n'appartenait à aucune école de pensée connue et, en raison de son indépendance, ses travaux ont été largement ignorés. Sa théorie du matérialisme organique avance les points suivants :

"Malignité et évolution : La malignité est le détournement de l'énergie d'une différenciation élevée vers la prolifération d'épithéliums de bas grade qui peuvent supporter l'irritation mais ne se différencient que difficilement. L'épithélioma, une forme courante de cancer, est la multiplication de cellules du type le plus simple dans le corps qui, comme celles de la peau extérieure, l'épiderme, ont une durée de vie relativement courte et ne peuvent pas se différencier. Un organisme atteint d'un cancer est incapable de se différencier pour répondre aux conditions de son existence, parce que son énergie a été détournée pour multiplier des cellules de bas grade. Le cancer est la prolifération de colonies de cellules de bas grade dans l'organisme. Elles migrent dans l'organisme en cherchant un endroit pour elles, bien qu'elles n'aient aucune fonction. Partout où elles se rassemblent, elles privent les cellules de qualité supérieure de leur nourriture, où elles sont rassemblées en colonies de cellules qui constituent les organes du corps. Ces organes sont étouffés et meurent de faim, ce qui finit par entraîner la mort de l'organisme. L'État moderne est un organisme malin qui se consacre à la prolifération des unités de grade inférieur au détriment des types supérieurs, plus différenciés. Les organismes les plus productifs sont lourdement taxés pour soutenir un grand nombre de croissances non productives et peu différenciées. L'augmentation constante de la pression exercée sur les membres productifs de l'État entraîne leur mort prématurée, tout comme la prolifération des cellules de grade inférieur dans l'organisme cancéreux tue les cellules plus différenciées. Roberts pose la question suivante : "Pouvons-nous aller plus loin et même dire que la tendance commune à la malignité est le résultat d'affinements sociologiques qui demandent un rôle plus important pour les épithéliums ?"

Morley Roberts a avancé une théorie du développement de l'organisme, selon laquelle d'autres cellules commencent à se rassembler autour des colonies de cellules excrétrices des organismes primitifs, et par la suite ces colonies de cellules émettent des sécrétions qui sont toxiques pour l'organisme. En autodéfense, l'organisme a vomi des fortifications, ou d'autres colonies de cellules, autour de la présence vicieuse, qui, avec le temps, sont devenues une partie de l'organisme, et dont les sécrétions lui ont été utiles. Roberts appelle cela une théorie du développement des organes du corps.

Le rôle de la nutrition dans le cancer n'a pas encore fait l'objet de recherches sérieuses par les gâchis d'un milliard de dollars de l'Institut national du cancer et du Rockefeller. Pourtant, en 1887, un médecin d'Albany, New York, Ephraim Cutter, M.D., a écrit un livre intitulé *Diet in Cancer*, dans lequel il déclare : "Le cancer est une maladie de la nutrition."

Hippocrate a inventé le mot diaitia, qui signifie "un mode de vie", c'est-à-dire ce qu'est un régime alimentaire. Dans le monde classique, le terme "viande" désignait le repas quotidien et faisait référence à l'avoine, l'orge, le seigle, le blé, les fruits et les noix.

La confusion quant à la signification du mot "viande" se produit dans les traductions de la Bible. Dans la Genèse, il est dit : "Voici, je vous ai donné toute herbe portant de la semence, qui est sur la face de toute la terre, et tout arbre qui est le fruit d'un arbre portant de la semence ; elle vous servira de nourriture." Le conseil d'Hippocrate aux médecins était qu'ils devaient d'abord savoir quelle nourriture est donnée à un patient et qui la donne.

La controverse actuelle sur le laetrile tourne autour du fait qu'il s'agit d'une substance appelée nitriloside. En 1952, le docteur Ernest A. Krebs, Jr, biochimiste, a découvert que le cancer était causé par une carence en nitrilosides, qui sont présents naturellement dans plus de douze cents aliments et plantes. Les animaux recherchent généralement instinctivement les herbes et autres plantes qui contiennent des nitrilosides, mais lorsque les humains font la même chose, ils sont attaqués par des agents fédéraux. Certains chercheurs pensent que les effets néfastes des cancérigènes, des radiations et des coups de soleil sur les humains sont dus au fait qu'ils souffrent d'une mauvaise alimentation. Ces experts en nutrition soutiennent que le goudron de houille ne provoque pas de cancer et que le soleil ne provoque pas de cancer de la peau.

Ces conditions sont plutôt dues à l'effet du soleil sur la peau d'une personne qui consomme trop de sucres, de graisses et de produits laitiers. Les rayons du soleil créent une condition acide qui fait que ces substances remontent à la surface de la peau, provoquant une irritation qui peut ensuite devenir un catalyseur. Il est à noter que les habitants des pays tropicaux, qui sont exposés à un fort rayonnement solaire, ont rarement un cancer de la peau car ils mangent peu de viande et de graisses. On a également découvert, après le bombardement atomique des civils japonais, que ceux qui mangeaient encore leur régime traditionnel de riz brun, de sel de mer et de légumes miso, étaient peu endommagés par la même quantité de radiations atomiques qui tuait ceux qui suivaient un régime plus moderne de graisses et de viande.

Certains experts notent qu'ils peuvent détecter le cancer par l'odeur particulière d'une personne à ses premiers stades, l'odeur de décomposition. D'autres notent que le cancer peut être détecté par une tache verdâtre sur la peau. L'épidémie de cancer de la prostate chez les hommes américains semble être le résultat d'un régime alimentaire riche, avec l'ingestion fréquente d'œufs, de viande et de produits laitiers, et de pâtisseries faites avec de la farine raffinée. Un remède suggéré est un régime à base de fruits et de riz, le même régime qui est recommandé pour faire baisser la pression sanguine et qui est présenté à l'université de Duke depuis de nombreuses années. Le bœuf serait particulièrement dangereux pour le cancer de la prostate et du côlon. Les nutritionnistes pensent que le cancer représente un processus d'évolution inverse, dans lequel les cellules se décomposent ou se transforment pour revenir à un type de vie végétale plus primordial. Cela correspond d'une certaine manière aux théories de Morley Roberts.

Il est à noter que seulement quatre pour cent des écoles de médecine du pays proposent un cours de nutrition. Cela reflète l'obsession du Monopole médical Rockefeller pour les médicaments et son engagement en faveur de l'école de médecine allopathique, par opposition à la médecine homéopathique ou holistique.

Le prix Nobel James Watson a déclaré lors d'un symposium sur le cancer au MIT que "le public américain s'est vu vendre une méchante marchandise sur le cancer ... une orgie soporifique", comme l'a rapporté le *New York Times* du 9 mars 1975. En janvier 1975, le Dr Charles C. Edwards, un chercheur, a écrit au secrétaire de HEW que la guerre contre le cancer était politiquement motivée et basée sur les dotations financières. L'éminent oncologue français, le Dr Lucien Israel, a déclaré : "Le radium est une méthode non éprouvée dans de nombreux cas. En effet, il n'y a pas eu d'essais concluants" sur la radiothérapie. Israël le qualifie de "palliatif pour soulager la douleur, etc." Il souligne également que "la communauté médicale a été plongée dans la confusion par des études récentes qui ont montré que les métastases peuvent être plus fréquentes dans les cas qui ont reçu des radiations". En bref, les radiations augmentent la propagation du cancer. On sait depuis longtemps que le fait de couper une tumeur entraîne sa propagation dans tout le corps. L'opération exploratoire visant à déterminer si vous avez un cancer vous garantit généralement la mort.

Néanmoins, l'American Cancer Society continue de soutenir toutes les méthodes de traitement du cancer qui sont en perte de vitesse. Depuis vingt ans, elle répète sans ambages ses fameux "Cancer's Seven Warning Signals"[16], qui ignorent les produits chimiques présents dans l'environnement et ne tiennent pas compte des avertissements de la FDA concernant le goudron de houille et les teintures capillaires. En 1976, l'AEC a publié un communiqué de presse intitulé "Message urgent ; Mammographie ; Avantages et risques". Le Dr John Bailar, de l'École de santé publique de Harvard, et rédacteur en chef du prestigieux NCI Cancer Journal, a été horrifié. Il a écrit une lettre au directeur par intérim du NCI, le Dr Guy Newell, "Je viens de

---

[16] Les sept signaux d'alerte du cancer, Ndt.

prendre conscience d'un problème qui porte en lui les germes d'une catastrophe majeure. Le message d'urgence lui-même est une pure foutaise, la déclaration est sérieusement erronée et représente donc un grave danger pour la majorité des femmes qui devraient éviter la mammographie. Néanmoins, le dépliant de l'ACS a été distribué dans tous les hôpitaux de New York et à 15 000 médecins. Malgré les risques connus d'exposition des femmes à des rayons X répétés, l'ACS continue de mettre l'accent sur les mammographies annuelles comme l'une des techniques les plus vantées pour "contrôler" le cancer. Le livre de Jane Brody, *You Can Fight Cancer and Win*, recommande cet objectif et bien d'autres de l'AEC.

L'American Cancer Society est également très favorable à la mastectomie radicale, l'ablation totale du sein dans les cas de cancer du sein chez la femme. Cette technique, jugée exceptionnellement brutale et inefficace, est mal vue ; elle a été abandonnée depuis longtemps dans la plupart des pays européens, notamment en Angleterre, en France et dans les pays scandinaves, ainsi qu'au Canada voisin. En 1975, lorsque Rose Kuttner a publié son ouvrage définitif, *Breast Cancer*, qui critiquait la mastectomie radicale, l'ACS a refusé de l'inscrire sur la liste ou de la recommander.

L'objectif d'Elmer Bobst était de rendre l'Institut national du cancer "autonome", tout comme le système de la Réserve Fédérale l'est. Il a pu atteindre cet objectif grâce à ses liens personnels de longue date avec le président Richard Nixon. En tant que dirigeant de la Société américaine du cancer, il avait vraiment l'intention de la rendre "autonome" par rapport à l'influence de Washington, tout en la rendant complètement subordonnée à la Société américaine du cancer de New York. Le représentant David Obey, démocrate du Wisconsin, a fait remarquer que "l'American Cancer Society veut que l'Institut national du cancer reste fort en termes de financement et faible en termes de personnel afin qu'il puisse diriger ses dépenses sans trop d'interférences". Une observation très judicieuse. L'une de ses directrices est Mary Lasker, qui, trente-six ans après la mort de Lasker, est toujours décrite par les observateurs de Washington comme la femme la plus puissante de la médecine américaine. L'Institut national de la santé a acheté le couvent des Visites de Bethesda à l'Église catholique pour 4,4 millions de dollars ; il abrite aujourd'hui le Centre Mary Lasker. Grâce à son accès au financement, l'AEC maintient des lobbyistes à plein temps à Washington, dirigés par le colonel Luke Quinn, et aidés par Mike Gorman. L'Association des fabricants de produits pharmaceutiques, avec le lobbyiste Lloyd Cutler de Washington, travaille également avec Mary Lasker.

Quoi qu'on puisse dire d'autre de l'American Cancer Society, il ne fait aucun doute qu'elle reste bien isolée de la réalité. Un éminent journaliste de Washington, Daniel S. Greenberg, a écrit dans la *Columbia Journalism Review* en 1975 que les taux de cancer pour la plupart des types de cancer étaient statiques depuis les années 1950 ; certains taux ont même diminué, probablement parce que l'utilisation de chimiothérapie toxique a augmenté le taux de mortalité. Un chercheur a déclaré à Greenberg qu'il n'y avait eu que peu d'amélioration depuis 1945. Le Dr Frank Rauscher a contesté Greenberg lors du séminaire des rédacteurs scientifiques de l'AEC en 1975, affirmant que ces chiffres étaient dépassés ; cependant, lorsque les nouveaux chiffres ont été publiés, ils ont confirmé les conclusions de Greenberg. Cela sonne faux contre les promesses annuelles de "percées" lorsque les deux millions et demi de "volontaires" essaiment à travers l'Amérique en secouant leurs gamelles et en mendiant pour les riches. Ils font les mêmes promesses et collectent les mêmes sommes d'argent, voire plus, depuis près de cinquante ans. Laurance Rockefeller a noté dans le *Reader's Digest* de février 1957 un commentaire exaltant : "Il y a, pour la première fois, une odeur de victoire ultime dans l'air", comme il a décrit "le progrès contre le cancer". Le directeur de Sloan Kettering, C. P. Dusty Rhodes, était cité dans le Denver Post du 3 octobre 1953 : "Je suis convaincu que dans la prochaine décennie, ou peut-être plus, nous aurons un produit chimique aussi efficace contre le cancer que le sulfanilamide et la pénicilline contre les infections bactériennes. Eh bien, peut-être plus." En 1956, le Dr Wendell F. Stanley, lauréat du prix Nobel, a déclaré dans un discours prononcé lors de la convention annuelle de l'AMA : "Les virus sont la cause première de la plupart des types de cancer." On n'a plus entendu parler de ce sujet depuis trente ans.

Un médecin, le Dr Cecil Pitard, a été informé qu'il avait un cancer en phase terminale et qu'il ne lui restait que quelques semaines à vivre. Le médecin de Knoxville, Tennessee, a été diagnostiqué à la clinique Mayo comme ayant un lymphome. Le cancer lymphatique résulte du fait que le corps n'est plus capable de se détoxifier ou de se nettoyer. Les amygdalectomies provoquent souvent une détérioration du système lymphatique, ce qui entraîne une inflammation des glandes lymphatiques et, finalement, un cancer lymphatique. N'ayant rien à perdre, le Dr Pitard a expérimenté sur lui-même l'antigène bactérien anti-grippe, le lysat de staphylocoque et le butyrate de sodium, un aliment à base d'acides gras que l'on trouve dans le lait et le beurre. Il s'est vite rendu compte qu'il était complètement guéri. Néanmoins, l'Institut du cancer a ignoré son rapport et s'est montré encore plus virulent dans sa campagne contre les "remèdes non éprouvés". Dans la plupart des cas, comme celui du Dr Pitard, les profiteurs du cancer se moquent du fait qu'il a probablement été mal diagnostiqué et qu'il n'a jamais eu de cancer, ou qu'il a eu une "rémission spontanée", ce qui est leur réaction la plus souvent répétée. Il semblerait qu'ils s'intéressent à la manière d'obtenir une "rémission spontanée", car cela fait maintenant un demi-siècle qu'ils en parlent, et pourtant nous n'avons rien entendu du programme de recherche de 70 millions de dollars par an de Sloan Kettering sur la rémission spontanée.

Après que le Dr Ralph Moss eut été renvoyé de Sloan Kettering pour avoir révélé les résultats positifs des expériences sur le laétrile, il a rendu public le fait que l'Institut était assis sur de nombreux autres résultats de traitements réussis du cancer, dont plus de mille cas de réponse positive au traitement Coley depuis 1906. Moss a rapporté que le Dr James Ewing, "le némésis de Coley et son rival d'archives, a fait du Memorial Hospital une branche médicale du radium trust. Le Dr William E. Koch, professeur de physiologie au Collège médical de Detroit et à l'Université du Michigan, a prédit un traitement de la pathologie des radicaux libres avec le développement du Glyoxylide, qui stimulait le corps à oxyder les toxines. Bien que son traitement n'ait jamais été scientifiquement réfuté, Koch, qui a commencé des études sur l'oxydation en 1915 et a utilisé ce traitement depuis 1918, a été persécuté pendant seize ans par le

Monopole médical. Il a finalement été chassé du pays, et est mort au Brésil en 1967. La FDA avait commencé à le harceler en 1920 ; la Wayne County Medical Society a formé en 1923 un "Comité du cancer" composé de médecins qui ont condamné le traitement de Koch. Sa stimulation du traitement d'oxydation des cellules se fait par un régime alimentaire soigneusement planifié qui nettoie le système, mais ce traitement éprouvé est encore dénoncé aujourd'hui par les profiteurs du cancer comme "charlatanisme". Koch a essayé de poursuivre ses travaux au Mexique et au Brésil, mais la FDA a refusé d'abandonner leur poursuite. Il a été poursuivi en 1942 et 1946 ; la FDA a finalement obtenu une jonction permanente contre le traitement de Koch en 1950. Plusieurs médecins qui avaient traité avec succès le cancer avec le traitement Koch ont été expulsés de la société médicale. Il était toujours permis de tuer un patient, mais il était impardonnable de le guérir.

Un autre médecin indépendant, le Dr Max Gerson, a découvert qu'un régime végétarien, avec des fruits et des légumes crus et sans sel, permettait de guérir la migraine et le lupus. Il a poursuivi ses études jusqu'à ce qu'il découvre que la désintoxication du corps pouvait guérir le cancer. En 1958, il a publié ses découvertes dans son livre, *A Cancer Therapy*, qui met l'accent sur un régime alimentaire pauvre en graisses, sans sel et avec un minimum de protéines. En 1964, il a été invité à témoigner devant une sous-commission du Sénat, qui a produit un rapport de 227 pages, document numéro 89471. Les copies de ce rapport n'ont jamais été distribuées par le Sénat ; il n'a pas été publié dans les revues médicales et le Dr Gerson n'a jamais reçu un centime d'une organisation caritative telle que l'American Cancer Society pour prouver ou réfuter ses conclusions, même si ces groupes prétendaient "rechercher" un remède contre le cancer.

Un autre cas célèbre est celui de Harry Hoxsey, qui a utilisé un traitement à base de plantes, basé sur des remèdes indiens, pour le cancer pendant trente-cinq ans. Dans une bataille judiciaire très médiatisée, Hoxsey a gagné un procès en diffamation contre Morris Fishbein ; le bon docteur a été obligé d'admettre sous contre-interrogatoire que lui, le médecin le plus célèbre des États-Unis, n'avait jamais pratiqué la médecine un jour de sa vie.

Le Dr Robert E. Lincoln a découvert la méthode des bactériophages pour vaincre le cancer, dans laquelle des virus s'attachent de manière parasitaire et détruisent des bactéries spécifiques. Il a attiré l'attention nationale lorsqu'il a guéri le fils du sénateur Charles Tobey grâce à cette méthode. Tobey a été stupéfait d'apprendre que le Dr Lincoln a été exclu de la Massachusetts Medical Society parce qu'il guérissait des personnes atteintes de cancer. Il a mené une enquête du Congrès, dans laquelle son conseiller spécial du ministère de la Justice, Benedict Fitzgerald, a écrit, le 28 avril 1953, "Les prétendues machinations du Dr J. J. Moore (depuis dix ans trésorier de l'American Medical Association) pourraient impliquer l'AMA et d'autres dans une conspiration aux proportions alarmantes. Derrière et par-dessus tout, il y a le plus étrange conglomérat de motifs corrompus, d'intrigues, d'égoïsme, de jalousie, d'obstruction et de conspiration que j'ai jamais vu. L'enquête que j'ai menée jusqu'à présent devrait convaincre cette commission qu'il existe bien une conspiration visant à empêcher la libre circulation et l'utilisation de médicaments dans le commerce interétatique qui auraient une (solide) valeur thérapeutique. Des fonds publics et privés ont été jetés comme des confettis dans une foire nationale pour fermer et détruire des cliniques, des hôpitaux et des laboratoires de recherche scientifique qui ne sont pas conformes au point de vue des associations médicales. Combien de temps le peuple américain va-t-il accepter cela ?"

Trente-cinq ans après rien n'a changé. L'issue des audiences Tobey est instructive. Le sénateur Tobey est mort subitement d'une crise cardiaque, comme cela arrive à Washington lorsqu'un homme politique foule un terrain dangereux. Le sénateur John Bricker, de l'Ohio, lui a succédé au sein de la commission. Bricker, pendant de nombreuses années, a été considéré comme un conservateur dévoué par des millions d'Américains. En réalité, il était l'avocat d'un certain nombre de grands fabricants de médicaments et de banquiers, les figures de proue de l'establishment. Il a rapidement renvoyé le conseiller spécial Benedict Fitzgerald ; les audiences ont alors été closes.

Le Dr Robert Lincoln a eu l'audace de poursuivre la Massachusetts Medical Society pour diffamation ; il est également mort avant que l'affaire ne soit jugée.

Le Dr Andrew C. Ivy, vice-président de l'université de l'Illinois, a commencé à utiliser une préparation qu'il a appelée Krebiozen. Il a réussi à guérir le cancer avec cette préparation ; l'AMA a rapidement publié un rapport sur le Krebiozen qui a conclu qu'il était "sans effet bénéfique". Un procès de 289 jours a eu lieu, à l'issue duquel le Dr Ivy a été innocenté de toutes les accusations portées contre lui. Le Dr Peter de Marco, diplômé de l'école de médecine Hahnemann, a traité avec succès plus de 800 patients atteints de PVY, la procaïne polyvinylpyrrolidone ; sa licence pour exercer la médecine dans le New Jersey lui a été retirée.

L'une des recommandations favorites de l'American Cancer Society est le test "Pap" pour le cancer, malgré ses nombreux inconvénients. Le magazine *Insight*, du 11 janvier 1988, a critiqué de nombreux laboratoires de diagnostic pour leur travail bâclé, citant le *Wall Street Journal* de novembre 1987, selon lequel "les tests Pap ont un taux de faux négatifs de 20 à 40% ; un faux négatif signifie la mort par cancer. Piqué par cette exposition d'une méthode que l'ACS avait frénétiquement promue pendant de nombreuses années, le Dr Harmon J. Eyre, président de l'American Cancer Society, a convoqué une conférence de presse conjointe de l'ACS, de l'AMA et du NCI, pour renouveler leur recommandation commune selon laquelle toutes les femmes de 20 à 60 ans devraient subir un frottis annuel. Lors de cette conférence de presse rapportée par l'AP, le 20 janvier 1988, Eyre a été cité : "Une des raisons principales de la convocation de la conférence de presse était une tentative de contrer la confusion sur la valeur du test Pap à la lumière de la récente publicité sur le pourcentage de faux résultats négatifs de certains laboratoires." Bien qu'il ait déclaré publiquement qu'il soutenait sans réserve les tests de Papanicolaou, Eyre n'a apporté aucune réponse au problème des faux résultats négatifs ou à la terrible menace qu'ils représentent pour de nombreuses femmes.

Certains groupes de femmes commencent à s'alarmer du fait que le Monopole médical condamne inutilement de nombreuses femmes à la mort. Le *Washington Post* indiquait le 16 février 1988, un rapport d'un essai sur la santé des femmes, dans lequel 300 femmes exigeaient des tests de faible teneur en graisses, dans lesquels la teneur en graisses de l'alimentation serait réduite de 40 à 20%, le but étant de diminuer le cancer du sein. Elles ont demandé un financement au NCI, mais le conseil des conseillers scientifiques du NCI a refusé d'avancer le moindre financement pour le projet. Le porte-parole des femmes a souligné que "le NCI s'est engagé à lutter contre le cancer du sein plutôt qu'à le prévenir."

Qu'aurait dit la femme la plus puissante de la médecine américaine à ce sujet ? Mary Lasker s'est contentée de jouer le rôle de la gracieuse Lady Bountiful avec l'argent que son mari a gagné en tant que colporteur le plus célèbre de la nation. Lors des Science Writers Seminars de l'American Cancer Society, qui se tiennent chaque année dans un hôtel exotique pendant les rudes mois d'hiver, *Science* a fait remarquer le 18 mai 1973 que ces séminaires de printemps, qui ont lieu chaque année depuis 1949, se déroulent toujours dans des climats chauds, des junkets gratuits pour les rédacteurs scientifiques des journaux et magazines à grand tirage. *Science* a fait remarquer que ces séminaires, qui coûtent environ 25 000 dollars à l'AEC, génèrent environ 300 reportages favorables et permettent à l'AEC de récolter environ 85 millions de dollars de dons supplémentaires. C'est probablement l'un des meilleurs investissements qui soient. En 1957, le romancier Han Suyin, portant un manteau de fourrure exquis, a présenté aux rédacteurs de *Science* un rapport enthousiaste sur le bien que les fabricants de produits chimiques font pour la santé de nos citoyens. En toute justice pour Han, Love Canal n'avait pas été découvert en 1957. Le séminaire s'est réuni récemment (1973) au fabuleux Rio Rico Inn près de Tucson, en Arizona. Non seulement toutes les dépenses sont payées pour les écrivains complaisants, mais un extra, un Happy Hour au bar à la fin de chaque ''journée de travail'', permet aux journalistes de se rendre au dîner dans une ambiance très joviale. L'Happy Hour est payé par la gracieuse Mary Lasker. Le *Saturday Review* indiquait que le 10 avril 1965, l'AEC disposait d'un service de relations publiques exceptionnellement efficace. Le secret des relations publiques est d'obtenir de l'espace gratuit dans les grandes publications, au lieu d'acheter de la publicité. La liaison avec Lasker garantit également que les grandes agences new-yorkaises, comme McCann Erickson, préparent gratuitement des campagnes publicitaires pour l'AEC.

Il est ironique qu'Albert Lasker, le co-créateur de l'American Cancer Society telle que nous la connaissons, et de sa filiale, le National Cancer Institute, ait bâti une grande partie de sa fortune sur sa promotion du tabagisme. Après sa mort du cancer, l'American Cancer Society est arrivée à contrecœur à la conclusion que "fumer est mauvais pour la santé". Le nombre croissant de décès dus au cancer du poumon a forcé les fabricants de cigarettes à envisager des alternatives, dont les filtres. Le 1er janvier 1954, les cigarettes Kent ont publié dans 80 journaux une annonce selon laquelle les tests de l'AMA avaient prouvé que les filtres Kent étaient les plus efficaces pour éliminer le goudron des cigarettes. Comme cette preuve était comparable à la plupart des autres affirmations de l'AMA, l'AMA a été obligée de protester auprès du fabricant Lorillard. Le magazine *Time* commentait, le 12 avril 1954, "L'AMA, habituellement soporifique, a interdit les publicités pour les cigarettes Kent. Lorsque le Surgeon General a publié son rapport de 1964 sur les effets nocifs du tabagisme, il a paniqué l'industrie, même si des études antérieures l'annonçaient depuis longtemps. En juin 1954, le Dr Daniel Horn et Edward Cuyler Hammond ont présenté un rapport à la convention de l'AMA, établissant un lien entre le tabagisme et le cancer du poumon. Horn et Hammond ont dirigé le département statistique de l'ACS. American Tobacco, l'une des principales holdings de Lasker, a perdu cinq points en un jour après cette présentation. Hammond était un épidémiologiste réputé qui avait été consultant pour le NIH, la marine américaine, l'USAF et le Brookhaven Lab. Il a été vice-président de l'ACS et directeur de sa recherche. Bien qu'il ait mené des recherches approfondies sur les effets du tabagisme, il a toujours refusé de partager ces informations avec d'autres organisations. En 1971, il a reçu une invitation à rejoindre un groupe de scientifiques pour discuter du tabagisme ; il a refusé, déclarant que la politique de l'AEC depuis 1952 était de ne pas partager les données avec d'autres chercheurs. *Current Biography* rapporte en 1957 que Hammond fumait quatre paquets de cigarettes par jour ; sa femme en fumait trois paquets par jour Ils sont tous deux morts d'un cancer du poumon.

Malgré les révélations de l'AEC, les intérêts du tabac, qui étaient étroitement liés au monopole médical Rockefeller, ont mené une action d'arrière-garde déterminée contre la campagne contre le cancer du poumon. L'un des lobbyistes les mieux connectés de Washington, Patricia Firestone Chatham, veuve du représentant R. T. Chatham, président de la firme textile Chatham Mills, a bloqué l'apposition de l'avertissement sur les paquets de cigarettes, "Fumer peut être dangereux pour votre santé", pendant cinq ans, de 1964 à 1969. Elle vit dans un manoir de deux millions de dollars à Georgetown, l'ancienne maison de James Forrestal.

La fureur suscitée par le cancer du poumon et le tabagisme ignore un fait pertinent, à savoir que des tribus primitives fument du tabac depuis des milliers d'années, sans effets secondaires désagréables. En Virginie, pays d'origine de cet écrivain, les Indiens fumaient du tabac lorsque le capitaine John Smith a débarqué à Jamestown. Le Dr Richard Passey, chercheur au Chester Beattie Research Institute de Londres, a mené pendant vingt ans des recherches sur le problème du tabac. Il n'a trouvé aucun lien significatif entre le tabac traditionnellement séché à l'air et le cancer du poumon.

Cependant, les industries du tabac américaine et anglaise, qui sont dominées par les Rothschild, utilisent du sucre dans leur tabac, pour un effet sucré et séché. L'Angleterre utilise 17% de sucre, les États-Unis 10%. L'Angleterre a le taux de cancer du poumon le plus élevé au monde. Le Dr Passey a conclu que l'ajout de sucre au tabac génère une substance cancérigène dans le goudron de nicotine ; dans le tabac séché à l'air, ce cancérigène n'est pas activé. Il n'a trouvé aucun cancer du poumon en Union soviétique, en Chine et à Taïwan, qui produisent tous du tabac séché à l'air libre.

Le magazine *Esquire* a publié un long article sur le travail de la Janker Clinic à Bonn, en Allemagne, qui a révélé que cette clinique a traité 76 000 cas de cancer depuis 1936, avec une rémission totale ou partielle chez 70% de ses patients. Le journaliste d'*Esquire* a été stupéfait d'apprendre que "l'Institut national du cancer refuse d'utiliser l'isophosphamide, l'A. Mulsin, les enzymes Wobe et d'autres techniques Janker efficaces parce qu'il refuse d'utiliser des doses suffisantes". L'American Cancer Society est encore plus rigide. Elle est fière de maintenir les techniques Janker hors des États-Unis. Le journaliste de *Esquire* poursuit en se plaignant que "l'American Cancer Society est devenue une partie importante du problème. Elle évite le parrainage de l'innovation dans le domaine de la chimie et de la recherche et se lance plutôt dans la propagande (les cigarettes sont nocives, les sept signaux de danger, les spots radio et TV des célébrités) et elle condamne et supprime pratiquement les méthodes non orthodoxes sur lesquelles, soit dit en passant, elle ne se donne même pas la peine d'enquêter de manière approfondie."

Le journaliste ne savait pas que l'American Cancer Society avait un intérêt direct dans les formes établies de traitement du cancer ; par exemple, elle détient cinquante pour cent des droits de brevet du 5 FU, (5 fluorouracil), un des médicaments toxiques actuellement en vogue comme médicament "acceptable" pour le cancer. Le 5FU et un développement ultérieur, le 5-4-FU, sont produits par les laboratoires Hoffman LaRoche.

Le Knight Ridder News Service a rapporté en 1978 que l'ACS avait refusé de prendre position sur les pesticides suspectés d'être à l'origine de cancers. Le conseil d'administration de l'ACS et son organisation alliée, Sloan Kettering, comptent de nombreux membres qui sont à la tête des plus grandes entreprises chimiques des États-Unis. La guerre contre la pollution n'y gagnera aucun adhérent. L'ACS a été invitée à prendre position sur d'autres substances dangereuses, comme le Red Dye #2, le TRIS ignifuge, utilisé dans les vêtements pour enfants (il a été interdit depuis), et des formes d'œstrogènes synthétiques. Pourtant, l'AEC a de nouveau refusé de prendre position sur ces substances. Pour contrer son influence néfaste, le Comité pour la liberté de choix en médecine a prévu d'intenter une action en 1984 devant le Comité permanent des droits de l'homme des

Nations unies, accusant l'establishment médical américain de violer la Déclaration des droits de l'homme des Nations unies et l'Accord international sur les droits de l'homme de 1966. La déclaration qu'il avait préparée indiquait que "les Américains ont été inutilement massacrés et criminalisés parce qu'une foule de produits utiles, de médicaments et d'approches nutritionnelles métaboliques en médecine ont été écrasés par des intérêts particuliers. Le Comité a qualifié la situation actuelle de "Medigate".

L'incapacité à réduire le taux de mortalité par cancer est un sinistre réquisitoire contre les obstacles insurmontables que l'AEC a placés sur la voie d'une approche viable de ce problème. John Bailar, de l'École de santé publique de Harvard, s'adressant à l'Association américaine pour l'avancement de la science en 19867, a souligné que "le programme national de lutte contre le cancer mis en place par le gouvernement depuis quinze ans n'a pas permis de réduire le taux de mortalité pour les principales formes de cancer et doit donc être considéré comme un échec. Il n'a pas produit les résultats qu'il était censé produire. Bailar était bien qualifié pour faire cette observation ; il avait été rédacteur en chef du Journal du NCI pendant vingt-cinq ans. Il était soutenu par un membre de la faculté de l'École de santé publique, le Dr John Cairns, qui a déclaré : "Au cours des vingt dernières années, le cancer a augmenté ; il n'y a pas eu de progrès significatifs dans la lutte contre le cancer depuis les années 1950."

Le Dr Hardin James s'est adressé au panel de l'AEC en 1969. Professeur de physique médicale à l'université de Californie à Berkely, il a déclaré que ses études avaient prouvé de manière concluante que les victimes de cancer non traitées vivent en fait jusqu'à quatre fois plus longtemps que les personnes traitées. Pour un type de cancer typique, les personnes qui ont refusé le traitement vivent en moyenne douze ans et demi. Ceux qui ont accepté la chirurgie et d'autres types de traitement ne vivent en moyenne que trois ans. J'attribue cela à l'effet traumatisant de la chirurgie sur le mécanisme de défense naturel du corps. Le corps a un type de défense naturelle contre tous les types de cancer.

En février 1988, l'Institut national du cancer a publié son rapport définitif, résumant la "guerre contre le cancer" dans le

Washington Post du 9 février 1988. Il indique qu'au cours des trente-cinq dernières années, l'incidence globale et les taux de mortalité dus au cancer ont augmenté, malgré les "progrès" réalisés en matière de détection et de traitement. Le problème est peut-être que, tout comme dans les autres guerres que nous avons engagées au XXe siècle, trop de ceux qui sont "de notre côté" travaillent en fait pour l'ennemi.

CHAPITRE 4

VACCINATION

Un des rares médecins qui ont osé s'élever contre le monopole médical, le Dr Robert S. Mendelsohn, a radicalisé sa position contre la médecine moderne en la définissant comme une Église qui a quatre eaux saintes. La première d'entre elles, il l'a énumérée comme étant la vaccination. Le Dr Mendelsohn a qualifié la pratique de la vaccination de "précaution douteuse". Cependant, d'autres médecins ont été plus explicites. Il est à noter que les intérêts des Rockefeller se sont battus tout au long du XIXe siècle pour rendre ces quatre eaux saintes obligatoires dans tous les États-Unis, en ignorant toutes les protestations et les avertissements concernant leurs dangers.

De ces quatre éléments, que l'on pourrait bien appeler les quatre cavaliers de l'apocalypse, car on sait qu'ils entraînent eux aussi la mort et la destruction dans leur sillage, le plus pernicieux dans ses effets à long terme pourrait bien être la pratique de l'immunisation. Cette pratique va directement à l'encontre de la découverte des experts de la médecine holistique moderne selon laquelle le corps dispose d'une défense immunitaire naturelle contre la maladie. L'Église de la médecine moderne affirme que nous ne pouvons être absous du danger d'infection que par l'eau bénite de la vaccination, en injectant dans le système un corps étranger d'infection, qui réalisera alors un miracle médical et conférera une immunité à vie, d'où le terme "immunisation". La plus grande hérésie qu'un médecin puisse commettre est d'exprimer publiquement tout doute sur l'une des quatre eaux saintes, mais la plus profondément ancrée dans la pratique médicale moderne est sans aucun doute les nombreux programmes de vaccination. Ce sont également les opérations les plus systématiquement rentables du Monopole médical. Pourtant, un médecin, le Dr Henry R. Bybee, de Norfolk, en Virginie, a déclaré publiquement : "Mon honnête opinion est que le vaccin est la cause de plus de maladies et de souffrances que tout ce que je pourrais nommer. Je crois que des maladies telles que le cancer, la syphilis, les boutons de fièvre et bien d'autres affections sont le résultat direct de la vaccination. Pourtant, dans l'État de Virginie, et dans de nombreux autres États, les parents sont obligés de soumettre leurs enfants à cette procédure alors que la profession médicale ne reçoit pas seulement sa rémunération pour ce service, mais fait aussi de splendides et futurs patients."

L'écrivain actuel se souvient bien des années 1920, alors qu'il était enfant en Virginie, allant à l'école pendant quelques semaines sans s'être soumis à la vaccination obligatoire ordonnée par les autorités de l'État. Chaque matin, le professeur commençait les cours du jour en demandant : "Clarence, as-tu apporté ton certificat de vaccination aujourd'hui ? Il s'agissait évidemment de l'affaire la plus urgente du système éducatif, qui avait la priorité sur des questions telles que les cours et les études. Chaque matin, je devais répondre : "Non, je ne l'ai pas apporté aujourd'hui. Les autres enfants se tournaient et fixaient ce dangereux camarade de classe, qui risquait de leur transmettre une terrible maladie. Ma mère avait été infirmière diplômée et elle ne m'a jamais incitée à me faire vacciner. Je pense qu'elle en savait plus que les médecins sur ses effets possibles. Après avoir repoussé l'épreuve redoutée de quelques semaines, j'ai finalement été conduite chez le médecin comme un animal qu'on conduit sur la planche pour l'étourdir, et j'ai reçu mon injection. Bien sûr, cela m'a rendu extrêmement malade, car mon corps a combattu l'infection, mais la classe a été délivrée du danger, et j'ai été accepté comme membre de la société dûment marqué. Dans *The Curse of Canaan*[17], j'ai écrit sur l'utilisation de nos enfants pour des pratique de sacrifice rituel, une pratique qui

---

[17] *The Curse of Canaan*, Omnia Veritas Ltd, www.omnia-veritas.com.

semble avoir pris fin avec la destruction du culte de Baal il y a environ cinq mille ans. Malheureusement, le culte de Baal semble être fermement ancré dans l'establishment actuel, qui est souvent connu sous le sobriquet de la *Fraternité de la mort*. Il est troublant de voir comment les éducateurs accueillent avec enthousiasme chaque nouvelle infraction commise contre les enfants dans nos écoles, en s'insurgeant contre toute mention de moralité ou de religion, tout en endoctrinant solennellement les enfants de six ans sur les avantages d'un "style de vie alternatif" dans leurs préférences sexuelles. L'objectif actuel de l'Association de l'éducation nationale semble être que les enseignants distribuent des préservatifs à la classe avant de commencer les activités quotidiennes.

L'urgence de ma vaccination n'était pas qu'il y avait alors une épidémie qui faisait rage dans la ville de Roanoke, et il n'y en a pas eu non plus dans les soixante années qui ont suivi. L'urgence était qu'aucun enfant ne soit épargné par le culte de Baal, ni ne renonce au sacrifice sur l'autel des pédophiles. Le Monopole Médical ne peut se permettre qu'un seul élève échappe à l'offre monétaire à verser pour la vaccination obligatoire, le tribut des esclaves à leurs maîtres.

De Londres nous vient une observation alarmante d'un praticien d'excellente réputation et de longue expérience. Le Dr Herbert Snow, chirurgien en chef à l'hôpital du cancer de Londres, a exprimé son inquiétude : "Ces dernières années, de nombreux hommes et femmes dans la fleur de l'âge sont morts subitement, souvent après avoir assisté à un festin ou à un banquet. Je suis convaincu que quelque 80% de ces décès sont dus à l'inoculation ou à la vaccination qu'ils ont subie. Il est bien connu qu'elle provoque des maladies graves et permanentes du cœur. Le coroner les dissimule toujours comme des "causes naturelles"."

Vous ne trouverez aucun avertissement de ce type dans les manuels médicaux ou les ouvrages de vulgarisation sur la santé. En fait, cet écrivain a pu le retrouver dans un petit volume enfoui dans les piles de la Bibliothèque du Congrès. Pourtant, une observation aussi inquiétante de la part d'un médecin établi devrait être diffusée aussi largement que possible, ne serait-ce que pour que ceux qui peuvent en réfuter les prémisses y adhèrent. Au moins, elle ne peut être attaquée par l'establishment comme un charlatan, car le Dr Snow ne cherche pas à vendre un substitut à la vaccination, mais simplement à avertir de ses dangers.

Un autre praticien, le Dr W. B. Clarke de l'Indiana, constate que "le cancer était pratiquement inconnu jusqu'à l'introduction de la vaccination obligatoire contre la variole. J'ai eu à traiter au moins deux cents cas de cancer, et je n'ai jamais vu un cas de cancer chez une personne non vaccinée."

Nous avons enfin la solution que l'American Cancer Society recherche, à grands frais, depuis tant d'années. Le Dr Clarke n'a jamais vu un cas de cancer chez une personne non vaccinée. N'est-ce pas là une piste à explorer ?

Avec un tel élan, l'AEC pourrait une fois de plus faire sonner les téléphones des banques lors des campagnes de collecte de fonds, afin d'initier des recherches positives quant au lien possible entre la vaccination et l'incidence du cancer. D'une manière ou d'une autre, nous soupçonnons que l'AEC ne suivra pas cette voie. Il serait également bien gravé dans la pierre au-dessus de l'imposante entrée du Memorial Sloan Kettering Cancer Center : "Je n'ai jamais vu un cas de cancer chez une personne non vaccinée." Cependant, il est peu probable que les Grands Prêtres de la Médecine Moderne puissent renoncer à l'un des Quatre Commandements. Il faudra qu'un public indigné fasse pression pour que soit abandonné le rituel moderne consistant à sacrifier nos enfants à Baal selon un rituel vieux de cinq mille ans appelé, dans sa version moderne, "immunisation obligatoire".

Dans le pays où la liberté rayonne, ou est censée rayonner, il est encore plus surprenant de constater que chaque citoyen est contraint de se soumettre à un rituel de vaccination obligatoire. Là encore, nous parlons d'une civilisation qui est aujourd'hui visitée par deux fléaux, le fléau du cancer et le fléau du sida, mais la vaccination obligatoire n'offre aucune protection contre les fléaux qui nous menacent. C'est adieu la coqueluche, adieu la diphtérie et bonjour le sida. Le Monopole médical cherche désespérément un type d'"immunisation" contre ces fléaux, et il ne fait aucun doute qu'il finira par trouver un type de "vaccin" qui sera plus terrible que la maladie. Dès le début, nos plus éminents experts médicaux nous ont fièrement informés que le SIDA est incurable, ce qui n'est guère l'approche que nous attendons de ceux qui exigent que nous acceptions leur infaillibilité dans tout ce qui concerne la médecine.

Un autre médecin bien connu, le Dr J. M. Peebles, de San Francisco, a écrit un livre sur le vaccin, dans lequel il déclare : "La pratique de la vaccination, poussée au premier plan en toutes occasions par la profession médicale grâce à une connivence politique rendue obligatoire par l'État, est non seulement devenue la principale menace et le plus grand danger pour la santé de la génération montante, mais aussi le piétinement suprême des libertés individuelles du citoyen américain ; La vaccination obligatoire, empoisonnant les canaux naturels du système humain avec de la lymphe brutalement extraite sous l'étrange prétexte qu'elle allait prévenir la variole, a été l'une des taches les plus sombres qui ont défiguré le siècle dernier."

Le Dr Peebles fait référence au fait que le vaccin contre la variole était l'une des "inventions ou découvertes les plus particulières du siècle des Lumières". Cependant, comme je l'ai souligné dans *The Curse of Canaan*[18], le Siècle des Lumières n'était que la dernière manifestation du programme du Culte de Baal et de ses rituels de sacrifice d'enfants, qui, sous une forme ou une autre, est maintenant avec nous depuis près de cinq mille ans. En raison de cet objectif, le Monopole médical est également connu sous le nom de "Société pour les enfants infirmes".

Le commentaire le plus éloquent de la critique du Dr Peebles est peut-être sa référence à la "lymphe extraite par la peau". Pourrait-il y avoir un lien entre l'injection de cette substance et

---

[18] *The Curse of Canaan*, publié par Omnia Veritas Ltd, www.omnia-veritas.com.

la propagation d'une forme de cancer jusqu'ici inconnue, le cancer des glandes lymphatiques ?

Ce type de cancer n'est pas seulement l'une des versions les plus courantes de cette maladie ; c'est aussi l'une des plus difficiles à traiter, car il se propage rapidement dans tout le système. Un diagnostic de cancer des glandes lymphatiques signifie désormais une condamnation à mort virtuelle.

Si nous supposons que des médecins tels que les docteurs Snow et Peebles clament l'absence de danger lorsqu'ils parlent de vaccination, nous n'avons qu'à consulter les dossiers judiciaires de nombreuses affaires dans tout le pays. Wyeth Laboratories était le défendeur dans une affaire dans laquelle un jury de Wichita Kansas a récemment accordé 15 millions de dollars de dommages et intérêts à une fillette de huit ans. Elle a subi des dommages cérébraux permanents après avoir reçu un vaccin contre la diphtérie, la coqueluche et le tétanos. Michelle Graham a été vaccinée à l'âge de trois mois et a subi de graves lésions cérébrales qui l'ont rendue définitivement invalide. Ses avocats ont prouvé que les dommages étaient uniquement imputables au vaccin, bien que les avocats de Wyeth aient tenté de le nier.

En raison des perspectives financières, les médecins exigent que les enfants soient vaccinés plus tôt chaque année. Le comité de vaccination de l'Académie américaine des pédiatres a récemment demandé que l'âge des enfants pour recevoir le vaccin contre la grippe soit ramené des vingt-quatre mois précédents à dix-huit mois. Ils font la promotion d'une nouvelle version du vaccin antigrippal qui aurait été testé sur des enfants en Finlande.

Dans un article paru dans *Science* le 4 mars 1977, Jonas et Darrell Salk avertissent que "les vaccins à virus vivant contre la grippe ou la poliomyélite peuvent, dans chaque cas, produire la maladie qu'ils sont censés prévenir... le virus vivant contre la rougeole et les oreillons peut produire des effets secondaires tels que l'encéphalite (lésions cérébrales)."

Si les vaccins présentent un danger aussi clair et aussi présent pour les enfants qui sont obligés de s'y soumettre, nous devons examiner les forces qui exigent qu'ils s'y soumettent. Aux États-Unis, les vaccins sont activement et sans cesse promus comme la solution à toutes les maladies infectieuses par des agences gouvernementales telles que le Center for Disease Control en Géorgie, par l'HEW, l'USPHS, la FDA, la AMA et l'OMS. Il est plus qu'intéressant que les agences fédérales soient des partisans aussi passionnés de l'utilisation obligatoire des vaccins et qu'elles passent sous les "fourches caudines" des grandes entreprises pharmaceutiques dont elles ont si assidûment promu les produits tout au long de leurs années de service au public. Ce sont ces agents fédéraux qui ont rédigé les procédures qui ont forcé les États à promulguer la législation sur la vaccination obligatoire qui avait été rédigée par les avocats du Monopole médical, pour devenir "la loi du pays". Dans les ténèbres du passé, lorsque les Américains étaient plus protecteurs de leurs libertés désormais disparues, il y avait une opposition sporadique à la menace qu'un gouvernement central dictatorial cherchait à imposer à chaque enfant aux États-Unis ce genre de contrainte. En 1909, le Sénat du Commonwealth du Massachusetts a présenté le projet de loi n° 8, "Loi interdisant les vaccins obligatoires". Sec. 1. Il est illégal pour tout conseil d'éducation, conseil de santé, ou tout conseil public agissant dans cet état, en vertu de règlements politiques ou autres, de contraindre par résolution, ordre ou procédure de toute sorte, la vaccination de tout enfant ou personne de tout âge, en faisant de la vaccination une condition préalable à la fréquentation de toute école publique ou privée, soit comme élève ou enseignant."

Cette législation a sans doute été rédigée par un médecin qui connaissait bien les dangers de la vaccination. Même en 1909, le Monopole médical était assez fort pour enterrer ce projet de loi. Il n'a jamais été soumis au vote. Cependant, le risque qu'une seule législature d'État fasse échouer leur conspiration criminelle a poussé le Syndicat Rockefeller à se concentrer sur la mise au point d'un instrument de contrôle de chaque législature d'État de ces États-Unis. Pour ce faire, il a créé le Conseil des gouvernements des États à Chicago. Ses ukases sont régulièrement délivrés à chaque législateur d'État, et son contrôle totalitaire est tel qu'aucune législature n'a jamais manqué de suivre ses diktats.

Edward Jenner (1796-1839) a "découvert" que le vaccin contre la variole inoculait soi-disant les personnes contre le fléau de la variole du XVIIIe siècle. En fait, la variole était déjà sur le déclin, et certaines autorités pensent qu'elle aurait disparu à la fin du siècle, en raison d'un certain nombre de facteurs contributifs. Après que l'utilisation du vaccin contre la variole se soit répandue en Angleterre, une épidémie de variole a éclaté et a tué 22 081 personnes. Les épidémies de variole se sont aggravées chaque année où le vaccin a été utilisé. En 1872, 44 480 personnes ont été tuées par le vaccin. L'Angleterre a finalement interdit le vaccin en 1948, malgré le fait qu'il s'agissait de l'une des "contributions" les plus largement saluées que ce pays avait apportées à la médecine moderne. Cette mesure est intervenue après de nombreuses années de vaccination obligatoire, au cours desquelles ceux qui refusaient de se soumettre à ses dangers étaient précipités en prison.

Le Japon a instauré un vaccin obligatoire en 1872. En 1892, on y a recensé 165 774 cas de variole, qui ont entraîné 29 979 décès.

Le Japon applique toujours la vaccination obligatoire ; cependant, comme il s'agit d'une nation militairement occupée, on ne peut guère reprocher à son gouvernement actuel de se soumettre au monopole médical Rockefeller.

L'Allemagne a également instauré la vaccination obligatoire. En 1939 (c'est-à-dire pendant le régime nazi), le taux de diphtérie a augmenté de façon astronomique pour atteindre 150 000 cas. La Norvège, qui n'a jamais institué la vaccination obligatoire, n'a eu que cinquante cas pendant la même période. La polio a augmenté de 700% dans les États qui ont instauré la vaccination obligatoire. L'écrivain très cité sur les problèmes médicaux, Morris Beale, qui pendant des années a édité sa publication informative, *Capsule News Digest*, depuis le Capitole, a offert une récompense permanente de 30 000 dollars pendant les années 1954 à 1960, qu'il verserait à toute personne pouvant prouver que le vaccin contre la polio n'était pas mortel et une fraude. Il n'y a jamais eu de preneurs.

Les historiens de la médecine sont finalement arrivés à la conclusion réticente que la grande "épidémie" de grippe de 1918 était uniquement imputable à l'utilisation généralisée des vaccins. C'était la première guerre où la vaccination était obligatoire pour tous les militaires. Le *Boston Herald* a rapporté que quarante-sept soldats avaient été tués par la vaccination en un mois. En conséquence, les hôpitaux militaires ont été remplis, non pas de blessés de combat, mais de victimes du vaccin. L'épidémie a été appelée "grippe espagnole", une appellation délibérément trompeuse, qui visait à dissimuler son origine. Cette épidémie de grippe a fait vingt millions de victimes ; ceux qui y ont survécu sont ceux qui avaient refusé le vaccin. Ces dernières années, les épidémies annuelles récurrentes de grippe sont appelées "grippe russe". Pour une raison quelconque, les Russes ne protestent jamais, peut-être parce que les Rockefeller font régulièrement des voyages à Moscou pour définir la ligne du parti.

Les dangers de la vaccination étaient déjà connus. Le magazine *Plain Talk* note que "pendant la guerre franco-prussienne, chaque soldat allemand a été vacciné. Le résultat a été que 53 288 hommes, par ailleurs en bonne santé, ont contracté la variole. Le taux de mortalité était élevé."

Dans ce qui est maintenant connu sous le nom de "Grand massacre de la grippe porcine", le président des États-Unis, Gerald Ford, a été engagé pour persuader le public de se soumettre à une campagne nationale de vaccination. La force motrice derrière ce projet était un profit inattendu de 135 millions de dollars pour les principaux fabricants de médicaments. Ils disposaient d'un vaccin contre la "grippe porcine" que des éleveurs de porcs suspects avaient refusé de toucher, de peur que cela n'anéantisse leur récolte. Les fabricants n'avaient essayé d'obtenir que 80 millions de dollars des éleveurs de porcs ; bloqués dans cette vente, ils se sont tournés vers l'autre marché, celui des humains. L'impulsion pour le vaccin national contre la grippe porcine est venue directement du Centre de contrôle des maladies d'Atlanta, en Géorgie. Coïncidence peut-être, Jimmy Carter, membre de la Commission trilatérale, préparait alors sa campagne présidentielle en Géorgie. Le président sortant, Gerald

Ford, avait tous les avantages d'une bureaucratie massive pour l'aider dans sa campagne électorale, tandis que l'inefficace et peu connu Jimmy Carter ne présentait pas de menace sérieuse pour l'élection. Soudain, d'Atlanta, est né le plan du Centre de contrôle des maladies pour une campagne nationale de vaccination contre la "grippe porcine". Le fait qu'il n'y ait pas eu un seul cas connu de cette grippe aux États-Unis n'a pas dissuadé le Monopole Médical de mettre en œuvre son plan. Les éleveurs de porcs avaient été choqués par les démonstrations du vaccin sur quelques porcs, qui s'étaient effondrés et étaient morts. On peut imaginer les conférences angoissantes dans les sièges des grandes sociétés pharmaceutiques, jusqu'à ce qu'un jeune homme brillant fasse la remarque suivante : "Eh bien, si les éleveurs de porcs ne veulent pas l'injecter à leurs animaux, notre seul autre marché est de l'injecter aux gens."

La campagne contre la grippe porcine parrainée par Ford a failli mourir prématurément, lorsqu'un fonctionnaire consciencieux, le Dr Anthony Morris, anciennement de HEW et alors directeur actif du Bureau des virus à la Food and Drug Administration, a déclaré qu'il ne pouvait y avoir de vaccin authentique contre la grippe porcine, car il n'y avait jamais eu de cas de grippe porcine sur lequel ils pouvaient le tester. Le Dr Morris a ensuite rendu publique sa déclaration selon laquelle "à aucun moment, les vaccins contre la grippe porcine n'ont été efficaces". Il a rapidement été licencié, mais le mal était fait.

Le contrôle des dégâts a été assuré par ce grand humanitaire, Walter Cronkite, et le Président des Etats-Unis, qui ont uni leurs forces pour venir au secours du Monopole médical. Walter Cronkite a fait apparaître le président Ford dans son programme d'information pour inciter le peuple américain à se soumettre à l'inoculation du vaccin contre la grippe porcine. La CBS n'a jamais trouvé de raison de diffuser une analyse ou une critique scientifique du vaccin contre la grippe porcine, qui a été identifié comme contenant de nombreux poisons toxiques, y compris des particules de protéines virales étrangères, du formaldéhyde, des résidus de substances provenant d'embryons de poulets et d'œufs, du saccharose, du thimérosal (un dérivé du mercure toxique), du polysorbate et quelque quatre-vingts autres substances.

Pendant ce temps, dans les laboratoires de virologie, après que le Dr Anthony Morris ait été sommairement licencié, une équipe spéciale de travailleurs a été envoyée pour nettoyer les quatre pièces dans lesquelles il avait effectué ses tests scientifiques. Le laboratoire était rempli d'animaux dont les dossiers vérifiaient ses affirmations, ce qui représentait quelque trois années de recherche constante. Tous les animaux ont été immédiatement abattus, et les dossiers de Morris ont été brûlés. Ils ne sont pas allés jusqu'à semer du sel dans toute la région, car ils croyaient que leur travail était terminé.

Le 15 avril 1976, le Congrès a adopté la loi publique 94-266, qui prévoyait 135 millions de dollars de fonds publics pour financer une campagne nationale d'inoculation de la grippe porcine. HEW devait distribuer gratuitement le vaccin aux organismes de santé des États et des collectivités locales sur une base nationale pour l'inoculation. Les agences d'assurance ont ensuite rendu public leur avertissement selon lequel elles n'assureraient pas les firmes pharmaceutiques contre d'éventuelles poursuites en raison des résultats de l'inoculation de la grippe porcine, car aucune étude n'avait été réalisée qui pourrait prédire ses effets. C'est pour déjouer les compagnies d'assurance que CBS a demandé à Gerald Ford de lancer un appel passionné à 215 millions d'Américains pour qu'ils se sauvent pendant qu'il était encore temps et se précipitent au sympathique service de santé local pour se faire vacciner contre la grippe porcine, sans aucun frais. Ce fut peut-être l'heure de gloire de CBS dans sa brillante carrière de "service public".

À peine la campagne de lutte contre la grippe porcine terminée, les rapports sur les victimes ont commencé à affluer. En quelques mois, des demandes d'indemnisation s'élevant à 1,3 milliard de dollars ont été déposées par des victimes paralysées par le vaccin contre la grippe porcine. Les autorités médicales se sont montrées à la hauteur du défi ; elles ont pris la défense du monopole médical en qualifiant la nouvelle épidémie de "syndrome de Guillain-Barre". Depuis, les spéculations se sont multipliées sur le fait que l'épidémie de SIDA qui s'en est suivie, et qui a commencé peu après les assurances publiques de Gerald Ford, n'était qu'une variation virale du vaccin contre la grippe porcine. Et qu'en est-il de l'auteur du grand massacre de la grippe porcine, le président Gerald Ford ? En tant que responsable logique de la catastrophe, Ford a dû faire face à un torrent de critiques publiques, qui ont tout naturellement entraîné sa défaite aux élections (il avait été nommé précédemment lorsque les agents des opérations internationales de lutte contre la drogue avaient mis Richard Nixon hors d'état de nuire). L'inconnu Jimmy Carter, que seuls les membres super-secrets de la Commission trilatérale connaissaient, a été porté au pouvoir par le déferlement de rage contre Gerald Ford. Carter s'est avéré être une catastrophe nationale presque aussi grave que l'épidémie de grippe porcine, tandis que Gerald Ford se retirait de la vie politique. Non seulement il a perdu les élections, mais il a également été condamné à passer les dernières années de sa vie à arpenter avec lassitude les étendues de sable chaud du terrain de golf de Palm Springs.

Lors du séminaire annuel des rédacteurs scientifiques de l'AEC, le Dr Robert W. Simpson, de l'université Rutgers, a averti que "les programmes d'immunisation contre la grippe, la rougeole, les oreillons et la polio peuvent en fait ensemencer les humains avec de l'ARN pour former des provirus qui deviendront ensuite des cellules latentes dans tout le corps. Ils peuvent ensuite être activés par diverses maladies, dont le lupus, le cancer, les rhumatismes et l'arthrite."

Il s'agit là d'une remarquable vérification de l'alerte donnée par le Dr Herbert Snow de Londres plus de cinquante ans auparavant. Il avait observé que les effets à long terme du vaccin, se logeant dans le cœur ou dans d'autres parties du corps, finiraient par entraîner des dommages mortels au cœur. Le vaccin devient une bombe à retardement dans le système, se développant sous forme de ce que l'on appelle des "virus lents", qui peuvent mettre dix à trente ans à devenir virulents. Lorsque ce moment arrive, la victime est abattue par un assaut fatal, souvent sans avertissement préalable, qu'il s'agisse d'une crise cardiaque ou d'une autre maladie.

Health Freedom News, dans son numéro de juillet/août 1986, note que "le vaccin est lié aux lésions cérébrales. 150 procès en cours contre des fabricants de vaccins DPT, demandant 1,5 milliards de dollars de dommages et intérêts."

Lorsque l'auteur actuel était adolescent en Virginie, chaque été devenait un cauchemar pour les parents inquiets, car des épidémies de poliomyélite, généralement appelée paralysie infantile, balayaient la nation. Tout au long de l'été, nous buvions bouteille après bouteille de soda glacé pour faire passer nos goûters de barres chocolatées, sans avoir l'impression que nous préparions nos systèmes pour la reproduction du virus de la poliomyélite. La plus célèbre victime de la polio a été le gouverneur de New York, Franklin D. Roosevelt. En 1931, lors de l'épidémie annuelle de polio, Roosevelt a officiellement approuvé un "sérum immunitaire", précurseur des vaccins contre la polio des années 1950. Il était parrainé par le Dr Lindsley R. Williams, le gendre de l'associé directeur des banques d'investissement, Kidder Peabody. Les fondations Rockefeller et Carnegie avaient préconisé la construction d'un nouvel édifice médical qui devait s'appeler l'Académie de médecine de New York. Comme souvent, elles n'ont pas fourni les fonds, mais ont planifié la campagne de mise en scène par laquelle le public a été incité à y contribuer à hauteur de millions de dollars. Le Dr Williams a ensuite été nommé directeur de cette Académie, bien que ses compétences médicales soient une plaisanterie à New York. Williams a utilisé ce poste pour devenir l'apôtre de la médecine socialisée aux États-Unis, un objectif que le Monopole médical Rockefeller souhaitait ardemment, et qui a finalement été atteint lorsque le programme Medicare a été adopté de nombreuses années plus tard. En réalité, comme l'a souligné le Dr Emanuel Josephson, Williams représentait la domination politique et commerciale de la profession médicale dans le cadre d'un système socialisé.

Roosevelt a ensuite annoncé sa candidature à la présidence des États-Unis, un poste pour lequel il semblait physiquement disqualifié. En raison de son handicap, il était incapable de se tenir debout ou de marcher depuis de nombreuses années. Il menait ses affaires à partir d'un fauteuil roulant. Il semblait incroyable qu'il puisse mener une campagne nationale pour le poste de président. Pour dissiper ces doutes, le Dr Williams a écrit un article qui a été publié dans le magazine *Collier's*, le deuxième plus grand magazine des États-Unis à l'époque. Dans cet article, le Dr Williams certifiait que le gouverneur Franklin D. Roosevelt était physiquement et mentalement apte à être président des États-Unis. Il a ensuite été contesté qu'un nouveau poste de cabinet, celui de secrétaire à la santé, devait être créé spécialement pour le Dr Williams dans une prochaine administration Roosevelt.

Le "sérum immunitaire" contre la polio était connu pour être dangereux et sans valeur lorsque Roosevelt l'a approuvé. L'Institut national de la santé du service de santé publique américain avait fait des expériences sur des singes pendant trois ans, en utilisant ce sérum identique. L'Institut a déclaré qu'une étude sur le sérum avait été faite sur la recommandation du Dr Simon Flexner, le directeur de l'Institut. Le sérum a ensuite été utilisé, et de nombreux enfants en sont morts. Le commissaire à la santé de l'État de New York, le Dr Thomas Parran (qui a ensuite été nommé chirurgien général des États-Unis), qui devait sa nomination à la recommandation du Dr Williams au gouverneur Roosevelt, a refusé de tenir des audiences pour valider le sérum, alors que Roosevelt continuait à récolter les fruits de la "charité" de sa Fondation Warm Springs et de ses bals d'anniversaire annuels célébrant l'épidémie de polio.

En 1948, un certain Dr Sandier, alors expert en nutrition à l'hôpital de l'administration américaine des vétérans à Osteen, en Caroline du Nord, s'est alarmé des quantités énormes de boissons fortement sucrées, de bonbons et d'autres sucreries que consommaient les enfants pendant les chauds mois d'été, au moment même où la polio devenait épidémique chaque année. Il a effectué des tests qui l'ont conduit à la conclusion que la consommation de sucre par les enfants avait un rapport direct avec la virulence des épidémies de polio. Il a ensuite lancé un avertissement urgent aux parents pour qu'ils interdisent la consommation de tout produit à base de sucre raffiné, en particulier les bonbons, les boissons gazeuses et les glaces pendant les mois d'été. Le résultat de la campagne du Dr Sandler a été que le nombre de cas de polio a chuté de 90% en Caroline du Nord en une seule année, passant de 2498 en 1948 à seulement 229 en 1949. Encouragés par l'effet de la campagne d'avertissement du Dr Sandler sur leurs ventes estivales en Caroline du Nord, les distributeurs de boissons non alcoolisées et les fabricants de bonbons ont lancé l'année suivante une campagne de promotion à l'échelle de l'État, avec des échantillons gratuits et d'autres promotions. En 1950, le nombre de cas de polio avait de nouveau augmenté pour atteindre son niveau de 1948. Qu'est-il arrivé au Dr Sandier ? Une étude des publications de Caroline du Nord ne fait plus mention de lui ni de son programme.

Herbert M. Shelton a écrit en 1938 dans son livre, *Exploitation of Human Suffering*[19], que "le vaccin est du pus - soit septique, soit inerte - s'il est inerte il ne prend pas - s'il est septique il produit une infection. Cela explique pourquoi certains enfants doivent retourner se faire vacciner une seconde fois, car le premier vaccin n'a pas "pris" - il n'était pas suffisamment toxique et n'a pas infecté le corps. Shelton dit que les inoculations provoquent la maladie du sommeil, la paralysie infantile, l'hémiplégie ou le tétanos.

Le chirurgien général des États-Unis, Leonard Scheele, a souligné lors de la convention annuelle de l'AMA en 1955 qu'"aucun lot de vaccin ne peut être prouvé sûr avant d'être administré aux enfants. James R. Shannon du National Institute of Health a déclaré que "le seul vaccin sûr est un vaccin qui n'est jamais utilisé".

Avec l'arrivée du vaccin contre la polio du Dr Jonas Salk dans les années 1950, les parents américains ont eu l'assurance que le problème avait été résolu et que leurs enfants étaient désormais en sécurité. Les procès intentés par la suite contre les fabricants de médicaments n'ont guère fait parler d'eux. Dans le cas "David v. Wyeth Labs", un procès concernant le vaccin Sabin contre la

---

[19] *L'exploitation de la souffrance humaine*, Ndt.

polio de type 3, a été jugé en faveur du plaignant, David. Un procès contre Lederle Labs concernant le vaccin Orimune a été réglé en 1962 pour 10 000 dollars. Dans deux affaires concernant le Quadrigen de Parke-Davis, le produit a été jugé défectueux. En 1962, Parke-Davis a arrêté toute production de Quadrigen. Le médecin, le Dr William Koch, a déclaré que "l'injection de tout sérum, vaccin, ou même de pénicilline a montré une augmentation très marquée de l'incidence de la polio, au moins de 400%."

Le Centre de contrôle des maladies est resté hors de vue pendant un certain temps après le grand massacre de la grippe porcine, mais il est apparu de façon plus éclatante que jamais avec un nouveau programme national de sensibilisation aux dangers d'un autre fléau, qui a été baptisé "maladie du légionnaire" après une épidémie à l'hôtel Bellevue Stratford de Philadelphie. Apparemment, ce virus s'est multiplié dans les systèmes de climatisation et de chauffage de certains anciens hôtels des grandes villes, probablement parce que les conduits d'aération n'ont jamais été nettoyés. Dans quelques cas isolés, il a causé la mort des personnes touchées. Pour une raison quelconque, ces victimes étaient généralement des légionnaires âgés, qui avaient assisté à un rassemblement dans l'un de ces hôtels. Alors que les anciens hôtels étaient progressivement remplacés par de nouveaux motels plus modernes, la maladie du légionnaire s'est tranquillement éteinte, sans que le Centre de contrôle des maladies ne puisse réaliser un nouveau coup d'État de 135 millions de dollars pour le Monopole médical Rockefeller.

La vaccination contre la polio est désormais acceptée comme une réalité par le public américain, qui tire un grand réconfort de la disparition progressive de la campagne de peur annuelle au début de chaque été... Cependant, le *Washington Post* du 26 janvier 1988 a publié un article qui a suscité quelques réflexions déroutantes. Lors d'une conférence nationale tenue à Washington, il a été annoncé que tous les cas de polio depuis 1979 ont été causés par le vaccin contre la polio. Nous citons : "En fait, tous les cas en Amérique proviennent du vaccin. Il n'a pas été démontré que le virus de la polio d'origine naturelle (ou de type sauvage) ait causé un seul cas de polio aux États-Unis depuis 1979". C'est pour faire face à ce fait désagréable que l'Institut de médecine, sous contrat avec le Service de santé publique américain, avait réuni un comité à Washington pour examiner l'utilisation actuelle du vaccin contre la polio. Vous pensiez qu'ils allaient voter pour l'arrêter, peut-être ? Ce serait une conclusion logique. Malheureusement, la logique ne joue aucun rôle dans de telles délibérations. Le *Post* a rapporté qu'"aucun changement radical n'est attendu. Le statu quo est très attrayant", a déclaré le président de la conférence, le Dr Frederick Robbins, de la Case Western Reserve University à Cleveland.

Cette histoire soulève plus de questions qu'elle n'apporte de réponses. Elle révèle également le grand écart entre l'esprit médical et celui du profane. Un profane dirait : "Si tous les cas de polio aux États-Unis depuis 1979 ont été causés par le vaccin contre la polio, n'est-ce pas une bonne raison d'arrêter ? Un tel raisonnement est toujours qualifié de "simpliste" par nos professionnels surqualifiés. Après tout, il faut penser à l'économie nationale, et aux fabricants de médicaments qui se préparent à produire en continu un vaccin pour une épidémie qui a disparu. Pensez au chômage et à la diminution des dividendes versés aux détenteurs d'actions du Monopole Médical. Après tout, la plupart de leurs revenus sont reversés à des "œuvres de charité". Si vous ne voyez pas la logique de ce raisonnement, vous ne trouverez jamais de travail au sein du service de santé public américain.

CHAPITRE 5

LA FLUORURATION

Le deuxième point de la liste des quatre eaux saintes de l'Église de médecine moderne établie par le Dr Robert Mendelsohn est la fluoration de l'eau potable de la nation. Bien que le Dr Mendelsohn la rejette également, en raison de sa "valeur douteuse", peu de gens osent la remettre en question. On nous dit qu'elle confère des avantages incalculables à la génération montante, en lui garantissant une absence perpétuelle de caries dentaires et l'absence de tout besoin de soins dentaires. Il est surprenant de constater que la campagne nationale de fluoration est soutenue avec enthousiasme par la profession dentaire du pays, même si l'on pourrait s'attendre à ce qu'elle les mette en faillite. Là encore, les connaisseurs savent bien que le programme de fluoration, loin de menacer de mettre les dentistes en faillite, leur offrira en fait beaucoup de travail à l'avenir.

La principale source de fluoration est un produit chimique toxique, le fluorure de sodium, qui a longtemps été le principal ingrédient de la mort-aux-rats. La question de savoir si l'ajout de ce composé à notre eau potable fait également partie d'un programme de lutte contre les rats n'a jamais été discutée publiquement. L'EPA a publié sa dernière estimation, selon laquelle 38 millions d'Américains boivent aujourd'hui une eau insalubre, qui contient des niveaux dangereux de chlore, de plomb et d'autres substances toxiques. Le fluorure n'est pas répertorié comme l'une des substances toxiques. L'EPA, comme d'autres agences gouvernementales, s'est soigneusement abstenue soit de tester l'eau potable publique pour les effets de la fluoration, soit de braconner sur les réserves du Monopole Rockefeller, qui a lancé la campagne nationale de fluoration.

Le sous-produit de la fabrication de l'aluminium, le fluorure de sodium, posait depuis longtemps un problème. Hormis son utilisation limitée comme raticide, d'autres utilisations populaires étaient limitées par sa nature extrêmement toxique. Il était également très coûteux à éliminer pour les entreprises d'aluminium, en raison de sa persistance (il ne se dégrade pas - il est également cumulatif dans le corps, de sorte que chaque jour, vous ajoutez un peu plus à vos réserves de fluorure de sodium chaque fois que vous buvez un verre d'eau). Il est donc curieux de constater que les archives historiques montrent que le principal sponsor et promoteur de la fluoration de l'eau potable de la nation était le Service de santé publique américain. Il en est ainsi...

Nous nous souvenons des jours grisants des années 1950, lorsque des responsables de la santé publique étaient régulièrement envoyés de Washington pour participer à des réunions où les communautés débattaient anxieusement des avantages et des inconvénients de la fluoration de l'eau. Sans exception, ces fonctionnaires ne se contentaient pas de rassurer les citoyens inquiets, ils exigeaient positivement que les communautés fluorisent l'eau potable de l'époque. Bien qu'ils aient approuvé sans équivoque la fluoration des réserves d'eau, aucun de ces fonctionnaires de santé publique n'avait jamais mené d'études sur l'eau fluorée, ni fait d'expériences quant à ses avantages ou ses dangers éventuels. Pourtant, lors de leurs réunions successives dans tous les États-Unis, ils se sont levés pour garantir solennellement qu'il n'y avait aucun danger, aucun effet secondaire, seulement des avantages positifs pour les enfants de moins de douze ans. La fluoration, même selon ses partisans les plus enthousiastes, ne confère aucun avantage à quiconque a plus de douze ans. Aucune raison sensée n'a jamais été avancée pour justifier la fluoration de tous les approvisionnements en eau, afin de profiter à une minorité de la population. Ces fonctionnaires savaient-ils ce qu'ils faisaient ? Bien sûr que non. Ils suivaient une tradition de la bureaucratie, qui reçoit ses ordres du Monopole médical. Comment ont-ils obtenu ces ordres ? Cela aussi est une histoire intéressante.[20]

Le chef du service de santé publique américain pendant toute la campagne de fluoration était un certain Oscar Ewing. Diplômé de la faculté de droit de Harvard, Ewing était entrepreneur dans l'aviation pendant la Première Guerre mondiale. Il a ensuite rejoint l'influent cabinet d'avocats Sherman, Hughes and Dwight, une prestigieuse société de Wall Street. Le "Hughes" n'était autre que Charles Evans Hughes, le récent candidat à la présidence des États-Unis. Hughes a perdu sa campagne contre Woodrow Wilson parce que ce dernier avait déclaré dans son dossier : "Il nous a tenus à l'écart de la guerre." Dès qu'il a été réélu, Wilson a déclaré la guerre. Hughes est ensuite devenu président de la Cour suprême. Le cabinet était alors Ewing and Hughes.

À la fin de la Seconde Guerre mondiale, Ewing avait lui-même nommé un procureur spécial pour le ministère de la Justice ; cette nomination avait pour seul but de mener deux poursuites pour le monopole Rockefeller, les affaires du gouvernement contre deux diffuseurs de radio, William Dudley Pelley et Robert Best. Ces deux écrivains, militants de longue date d'America First, avaient fait campagne pour maintenir les États-Unis en dehors de ce qui s'était avéré être une guerre très profitable. Ils devaient maintenant être punis pour leur menace envers les monopoles.

Ewing les a fait condamner et envoyer en prison. Pour ce service, il a ensuite été nommé président du Comité national

---

[20] Le service de santé publique américain continue à faire de la propagande (aux frais des contribuables) pour l'expansion de la fluoration. Le *Washington Post* a reporté le 20 avril 1988 que "Le Service de santé publique estime que chaque année, 2 milliards de dollars sont économisés grâce à la fluoration de l'eau." Notre service de santé publique n'a aucune preuve statistique à l'appui de cette affirmation. Les responsables du Service de santé publique laissent-ils entendre que les fabricants d'aluminium économisent 2 milliards de dollars par an grâce à la fluoration de l'eau ?

démocratique. L'année suivante, en 1946, le président Truman le nomme à la tête de l'Agence fédérale de sécurité. À ce titre, il est chargé nominalement d'un autre radiodiffuseur, Ezra Pound, qui est détenu en tant que prisonnier politique à l'hôpital St. Elizabeth, un établissement psychiatrique fédéral qui fait également partie du réseau de l'Agence fédérale de sécurité. Pound a été détenu pendant plus de treize ans sans procès. Bien après le départ d'Ewing, le gouvernement a abandonné toutes les charges contre Pound, et il a été libéré.

Cependant, Ewing n'avait pas été nommé administrateur de l'Agence fédérale de sécurité dans le seul but de poursuivre Ezra Pound. Des objectifs plus sérieux étaient en vue. Le membre du Congrès Miller a accusé Ewing d'avoir reçu 750 000 dollars pour quitter son cabinet rentable de Wall Street et diriger l'Agence fédérale de sécurité. Ces honoraires avaient été payés par les intérêts des Rockefeller. L'objectif était de mener une campagne nationale de fluoration. Ewing a été nommé à la tête de l'Agence fédérale de sécurité parce que cette position faisait de lui le bureaucrate le plus puissant de Washington. Cette agence englobait le service de santé publique américain, l'administration de la sécurité sociale et le bureau de l'éducation. À la tête du FSA, il était responsable des vastes programmes de dépenses du gouvernement pour l'après-guerre, des programmes fédéraux de santé, d'éducation et de bien-être. À partir de ce poste, Ewing a fait campagne pour un plus grand contrôle du gouvernement sur les citoyens des États-Unis. Il était particulièrement soucieux d'accroître le contrôle de l'enseignement médical, un des principaux objectifs des intérêts de Rockefeller depuis 1898. Le 17 février 1948, Ewing a publiquement demandé des subventions gouvernementales pour les bourses d'études en médecine, et a exigé que les écoles de médecine soient gérées par des subventions gouvernementales, avec l'inévitable contrôle qui en découle. Le 30 mars 1948, Ewing préside une conférence des enfants, destinée à coordonner tous les organismes fédéraux qui s'occupent de la jeunesse du pays. Il devint également le leader national d'une campagne contre le cancer, résultat de sa longue association avec le Monopole Médical - il avait été secrétaire du géant Merck Drug Company depuis ses bureaux du One Wall Street.

L'une des premières mesures prises par Ewing à la tête du service de santé publique a été de mettre à la porte le chirurgien général Thomas Parran, qui travaillait depuis longtemps, pour le remplacer par un ami d'Ewing, le Dr Leonard Scheele de l'Institut national du cancer. En 1948, Ewing s'est joint à la Société américaine du cancer dans une campagne nationale contre le cancer, une tentative flagrante pour forcer le Congrès à dépenser plus pour divers cafouillages liés au cancer que les dépenses alors modestes de quatorze millions et demi de dollars par an. Le 1er mai 1948, Ewing convoque à Washington une convention nationale sur la santé, à laquelle assistent quelque 800 délégués. La convention a approuvé à une écrasante majorité la demande d'Ewing d'inscrire les États-Unis à l'Organisation mondiale de la santé des Nations unies. Ewing a également mené une campagne vigoureuse en faveur de l'assurance maladie nationale, ou médecine socialisée, mais malgré son grand pouvoir à Washington, il n'a pas réussi à surmonter l'opposition persistante de Morris Fishbein et de l'Association médicale américaine. Il a alors publié un rapport officiel de l'Agence fédérale de sécurité, *The Nation's Health*, un rapport de 186 pages qui appelait à un programme intensif de dix ans pour atteindre son objectif de médecine socialisée aux États-Unis. Le point culminant de son pouvoir politique est atteint lorsqu'il dirige la campagne réussie de Harry Truman pour l'élection à la présidence en 1948 (Truman avait auparavant réussi en tant qu'héritier présomptif après la mort étrange de Franklin D. Roosevelt (voir le livre du Dr. Emanuel Josephson avec ce titre). Ewing avait déjà obtenu à lui seul la désignation de Truman comme candidat à la vice-présidence lors de la Convention de Chicago de 1944 - on peut dire qu'il a fait entrer Truman à la Maison-Blanche aussi sûrement que Bobst le fera plus tard avec Richard Nixon. L'élection de Truman en 1948 a garanti à Ewing qu'il pouvait avoir tout ce qu'il voulait à Washington. Ce qu'il voulait, et ce pour quoi il avait été payé, c'était la fluoration nationale de notre eau potable.

Oscar Ewing est un nom totalement inconnu des Américains d'aujourd'hui.

Il n'a laissé aucun monument, car il était l'incarnation au XXe siècle du style soviétique impitoyable et dévoué de bureaucrate, n'ayant de comptes à rendre qu'à ses maîtres et méprisant pour les masses sans visage sur lesquelles il exerçait des pouvoirs dictatoriaux. Il exerçait un contrôle absolu sur les composantes les plus importantes de la nouvelle bureaucratie socialiste que Roosevelt avait mise en place à Washington, et il préparait ces bureaux pour qu'ils aient le statut de cabinet. Parmi ses nombreux mandats bureaucratiques, peut-être qu'aucun n'a eu un effet plus direct sur tous les Américains que la fluoration de notre approvisionnement en eau.

Le membre du Congrès Miller a déclaré que "le principal partisan de la fluoration de l'eau est le service de santé publique américain. Celui-ci fait partie de l'Agence fédérale de sécurité de M. Ewing. M. Ewing est l'un des avocats les mieux payés de l'Aluminum Company of America. Ce n'est pas un hasard si Washington, D.C., où Oscar Ewing était roi, a été l'une des premières grandes villes américaines à fluorer son approvisionnement en eau. Au même moment, les membres du Congrès et d'autres politiciens de Washington ont été prévenus en privé par les serviteurs d'Ewing qu'ils devaient faire attention à ne pas ingérer l'eau fluorée. Des réserves d'eau en bouteille provenant de sources de montagne sont alors apparues dans tous les bureaux du Capitole ; elles ont été maintenues en permanence depuis lors, aux frais des contribuables. Un sénateur est même allé jusqu'à emporter une petite bouteille d'eau de source lorsqu'il dînait dans les restaurants les plus en vogue de Washington, assurant à ses compagnons de table que "pas une goutte d'eau fluorée ne passera jamais entre mes lèvres". Tels sont les gardiens de notre nation.

Même en l'absence d'additifs gouvernementaux tels que le chlore et le fluor, l'eau elle-même peut constituer une menace sérieuse pour la santé. Les pionniers américains ont souvent contracté une maladie qu'ils ont appelée "le mal du lait", qui semble provenir de leur eau. Le Dr. N. M. Walker prévient qu'en moyenne, sur une durée de vie de soixante-dix ans, le système ingère environ 4500 gallons d'eau contenant quelque 300 livres de chaux. Cet apport de chaux provoque l'ossification progressive de la structure du squelette. En 1845, un médecin anglais a mis en garde contre le danger d'ossification lié à la consommation d'eau naturelle ou de source.

Lorsque le député Miller a déclaré au Congrès qu'Oscar Ewing faisait la promotion de la fluoration parce qu'il avait été l'avocat de l'Aluminum Company of America, ALCOA, et qu'il avait accepté des "honoraires" de 750 000 dollars pour le persuader d'entreprendre ce programme de "service gouvernemental", on aurait pu penser que cette exposition publique des motivations d'Ewing l'aurait mis dans l'embarras et l'aurait peut-être incité à se retirer et à laisser quelqu'un d'autre prendre en charge la campagne du Service de santé publique américain pour imposer la fluoration au peuple américain. Cela reviendrait à sous-estimer l'arrogance et l'assurance du bureaucrate du XXe siècle. Il a ignoré les remarques du député Miller, et a redoublé la pression du Service de santé publique américain pour imposer la fluoration. Il a bénéficié du soutien de ses subordonnés, car le service de santé publique américain n'a jamais été au service du public. Au contraire, ses fonctionnaires ont toujours été à la botte du Monopole Médical, satisfaisant ses dernières lubies et maintenant ces idéaux de service public qui ont acheté tant de beaux domaines dans la banlieue à la mode de Leesburg pour ceux qui étaient au bon endroit au bon moment. Le pouvoir politique se traduit par de l'argent ; de l'argent pour ceux qui utilisent des objectifs politiques pour les vendre.

Après avoir supervisé l'installation d'équipements au fluorure de sodium dans la plupart des grandes villes du pays, un intérêt pour lequel la Chase Manhattan Bank a montré une préoccupation cruciale, Oscar Ewing s'est retiré à Chapel Hill, N.C. en 1953. Là, il s'est occupé de la construction d'un complexe de 7800 acres d'immeubles de bureaux sous le nom de Research Triangle Corporation (le triangle étant un symbole maçonnique clé). Ces bureaux ont rapidement été loués à un ensemble d'agences fédérales et étatiques, dont beaucoup, ce qui n'est pas surprenant, avaient déjà fait affaire avec lui lorsqu'il était leur patron à Washington. Un ancien chef du Comité national démocrate n'a généralement aucune difficulté à louer des locaux aux agences gouvernementales.

L'ancien associé d'Ewing, Charles Evans Hughes, Jr, est devenu solliciteur général des États-Unis, alors que son père était encore président de la Cour suprême. Il est ensuite devenu directeur de la New York Life Insurance Co. une société contrôlée par J. P. Morgan, dont le bureau se trouvait au One Wall Street. C'était également l'ancienne adresse professionnelle d'Oscar Ewing.

Les fluorures ont longtemps été une source de contamination aux États-Unis. De grandes quantités de ce produit chimique sont également produites par les géants de la chimie, l'American Agricultural Products Corporation et Hooker Chemical. Hooker Chemical a fait partie du réseau Rockefeller lorsque Blanchette Hooker a rejoint la famille Rockefeller en épousant John D. Rockefeller III. L'usine de Floride de l'American Agricultural produit d'énormes quantités de déchets de fluorures dans la préparation d'engrais à partir de roches phosphatées.

Certains de ces déchets fluorés avaient été utilisés dans des pesticides, jusqu'à ce que le ministère de l'agriculture en interdise l'utilisation comme étant trop dangereuse pour le public. Les déchets ont ensuite été déversés dans l'océan, malgré des décisions spécifiques du ministère de l'agriculture l'interdisant. Hooker Chemical est connu de la plupart des Américains pour les déchets chimiques dangereux trouvés à Love Canal.

Des études de l'Académie nationale des sciences montrent que des industries américaines telles que Hooker Chemical pompent 100 000 tonnes de fluorures dans l'atmosphère chaque année ; elles injectent 500 000 tonnes de fluorures supplémentaires dans l'approvisionnement en eau du pays chaque année (en plus de la quantité de fluorures utilisée pour "traiter" notre eau potable). Ce rapport scientifique analyse plus en détail les effets de ces fluorures sur le système humain. Son effet le plus dangereux est qu'il ralentit l'activité enzymatique de réparation de l'ADN, d'une importance vitale pour le système immunitaire. Les fluorures ont cet effet même à des concentrations aussi faibles qu'une partie par million, le dosage standard que le Service de santé publique américain a fixé pour notre eau potable. À cette concentration, il est démontré que les fluorures provoquent de graves lésions chromosomiques. La dose d'une partie par million recommandée par nos fonctionnaires consciencieux a également été démontrée lors d'expériences en laboratoire pour transformer des cellules normales en cellules cancéreuses. Des études de l'Académie américaine des sciences en 1963 ont montré que ces "faibles" niveaux de fluorures entraînaient une augmentation marquée des tumeurs mélaniques, de 12 à 100% chez les animaux de laboratoire. Ils ont également entraîné une interférence avec la production par l'organisme d'importants neurotransmetteurs, et ont fait baisser leur niveau dans le cerveau. Ces neurotransmetteurs ont la fonction vitale de protéger contre les crises d'épilepsie, ouvrant ainsi la possibilité d'une augmentation importante des accidents vasculaires cérébraux et des lésions cérébrales en raison des fluorures présents dans l'eau. Les effets mineurs des fluorures qui ont été constatés lors de tests en laboratoire sont les changements d'humeur soudains, les maux de tête sévères, les nausées, les hallucinations, la respiration irrégulière, les secousses nocturnes, les dommages causés aux fœtus et diverses formes de cancer.

Les objections du gouvernement à ces résultats de laboratoire ont été soulevées par le bureaucrate par excellence, le Dr Frank J. Rauscher, directeur de l'Institut national du cancer, lorsqu'il a déclaré que "les scientifiques du programme national de lutte contre le cancer et ceux qui n'en font pas partie ont constaté une fois de plus que la fluoration de l'eau potable ne contribue pas à la propagation du cancer chez les gens." Cette affirmation, pour laquelle il n'a offert aucune vérification scientifique, a été vivement contestée par un spécialiste de longue date de la controverse sur la fluoration, le Dr John Yiamouyiannis, Dean Burk et d'autres scientifiques. Dans son ouvrage faisant autorité,

Fluoride : The Aging Factor,[21] qui n'a jamais été réfuté par aucune étude scientifique, le Dr Yiamouyiannis constate que de trente à cinquante mille décès par an sont directement liés à la fluoration, dont dix à vingt mille sont dus à des cancers induits par le fluor.

Bien que certaines communautés aient depuis révoqué leur accord pour permettre la fluoration de leur approvisionnement public en eau potable, la campagne nationale se poursuit sans relâche. Aucun fonctionnaire du gouvernement n'a jamais admis que le pot-de-vin des Ewing, qui a permis la fluoration de l'eau potable du pays, pouvait présenter des dangers. L'Allemagne de l'Ouest a interdit la fluoration le 18 novembre 1971, ce qui est surprenant car il s'agit d'une nation militairement occupée, qui est dirigée par le Fonds Marshall allemand top secret et la Fondation John J. McCloy. Apparemment, ils ne pouvaient plus faire taire les scientifiques allemands qui ont prouvé que la fluoration est une menace mortelle pour la population. La Suède a suivi l'Allemagne de l'Ouest en interdisant la fluoration, et les Pays-Bas l'ont officiellement interdite le 22 juin 1973, sur ordre de leur plus haute cour.

Il est intéressant d'examiner le processus par lequel les bureaucrates du gouvernement sont arrivés au dosage recommandé pour la fluoration de l'eau potable publique, c'est-à-dire une dilution au millionième.

Des études approfondies ont dû être menées, des délibérations ont dû être menées par d'éminents scientifiques pendant des années, avant qu'il ne soit finalement déterminé que c'était le bon dosage. En fait, aucune étude de ce type n'a jamais été réalisée. Apparemment, le chiffre d'une portion par million a été choisi arbitrairement. On savait que dix portions par million était beaucoup trop fort ; après plusieurs années d'utilisation du dosage d'une portion par million, les bureaucrates du gouvernement ont réalisé qu'ils avaient fait une terrible erreur.

---

[21] *Le fluor, facteur de veillissement*, Ndt.

Le dosage était au moins deux fois plus fort qu'il n'aurait dû l'être. Le taux de mortalité des personnes âgées par maladies rénales et cardiaques a commencé à augmenter régulièrement dans les premières villes qui ont commencé à fluorer leur eau. Un critique estime que c'était une décision délibérée, la "solution finale" au problème des paiements de la sécurité sociale. Lorsque les scientifiques ont découvert qu'une dose de fluorure d'une partie par million transforme les cellules normales en cellules cancéreuses, le programme de fluoration aurait dû être interrompu immédiatement. Les agences gouvernementales ont réalisé que si elles le faisaient, elles ouvriraient la porte à des milliers de poursuites contre le gouvernement.

Par conséquent, l'empoisonnement furtif de notre ancienne génération se poursuit. Oscar Ewing lui-même, lorsqu'on lui a donné plusieurs dosages à choisir, allant d'un maximum de dix parties par million à un minimum de 0,5 partie par million, pensait pouvoir choisir en toute sécurité un dosage dans la gamme inférieure. Il s'est avéré qu'il avait tort. Le Monopole médical, peut-être parce qu'il profite de l'augmentation constante des décès chez les personnes âgées à cause de la consommation d'eau fluorée, refuse de céder sur cette question. La fluoration reste l'une des quatre eaux saintes de l'Église de la médecine moderne.

Ewing et ses sous-fifres étaient également au courant des études soviétiques montrant que les fluorures étaient extrêmement importants pour maintenir une obéissance docile, semblable à celle des moutons, dans la population générale. Il était bien connu que pendant des années, les éleveurs de taureaux de race pure avaient utilisé des doses de fluor pour calmer leurs taureaux plus difficiles à maîtriser, les rendant ainsi beaucoup plus sûrs à manipuler. L'Union soviétique a maintenu ses camps de concentration depuis 1940 en administrant des doses croissantes de fluorures à la population carcérale de son vaste empire, l'archipel du Goulag, le plus grand réseau de camps de concentration au monde, et qui fait l'envie de tous les bureaucrates de Washington. Les totalitaires américains, tout comme leurs homologues soviétiques, veulent également que toute dissension soit étouffée, que toute résistance cesse, et que la population esclave paie des impôts de plus en plus élevés tout en n'ayant pas voix au chapitre dans leur propre gouvernement. La campagne de fluoration a constitué une étape importante vers cet objectif. Elle peut encore s'avérer être l'étape cruciale de la soviétisation complète de l'Amérique. Nous savons que, ces dernières années, le peuple américain a été affligé d'une étrange passivité, ignorant chaque nouvel outrage qui lui est infligé par les agents fédéraux voraces qui descendent en hordes sur leur propriété privée, brandissant des armes automatiques dont ils n'ont pas besoin de se servir, enfermant les victimes effrayées dans des enclos et les dégradant d'une manière qu'aucun Américain n'a jamais pensé voir. Cette passivité et cette réticence à défier toute autorité n'est que le premier résultat de la campagne de fluoration. C'est son premier effet sur le système nerveux central. Malheureusement, les autres effets mortels sur les reins, l'effet cumulatif sur le cœur et d'autres organes, ainsi que le développement généralisé de nouveaux cancers qui se répandent rapidement, sont encore à venir. Pour accélérer la réalisation de cet objectif, non seulement les enfants américains reçoivent de l'eau fluorée, mais on leur dit aussi de se brosser les dents au moins trois fois par jour avec un dentifrice fortement fluoré, qui contient sept pour cent de fluorure de sodium. Des études montrent que les enfants ingèrent habituellement environ dix pour cent de cette solution lors de chaque brossage, ce qui leur donne une dose quotidienne de 30% de la solution à sept pour cent contenue dans le dentifrice.

Il ne fait aucun doute que cela accélérera l'objectif soviétique. Pour lutter contre ce scandale, un entrepreneur prévoit de commercialiser prochainement un dentifrice non fluoré, qui sera appelé "Morgan's Guaranty Toothpaste" - "Vous pouvez avoir confiance en notre garantie que ce dentifrice ne contient pas de fluorures nocifs."

La source d'une grande partie de cette substance est l'Aluminum Company of America, une entreprise au chiffre d'affaire de cinq milliards de dollars par an. Son président actuel est Charles W. Parry, un directeur du prétendu groupe de réflexion "de droite", l'American Enterprise Institute, dont Jeane Kirkpatrick est le membre le plus connu, et principal dirigeant.

L'ancien président et toujours directeur de l'ALCOA, William H. Krome George, est un directeur actif du Conseil économique et commercial des États-Unis d'URSS, dont la réputation n'est plus à faire, et qui a pour but de sauver l'Union soviétique de l'oubli économique.

George est également directeur d'un certain nombre de grandes entreprises de défense telles que TRW, Todd Shipyards, International Paper et Norfolk and Southern Railway. Le président de l'ALCOA est William B. Renner, qui est directeur de la Shell Oil Company, une entreprise désormais contrôlée par les intérêts de Rothschild. Les autres directeurs de l'ALCOA sont William R. Cook, président de l'Union Pacific Railroad, la base de la fortune Harriman ; Alan Greenspan, aujourd'hui président du conseil des gouverneurs de la Réserve fédérale, dont l'action de relever le taux d'intérêt quelques jours après son entrée en fonction a précipité le Lundi noir, le pire crash boursier de l'histoire américaine. Le nom de Greenspan n'est pas familier à la plupart des Américains, bien qu'il devrait l'être ; il était le président d'une commission spéciale sur la sécurité sociale, qui a mis au point une augmentation épouvantable du montant de la retenue à la source sur chaque travailleur américain. Greenspan a pu faire cela parce qu'il était un "consultant" très bien payé de Wall Street, ce qui signifie qu'il pouvait jongler avec les chiffres pour arriver à n'importe quel résultat souhaité par le Monopole Rockefeller. Il a mené une campagne spécieuse pour persuader le peuple américain que le programme de sécurité sociale était en faillite, alors qu'en fait il disposait de fonds de réserve de 22 milliards de dollars, plus 25 milliards de dollars que le Congrès avait empruntés directement au système de collecte fiscal. Greenspan a également fondé sa demande d'une énorme augmentation de la retenue à la source, qui n'était rien d'autre qu'une taxe, sur une augmentation prévue de 9,6% du taux d'inflation, alors qu'en fait il ne s'agissait que d'une augmentation de 3,5%. Le public alarmé, effrayé par les déclarations absurdes du président Reagan selon lesquelles les principaux bénéficiaires du système de sécurité sociale étaient les riches oisifs, a été amené à abandonner ses objections à l'augmentation de l'impôt. Cependant, les chiffres réels disponibles à l'époque montraient que seuls 3% des personnes âgées avaient des revenus supérieurs à 50 000 dollars par an, ce qui en soi n'était guère une somme princière en ces temps d'inflation, une inflation qui elle-même était largement créée par les politiques fiscales du gouvernement. Greenspan a été la vedette de la grande "crise" de la sécurité sociale de 1983, en tirant habilement parti du barrage de propagande selon lequel le système de sécurité sociale était en train de faire rapidement faillite. Sa première constatation fut que les fonds de la sécurité sociale seraient dans le rouge, passant de 150 à 200 milliards de dollars en 1990 ; en même temps, il disait à ses entreprises clientes qui payaient beaucoup qu'elles ne représenteraient qu'un tiers de cette somme. La dernière augmentation était celle qu'il avait annoncée à ses clients. Il a également "prévu" que l'indice des prix à la consommation augmenterait à 9,2% d'ici 1985 ; en même temps, il a informé ses clients corporatifs qu'il ne représenterait qu'un tiers de ce chiffre. L'augmentation réelle a été de 3,6%. Cette performance a valu à Greenspan une position prestigieuse en tant qu'associé de la J. P. Morgan Company. Il est aujourd'hui président du conseil des gouverneurs de la Réserve Fédérale. La Nouvelle République a défini la fonction de cet organe le 25 janvier 1988 en déclarant clairement : "Le Conseil de la Réserve Fédérale protège les intérêts des riches." Personne n'a encore contesté cette déclaration. Greenspan est également un directeur du conglomérat médiatique géant, Capital Cities ABC Network, ainsi qu'un administrateur du groupe de réflexion réputé de droite, Hoover Institution, qui a fourni la puissance derrière la "Révolution Reagan", et qui est dominé par la Ligue Trotskiste pour la Démocratie Industrielle, un groupe d'agitprop financé par Rockefeller. Le vice-président de l'ALCOA est Forrest Shumway, qui est également directeur de Transamerica, Ampex Corporation, Garrett Corporation, Mack Trucks, The Wickes Companies, Gold West Broadcasters, United California Bank et Natomas, Inc. un mélange capiteux d'intérêts bancaires, d'industrie lourde et de holdings médiatiques, ce qui est typique des monopolistes d'aujourd'hui ; ils ont trouvé que le meilleur modus operandi est de contrôler les médias, les banques et les industries de la défense dans un gigantesque ensemble. Les autres directeurs de l'ALCOA sont Paul H. O'Neill, qui est membre de l'influent Board of Visitors de l'université de Harvard, président de International Paper et directeur de la National Westminster Bank, l'un des "Big Five" d'Angleterre. O'Neill a été chef des ressources humaines pour le gouvernement américain de 1971 à 1977 ; Paul H. Miller, conseiller principal du prestigieux First Boston Investment Group, directeur de Celanese Corporation, Cummins Engine, Congoleum Corporation, Seamans Bank for Savings, New York, et Ogilvy & Mather, Inc, l'une des principales sociétés de publicité du pays ; Franklin H. Thomas, le noir symbolique qui était américain Il est également administrateur de Citicorp, Citibank, Allied Stores et Cummins Engine ; Sir Arvi Parbo, un magnat australien qui est président de la Western Mining Company ; il est également administrateur de Zurich Insurance, la deuxième plus grande entreprise de Suisse, de Munich Reinsurance et de la Chase Manhattan Bank ; Nathan Pearson, qui a été pendant de nombreuses années le tuteur financier de la famille Mellon, s'occupant de leurs principaux investissements ; John P. Diesel, président du conglomérat géant Tenneco ; il est également directeur du Conseil économique et commercial US-URSS avec Armand Hammer, et directeur de First City Bancorp, l'une des trois banques Rothschild aux États-Unis ; John D. Harper, directeur de Paribas New York, Metropolitan Life et président de Coke Enterprises et d'autres sociétés de carburant ; John A. Mayer, directeur de H. J. Heinz Company, de la Mellon Bank et de Norfolk and Western Railway - son fils, John, Jr, est directeur général des banquiers Morgan Stanley en Angleterre et vice-président de Morgan Guaranty International.

On voit donc que l'origine de la controverse sur le fluorure de sodium provient de proches alliés des Chase Manhattan Banks et d'autres intérêts des Rockefeller.

Le fonctionnement du trust de l'aluminium a donné lieu à une nouvelle épidémie aux États-Unis. Deux millions et demi d'Américains sont actuellement atteints d'une étrange maladie incurable appelée maladie d'Alzheimer. Ses victimes nécessitent désormais plus de 50 milliards de dollars de soins médicaux chaque année, et le pronostic s'assombrit toujours, en raison de la nature progressive de cette maladie. Elle frappe les neurotransmetteurs du cerveau qui, comme on l'a déjà noté, sont affectés par le fluor ; cependant, l'agent principal semble être l'accumulation de dépôts d'aluminium sur les principaux nerfs du cerveau. Environ 70% des coûts de cette maladie sont supportés par les familles des personnes atteintes, car la plupart des régimes d'assurance maladie et des programmes privés d'assurance maladie refusent de la payer. Le Monopole médical a essayé frénétiquement de trouver un autre agent de cette maladie, dépensant des millions pour étudier des facteurs tels que la prédisposition génétique, le virus lent, les toxines environnementales et les changements immunologiques, malgré le fait que ses origines ont été retracées aux grandes quantités d'aluminium que la plupart des Américains ont commencé à ingérer avec leur nourriture depuis les années 1920. La maladie d'Alzheimer est aujourd'hui responsable de plus de 100 000 décès par an et constitue la quatrième cause de mortalité chez les adultes aux États-Unis. Pourtant, il est significatif qu'aucune fondation nationale telle que l'American Cancer Society ou l'Arthritis Foundation n'ait enquêté sur ses causes, car le Monopole médical connaît déjà la réponse.

L'incidence croissante de la maladie d'Alzheimer a d'abord été considérée comme un phénomène de vieillissement, puis a été diagnostiquée comme une sénilité prématurée (elle frappe souvent au milieu des années 50). Il s'agissait des hommes et des femmes qui avaient grandi en Amérique dans les années 1920, une période où les récipients de cuisson traditionnels en fonte et en faïence ont été presque universellement remplacés par des ustensiles de cuisine en aluminium plus modernes et apparemment plus pratiques. Les parents de l'auteur actuel ont tous deux grandi dans des fermes des régions rurales de Virginie. Leur nourriture, presque entièrement cultivée à la maison, était préparée dans des casseroles en fer sur des poêles à bois. Les Américains nés après 1920 préparaient leurs aliments dans des casseroles en aluminium, généralement chauffées à la flamme de gaz, puis à l'électricité. La mère de cet écrivain a souvent fait remarquer que les aliments cuits au gaz n'avaient jamais le même goût que ceux cuits au feu de bois. La raison en est que la combustion d'un combustible toxique libère inévitablement certaines toxines dans l'air et dans les aliments. On dit aussi que la chaleur électrique affecte matériellement les aliments, en raison des vibrations électriques émises par la chaleur.

Dans les années 1930, les ménagères américaines avaient appris qu'il était potentiellement dangereux de laisser de nombreux aliments dans des pots en aluminium pendant plus de quelques minutes. Les légumes verts, les tomates et d'autres légumes, se décoloraient et devenaient toxiques en peu de temps.

Les tomates pouvaient en effet creuser et corroder l'intérieur des pots en aluminium en peu de temps ; de nombreux aliments rendaient les pots noirs. Curieusement, personne n'a pris ces signes d'avertissement évidents comme une indication que la cuisson d'aliments dans des casseroles en aluminium, même pendant quelques minutes, pouvait donner des résultats malheureux. On sait maintenant que la cuisson de tout aliment dans une casserole en aluminium, en particulier avec de l'eau fluorée, forme rapidement un composé hautement toxique. Le témoignage du Dr McGuigan lors d'une célèbre audience sur les effets de l'aluminium, l'affaire Royal Baking Powder, a révélé que des recherches approfondies avaient montré que l'ébullition de l'eau dans des casseroles en aluminium produisait des poisons d'hydro-oxyde ; l'ébullition de légumes dans l'aluminium produisait également un poison d'hydro-oxyde ; l'ébullition d'un œuf dans l'aluminium produisait un poison de phosphate ; l'ébullition de la viande dans une casserole en aluminium produisait un poison de chlorure. Tout aliment cuit dans un récipient en aluminium neutralise les sucs digestifs, produit de l'acidose et des ulcères. Peut-être que l'utilisation de casseroles en aluminium a produit l'indigestion généralisée en Amérique, qui a alors nécessité l'ingestion de grandes quantités d'antiacides contenant encore plus d'aluminium !

Après avoir consommé des aliments cuits dans des casseroles en aluminium sur une période de vingt à quarante ans, de nombreux Américains ont commencé à souffrir de graves pertes de mémoire ; leurs capacités mentales se sont alors rapidement détériorées, jusqu'à ce qu'ils soient totalement incapables de se débrouiller seuls ou de reconnaître leurs conjoints de longue date. On a alors découvert que les concentrations d'aluminium dans certaines zones du cerveau avaient provoqué une détérioration permanente des cellules cérébrales et des connexions nerveuses ; les dommages étaient non seulement incurables, mais ils étaient également progressifs et ne répondaient à aucun traitement connu. Cette épidémie fut bientôt connue sous le nom de maladie d'Alzheimer. Sept pour cent de tous les Américains de plus de 65 ans ont maintenant été diagnostiqués comme ayant cette maladie. Beaucoup d'autres n'ont pas été diagnostiqués ; ils sont simplement rejetés comme étant séniles, incompétents ou malades mentaux.

Le Dr Michael Weiner et d'autres médecins ont constaté que l'épidémie a été causée non seulement par les ustensiles de cuisine en aluminium, mais aussi par l'ingestion quotidienne croissante d'aluminium provenant de nombreux produits d'usage courant dans les ménages. Les insatiables spécialistes du marketing de l'aluminium ont étendu chaque année son utilisation dans de nombreux produits, dont les consommateurs n'ont aucune idée qu'ils ingèrent un quelconque type d'aluminium. Les gels douches pour femmes contiennent maintenant des solutions d'aluminium, ce qui l'introduit directement dans le système. Les analgésiques les plus utilisés, tels que l'aspirine tamponnée, contiennent des quantités impressionnantes d'aluminium ; l'Ascriptine A/D (Rorer) contient 44 mg d'aluminium par comprimé ; Cama (Dorsey) en contient 44 mg par comprimé. Cependant, la plus grande source d'aluminium est l'ingestion quotidienne de produits antiacides largement prescrits et en vente libre pour les troubles gastriques.

L'Amphojel (Wyeth) a 174 mg d'hydroxyde d'aluminium par dose ; l'Alternagel (Stuart) a 174 mg d'hydroxyde d'aluminium par dose ; le Delcid (Merrel National) a 174 mg d'aluminium par dose ; l'Estomil-M (Riker) comporte 265 mg d'aluminium par dose ; le Mylanta II (Stuart) contient 116 mg d'aluminium par dose. Une étude sur les victimes actuelles de la maladie d'Alzheimer constaterait probablement que la plupart d'entre elles, sur les conseils de leur médecin, ont ingéré quotidiennement de grandes quantités de ces antiacides pendant des années.

Les médicaments antidiarrhéiques en vente libre contiennent également des quantités importantes d'aluminium ; Essilad

(Central) contient 370 mg de sels d'aluminium par ml ; le concentré de kaopectate (Upjohn) comporte 290 mg d'aluminium par ml.

Le sulfate d'aluminium et d'ammonium est largement utilisé comme agent tampon et neutralisant par les fabricants de céréales et de poudre à lever. Le sulfate d'aluminium et de potassium, connu sous le nom de farine d'aluminium ou de farine d'aluminium, est largement utilisé dans la poudre à lever et le sucre clarifiant.

L'utilisation annuelle de phosphate d'aluminium et de sodium a maintenant atteint la quantité de 19 millions de kilogrammes par an ; il est utilisé en grande quantité dans les mélanges à gâteaux, la pâte congelée, la farine à lever et les aliments transformés, en quantité moyenne par produit de trois à trois et demi pour cent. Quelque 300 000 kg de sulfates d'aluminium et de sodium sont utilisés chaque année dans les poudres à pâtisserie domestiques, soit en moyenne de 21 à 26% de la masse de ces produits.

Les emballages en aluminium sont maintenant partout ; le dentifrice est emballé dans des tubes doublés d'aluminium ; de nombreux produits alimentaires et boissons sont scellés en aluminium ; et les boissons non alcoolisées sont maintenant partout emballées dans des canettes en aluminium. Si la quantité d'aluminium ingérée un jour donné à partir de toutes ces sources peut être infinitésimale, la parade des produits enduits ou mélangés à l'aluminium disponibles quotidiennement est effrayante. Ses effets sont équivalents à ceux d'un virus lent, car le métal s'accumule à des points vitaux du système, en particulier dans le cerveau humain. Ainsi, le nombre de victimes de la maladie d'Alzheimer est probablement supérieur au nombre de victimes potentielles, qui seront plus tard affligées de ses terribles symptômes.

CHAPITRE 6

OÙ EST LE SIDA ?

Le phénomène médical dont on a le plus parlé dans les années 1980 est le sida, le "syndrome d'immunodéficience acquise". Le nom est intéressant. Tout d'abord, on dit qu'il est "acquis", ce qui suppose une action de la part de la victime dans la lutte contre cette maladie. Deuxièmement, il entraîne ou est caractérisé par une "déficience immunitaire", ce qui signifie que le système humain perd la capacité de lutter contre ces présences hostiles et de les surmonter. Le résultat est que le système devient la proie de diverses infections, dont certaines seront mortelles. La prévalence de ces infections est due à deux maladies dominantes, le sarcome de Kaposi, qui se manifeste par de grandes plaies sur la peau, et une forme de pneumonie. Il convient de noter que la pneumonie, qui était une maladie mortelle, a été largement vaincue. On l'avait appelée "l'amie du vieux", car elle avait emporté de nombreuses personnes âgées qui n'avaient probablement plus envie de vivre.

La classe d'infections qui s'est répandue à travers ce que l'on appelle le sida a été reconnue pour la première fois par les médecins, les vétérinaires et les biologistes il y a environ cinquante ans. À cette époque, de nombreux moutons en Irlande étaient atteints d'une épidémie mortelle appelée Maedi-Visma. Les biologistes ont déterminé que le Maedi-Visma était causé par une nouvelle classe de virus. En raison du temps qu'il leur fallait pour devenir virulents, ces virus étaient appelés "virus lents". L'apparition de ces virus lents laisse présager une nouvelle ère dans l'histoire médicale de l'humanité. Avant cette époque, les êtres humains n'ont pas été touchés par les virus lents, bien qu'on ait constaté qu'ils étaient transmissibles chez les animaux, notamment chez les singes et les singes. Les virus lents sont également connus sous le nom de "rétrovirus". Lorsqu'ils pénètrent dans une cellule infectée, ils s'assimilent dans la structure génétique de la cellule, apparemment au cours du processus de mitose cellulaire, ou division cellulaire, cette division étant un processus normal de croissance saine. La mitose est l'une des deux alternatives auxquelles sont confrontées toutes les cellules du corps humain ; soit elle se divise et se développe par mitose comme un processus de vie, soit elle se soumet à la réplication virale et à la mort cellulaire qui en résulte dans le cadre d'un processus de maladie. Ainsi, nous trouvons au cœur du problème du sida la question ultime de la vie ou de la mort de l'organisme tout entier. C'est pourquoi le sida, une fois qu'il a atteint le stade virulent, est dit incurable, entraînant la mort du corps de l'hôte.

Dans un corps sain, quelque dix millions de cellules meurent chaque seconde ; à cette même seconde, elles sont généralement remplacées par le processus corporel. Un tel remplacement immédiat ne peut être orchestré par les processus corporels habituels que sont les théories de l'information génétique, les chromosomes, les enzymes ou les signaux d'impulsions nerveuses. La nature instantanée du processus exige qu'il soit commandé par des phénomènes de bioradiation. Ceux-ci sont déclenchés par des émissions cohérentes de photons ultrafaibles provenant de tissus vivants de longueurs d'onde variables. Ces émissions de photons, en fonction de leurs longueurs d'onde, contrôlent des fonctions biologiques qui sont en activité constante, telles que la photo-réparation, le photoaxisme, les horloges photopériodiques, la mitose et les événements multiphotoniques. Les émissions de photons ultrafaibles des cellules vivantes présentent une distribution spectrale allant de l'infrarouge (900 nm) à l'ultraviolet (200 nm). Cette intensité photonique est en corrélation avec les états conformationnels de l'ADN, au cours desquels l'activité des intensités spectrales des biophotons s'élève à des magnitudes environ 10/40 fois plus élevées que celles de l'équilibre thermique à des températures physiologiques. La biomolécule ayant la plus haute densité d'information, l'ADN, semble être la source de rayonnement régulateur des biophotons, fonctionnant comme un laser "exciplex", et se comparant favorablement aux champs des lasers artificiels.

Ainsi, le problème du sida nous amène aux propriétés les plus fondamentales de la fonction cellulaire. La capacité de la cellule vivante à répondre aux micro-ondes sans variation discernable de la température indique apparemment un mécanisme non thermique comme un cristal activé. Ainsi, le SIDA peut nous aider à comprendre le mécanisme d'accord des cellules, qui indique son état de santé ou de maladie, et ainsi améliorer notre compréhension de toutes les maladies affectant l'organisme. Une vaste étude des cellules vivantes, des bactéries primitives à celles de l'homme, montre que ces cellules produisent des champs de courant alternatif (CA) naturels qui, dans des gammes de fréquences inférieures à 100 MHz, présentent une oscillation électrique maximale à la mitose ou à proximité de celle-ci. Là encore, les systèmes réglés déclenchent des actions biologiques d'une manière qui n'est pas encore totalement comprise. Ainsi, la mort de Rock Hudson, l'un des psychopathes homosexuels les plus débauchés d'Hollywood, pourrait conduire à l'heureux résultat d'inspirer de nouvelles percées dans notre compréhension des fonctions cellulaires les plus fondamentales. Malheureusement, les profiteurs du cancer et le Monopole médical insistent pour traiter le SIDA comme un dysfonctionnement de la cellule elle-même, ce qui, bien sûr, nécessite la "balle magique", la chimiothérapie qui sera fournie à un prix par le Monopole Médical. En fait, la chimiothérapie attaque le système immunitaire, augmentant ainsi la mortalité de la maladie. L'approche de l'establishment consiste à attaquer le virus, et non à aider le système à le vaincre, contournant ainsi non seulement le système immunitaire qui est déjà attaqué par cette maladie, mais contribuant en fait à sa destruction.

On a affirmé à plusieurs reprises que le sida est en fait un virus créé par l'homme ; il semble avoir été inconnu avant 1976, lorsque de légères traces de ce virus ont été découvertes dans les banques de sang africaines. Les preuves disponibles indiquent qu'il a ensuite commencé à se propager dans toute l'Afrique, puis aux États-Unis, au milieu des années 70. Une référence possible à ce virus ou à un autre virus créé apparaît dans le *Bulletin de l'OMS*, v.47, page 251 en 1972. Il faudrait essayer de voir si les virus peuvent en fait exercer des effets sélectifs sur la fonction immunitaire. Il faudrait examiner la possibilité que la réponse immunitaire au virus lui-même soit altérée si le virus infectant endommage, de manière plus ou moins sélective, la cellule répondant au virus.

Carlton Gadjuske, directeur de l'Institut national de la santé à Fort Detrick, a déclaré : "Dans cet établissement, j'ai un bâtiment où travaillent plus de bons et loyaux communistes, de scientifiques d'URSS et de Chine continentale, avec des clés d'accès à tous les laboratoires, qu'il n'y a d'Américains. Même l'unité des maladies infectieuses de l'armée est surchargées de travailleurs étrangers qui ne sont pas toujours des ressortissants amis."

Cela alimente la spéculation selon laquelle un tel virus aurait pu être créé par des scientifiques extraterrestres et inamicaux travaillant au cœur de nos propres laboratoires de défense, que ce soit dans le but de décimer notre population ou comme une étape supplémentaire vers la domination mondiale ultime.

De 1976 à 1981, le sida a été presque exclusivement identifié publiquement comme une maladie d'homosexuels ; la population générale ne s'est donc pas inquiétée de problèmes limités à un groupe relativement restreint. Les quelques non-homosexuels qui ont contracté le sida l'ont attrapé dans les banques de sang publiques, par l'intermédiaire d'homosexuels qui avaient vendu leur sang. Le sida a ensuite été qualifié de "cancer gay" par les médecins qui ont informé leurs patients qu'ils étaient atteints de la maladie. Il était généralement reconnaissable à ses grandes taches violacées qui défiguraient la peau, preuve de la présence du sarcome de Kapsi. À cette époque, de nombreux médecins croyaient que la maladie avait pour origine les facteurs physiques particuliers de l'activité homosexuelle, avec des preuves considérables indiquant l'utilisation de lubrifiants gras dans les rapports sexuels rectaux. Ces lubrifiants, introduits dans la zone intestinale de cette manière inhabituelle, constituaient apparemment un terrain fertile pour l'attaque de l'infection. Le Dr Lawrence Burton, un cancérologue réputé, a soulevé la question suivante : "Quel effet l'introduction répétée et soutenue de lubrifiants dans la cavité anale a-t-elle sur le système immunitaire ? Il a été noté que cela provoquait une dépression immunitaire chez les animaux de laboratoire. L'avocat de Burton, W. H. Moore, a suggéré que les graisses hydrogénées, consommées par voie orale ou par voie anale, pouvaient causer le SIDA. Cela nous ramène au rôle que joue la nutrition dans toute maladie, comme les victimes des radiations atomiques au Japon ; ceux qui suivent un régime traditionnel à faible teneur en graisses ont subi beaucoup moins de décès que ceux qui suivent un régime moderne à forte teneur en graisses. Cela nous ramène également à la question des graisses hydrogénées et à leur possible effet délétère sur le système humain, qu'elles soient chauffées, ce qui produit des modifications chimiques dangereuses, ou ingérées froides.

La première réaction de nombreux homosexuels, lorsqu'ils ont appris qu'ils avaient le sida, a été ce que les psychologues ont appelé la "rage homosexuelle", une démence dans laquelle le patient est possédé par un désir fou de vengeance. Le phénomène de ce type de "démence du SIDA" a été observé chez environ 60% des patients atteints du SIDA, ce qui renforce la croyance de certains médecins selon laquelle le SIDA n'est qu'une nouvelle variante de l'ancienne syphilis. La syphilis est souvent caractérisée par une parésie, une détérioration du cerveau jusqu'à ce que la schizophrénie prenne le dessus.

D'autres médecins ont établi un lien entre la démence liée au sida et la toxoplasmose, un parasite transmis par le chat qui provoque le même type de démence que celle qui touche les patients atteints du sida. Le problème que pose la poursuite de ces pistes est que non seulement le Monopole médical attend dans les coulisses pour récolter plus de milliards de dollars de profits de cette nouvelle épidémie, mais les défenseurs des libertés civiles empêchent les enquêtes sur le SIDA en défendant la "vie privée" de ses victimes. Comme d'autres groupes qui ont offensé la société ou se sont délibérément coupés de ce que l'on appelle la "société", les homosexuels ont développé une loyauté fanatique envers le groupe. De nombreux militants homosexuels voient dans le sida une représentation de plus des différences fondamentales qui créent une barrière insurmontable entre eux et les autres humains. En tant que tel, ils l'exploitent et sont peut-être réticents à voir une quelconque solution au SIDA.

Cette loyauté envers le groupe s'est manifestée de manière éloquente, la détermination de nombreux homosexuels atteints du sida à infecter le plus grand nombre de personnes possible, non seulement en étendant considérablement leurs contacts sexuels déjà volumineux, mais aussi en infectant les autres par transfusion de sang. À Los Angeles, un certain James Markowski, qui était alors en phase terminale du sida, a été arrêté le 23 juin 1987 pour avoir vendu son sang aux Los Angeles Plasma Production Associates. Il a admis qu'il voulait infecter le plus grand nombre de personnes possible avant de mourir. Le 7 janvier 1987, un activiste homosexuel notoire, Robert Schwab, qui était également en train de mourir du SIDA, a lancé un appel public à tous ses confrères, pour que les "hommes homosexuels" donnent immédiatement leur sang s'ils avaient été diagnostiqués porteurs du SIDA. Toute action nécessaire pour attirer l'attention nationale est valable", a-t-il déclaré. Si cela inclut le terrorisme du sang, qu'il en soit ainsi. Il a été noté que suite à l'appel public largement annoncé de Schwab, les dons de sang ont augmenté de trois cents pour cent à New York et à San Francisco, les deux centres de l'homosexualité américaine.

Nul autre que Rock Hudson, lorsqu'il a appris qu'il avait le sida, a été pris d'une "rage homosexuelle". Il s'est immédiatement lancé dans une campagne frénétique pour infecter le plus grand nombre de personnes possible, en se concentrant sur les adolescents qui n'avaient aucune idée des dangers auxquels ils étaient confrontés. Dans sa folle détermination à quitter ce monde dans une *Gotterdammerung* sexuelle, Hudson a dû infecter des dizaines, voire des centaines, de jeunes sans méfiance. Aujourd'hui encore, des procès sont en cours contre sa succession, suite à son orgie de peur et de haine.

Alors que les Rock Hudson mouraient de leur lente et agonisante mort, la plupart des Américains les voyaient avec un mélange d'approbation et de mépris. Il n'y avait aucune crainte, car jusqu'à présent, rien n'indiquait que la population en général était en danger.

Cependant, dès le 16 septembre 1983, lors d'une conférence sur la santé à Washington, D.C., la question a été soulevée par le Dr John Grauerholz : "Le SIDA deviendra-t-il une autre peste bubonique ? La conférence a permis de constater que le SIDA "peut être le signe avant-coureur d'une série d'épidémies sacrificielles". Le 26 septembre 1985, le Dr William Haseltine de l'école de médecine de Harvard rapportait que l'on estimait à dix millions le nombre d'Africains infectés par le virus du sida. Cependant, les autorités gouvernementales ont continué à assurer au public que le SIDA était limité à quatre groupes, les homosexuels, les Haïtiens, les utilisateurs de drogues par voie intraveineuse et les Noirs. Comme la plupart des citoyens américains n'entreraient jamais en contact direct avec l'un de ces groupes, une sous-classe fétide qui existait dans son propre monde crépusculaire de saleté et de dégénérescence, il semblait que l'épidémie de SIDA ne deviendrait jamais une menace pour la classe moyenne américaine.

L'agence gouvernementale, le Center for Disease Control d'Atlanta, les héros du grand massacre de la grippe porcine, ont maintenant fait de leur mieux pour tenir le peuple américain dans l'ignorance d'une possible propagation du sida. Ils ont publié des ukases périodiques indiquant que le sida ne pouvait pas être propagé par les insectes, que le sida ne pouvait pas être contracté par un baiser, bien qu'ils aient admis que le virus du sida était présent dans la salive, et d'autres assurances dont la validité scientifique semble avoir été tirée directement des pages des Contes de Grimm. Malgré cela, le CDC a estimé qu'en 1988, un à un million et demi d'Américains seraient infectés par le virus du sida ; il y avait déjà 5890 membres de l'armée américaine qui étaient infectés par le sida. Le Dr David Axelrod, commissaire à la santé de l'État de New York, a solennellement averti que tous ceux qui avaient le virus du sida étaient condamnés : "Pratiquement tous ceux qui sont infectés sont condamnés."

Le Dr John Seale, de Richmond, en Virginie, a présidé une conférence le 11 juin 1987, au cours de laquelle il a déclaré positivement que "le SIDA n'est pas une maladie sexuellement transmissible. C'est une maladie contagieuse qui se transmet également par le sang. Il a dénoncé le Dr Everett Koop, chirurgien général des États-Unis, pour avoir délibérément diffusé des informations sur la maladie, affirmant que Sir Donald Acheson, médecin en chef du Royaume-Uni, le Dr Halfdan Mahler, directeur général de l'Organisation Mondiale de la Santé, le Dr Robert Gallo, de l'Institut national de la santé, et le professeur Viktor Zhdanov, directeur de l'Institut de virologie Ivanovsky à Moscou, se sont joints à lui dans cette campagne de "désinformation scientifique".

Le Dr Seale n'était pas le premier à pointer du doigt le Dr Gallo, scientifique résident de l'Institut national de la santé, qui était réputé pour avoir découvert le virus de l'immunodéficience humaine, le VIH, qu'il affirmait être la cause du sida. Après la découverte de Gallo, le NIH, qui distribue les fonds pour la recherche sur le sida ainsi que pour de nombreuses autres catégories, a systématiquement refusé des fonds à tout scientifique dont les travaux ne confirmaient pas les affirmations de Gallo. Le président Reagan a alors nommé une commission présidentielle spéciale sur le sida, qui devait résoudre le problème. Elle a tenté de le faire en se réunissant dans le plus grand secret, et en se réunissant sans quorum, de sorte qu'aucune note ne puisse être prise sur les travaux. L'amiral James D. Watkins était à la tête de ces réunions, qui ont fait l'objet de nombreuses critiques, simplement parce que le public américain voulait savoir ce qui était accompli.

Le Dr Peter Duesberg, professeur de virologie à l'université de Californie à Berkeley, est l'un des chercheurs qui a dû entrer en conflit avec le Dr Gallo à propos de la controverse sur le "VIH". Duesberg est également membre de l'Académie nationale des sciences. Il a été amené à travailler dans le propre laboratoire de Gallo grâce à une bourse de recherche. Après avoir étudié le VIH dans le même laboratoire où Gallo avait prétendu avoir fait ses découvertes monumentales, le Dr Duesberg a conclu que le virus VIH ne répondait pas aux critères standards exigés d'un agent pathogène. Il a publié ses conclusions dans la revue médicale *Cancer Research* en mars 1987 et s'est contenté d'attendre que le Dr Gallo justifie ses conclusions. Le Dr Gallo et le rédacteur en chef de *Cancer Research*, le Dr Peter McGee, ont tous deux été stupéfaits de constater que le Dr Gallo n'a pas répondu, ni à l'époque ni dans les mois qui ont suivi. Le Dr Gallo a également refusé de répondre aux appels téléphoniques visant à susciter une réaction aux conclusions de Duesberg. Apparemment, il s'agissait de l'une de ces fameuses "recherches" de type "fait ou fiction" dans le cadre desquelles le Dr Gallo avait prétendu identifier le virus HIV comme étant la seule cause du SIDA. Ce genre de chose se produit plus souvent qu'on ne le pense dans le monde universitaire et scientifique, qui est criblé de jalousies mesquines, de tromperies calculées et de refus de financement à quiconque pourrait exposer ses fausses recherches. Comme nous l'avons déjà mentionné, la plupart des scientifiques, lorsqu'on leur demande leurs notes de recherche, répondent généralement qu'elles ont été "accidentellement brûlés". On ne sait pas si quelqu'un a déjà vu les travaux du Dr Gallo sur l'isolement du virus VIH. Cependant, il a depuis décidé d'interrompre toute autre étude sur le virus VIH.

Le Dr Harvey Baily, directeur de recherche de la revue médicale *Bio/Technology,* avait organisé un atelier à la Maison Blanche sur le sujet "Comment le VIH cause-t-il le sida?" Il devait être animé par Jim Warner, un analyste principal de la politique intérieure à la Maison Blanche. Il était prévu que le Dr Gallo assiste à cette conférence et présente des preuves de ses affirmations. Warner était déjà devenu très sceptique à l'égard de Gallo après avoir examiné les conclusions du Dr Duesberg. Mais Gallo n'est jamais apparu. Au lieu de cela, la conférence de la Maison Blanche, qui était prévue pour le 19 janvier 1988, fut brusquement annulée sans explication. Des centaines de millions de dollars continuent d'être accordés chaque année pour poursuivre l'affirmation discutable de Gallo selon laquelle le virus VIH cause le SIDA. Cependant, aucun fonds n'est accordé à ceux qui souhaitent contester ses affirmations.

Le Dr Duesberg a vécu des expériences intéressantes depuis qu'il a défié sans le savoir l'un des plus grands scientifiques bureaucratiques du pays. Le Comité présidentiel sur l'épidémie du virus VIH l'a invité à une réunion spéciale à New York, qui a été couverte par l'écrivain scientifique Katie Leishman du *Wall Street Journal.* Un membre du personnel de cette réunion a admis que Duesberg avait été invité à comparaître "pour le discréditer".

Cet objectif a été contrecarré lorsqu'aucun des membres de la Commission présidentielle n'a pu répondre aux conclusions du Dr Duesberg. Ils se sont consolés en le réprimandant sévèrement pour avoir contesté le travail de Gallo. Le Dr William Walsh, président du Projet Espoir et éternel porte-drapeau des valeurs de l'establishment, a vivement recommandé à Duesberg de ne pas semer la confusion dans l'esprit du public. Ne confondez pas les pauvres gens qui souffrent de cette maladie. Duesberg était lui-même troublé par cette approche, car il n'avait jamais cherché à troubler qui que ce soit. Il avait simplement suivi une approche scientifique qui discréditait le scientifique principal du gouvernement. Si cela a perturbé une commission présidentielle, dont la seule fonction semblait être de protéger le Dr Gallo, cela ne pouvait guère être la faute du Dr Duesberg. Comme nous l'avons commenté, l'imbroglio tout entier est typique de ce qui passe pour un travail scientifique sérieux en Amérique.

Mme Leishman a qualifié l'épisode d'"orthodoxie instantanée qui résiste à la révision".

Entre-temps, en raison de l'absence de véritable vérification scientifique d'une cause unique, un certain nombre de théories sur l'origine du sida ont vu le jour. Celles-ci vont de la suggestion mentionnée précédemment selon laquelle il s'agirait d'une nouvelle variation du spirochète de la syphilis, à une variation du virus de l'hépatite, endémique depuis quelques années, en passant par sa parenté avec le virus Epstein-Barr, membre de l'Herpes Viradae. Il s'agit probablement du virus humain le plus largement répandu aujourd'hui, qui touche environ 95% de la population mondiale. Il est généralement transmis par la salive. Les jeunes l'attrapent sous forme de mononucléose infectieuse ; ses conséquences comprennent l'hépatite et la splénomégalie, avec des complications du syndrome de Reye, du syndrome de Guillain-Barré, de la paralysie de Bell, ainsi que de la fièvre et de la fatigue chroniques. Ses effets sont souvent confondus par les médecins avec la sclérose en plaques, la maladie de Hodgkins, la leucémie et le lupus.

Le Dr Stephen Caizza, de New York, est l'un de ceux qui identifient le SIDA comme la dernière manifestation de la syphilis, une détermination logique, étant donné qu'elle se produit fréquemment chez les homosexuels et les prostituées aux mœurs très légères. Au cours du premier trimestre de 1987, les cas de syphilis enregistrés ont augmenté de 23%, la plus forte hausse en dix ans. Le Dr Peter Duesberg est tellement positif qu'il a proposé de se faire injecter publiquement le virus du sida. Chuck Ortleb exprime un autre concept très répandu, à savoir que le sida n'est qu'une variante du syndrome de fatigue chronique, le syndrome d'Epstein-Barr, qui est maintenant répandu dans le monde entier. D'autres chercheurs sont certains que le SIDA n'est qu'une conséquence supplémentaire du grand massacre de la grippe porcine, lorsque la population s'est vu injecter le vaccin contre la "grippe porcine".

Des corrélations entre le sida et la véritable "grippe porcine", c'est-à-dire une version de cette maladie qui a été observée chez les porcs, ont maintenant été établies. D'autres chercheurs ont mis en cause une variation plus spectaculaire ou accidentelle d'un sérum d'hépatite qui a été largement diffusé il y a quelques années. Cependant, aucune de ces théories ne peut être comparée en valeur narrative avec la théorie du "singe vert".

Selon cette théorie, qui a longtemps été une explication favorite avancée par le groupe de propagande du gouvernement, le Center for Disease Control, une tribu de petits singes verts erre depuis des années en Afrique centrale. N'ayant guère peur des humains, ils se sont souvent égarés dans les villages indigènes. Ces singes verts portent dans leur sang un type de virus du SIDA, contre lequel ils semblent être immunisés. Cependant, les petits singes verts ont soit mordu des femmes indigènes, soit eu des relations sexuelles avec elles, selon l'histoire que vous voulez croire. Le système des femmes indigènes a alors activé le virus du sida, et a ensuite infecté leurs maris, qui sont ensuite allés à Haïti, où ils ont été payés pour se prostituer par des membres de la population homosexuelle américaine qui se rendaient fréquemment à Haïti pour s'amuser. Ces homosexuels sont ensuite retournés à New York, infectant la communauté new-yorkaise, et se sont rendus à San Francisco, où ils ont propagé la maladie sur la côte ouest. Ce scénario aurait eu lieu en quelques semaines, du singe vert aux homosexuels mourant du sida à San Francisco ; cependant, la plupart des chercheurs pensent qu'il a fallu plusieurs années pour que la maladie atteigne son stade épidémique actuel.

La réponse à l'épidémie de SIDA a été rendue difficile par le fait qu'elle était limitée aux homosexuels, aux noirs pauvres et aux utilisateurs de drogues par voie intraveineuse, qui étaient connus sous le slogan "Rien de dégénéré ne m'est étranger". La maladie s'est répandue au moment même où le mouvement homosexuel devenait une force politique puissante. S'alliant aux Noirs, les homosexuels militants à toutes fins utiles ont pris le contrôle du parti démocrate, au grand désarroi des hétérosexuels actifs comme le sénateur Teddy Kennedy. Les chefs traditionnels du parti démocrate commençaient à craindre que la publicité sur le SIDA ne vienne du parti républicain, qui pouvait se faire passer pour "le parti de la normalité sexuelle". Il ne fait aucun doute que la conquête du parti démocrate par les wackos, qui l'ont arraché à son contrôle mafieux de longue date, a été une bénédiction pour les républicains. Le résultat a été que les Démocrates se sont battus désespérément pour garder le SIDA dans le placard, en luttant contre toute proposition de dépistage du SIDA ou d'autres mesures gouvernementales pour contrôler sa propagation. À San Francisco, un plan de fermeture des bains publics, les plus célèbres bordels homosexuels du pays, avait été élaboré par certains des homosexuels les plus effrayés, qui avaient déjà vu leurs "amants" dépérir et mourir de la maladie. Leur suggestion a été accueillie par un chœur d'indignation de la part des homos purs et durs, qui ont été loyalement soutenus par les dirigeants politiques de San Francisco. Il était établi depuis longtemps que le vote homosexuel constituait désormais le vote décisif nécessaire à la victoire, à San Francisco, et ils n'étaient pas près d'abandonner leur pouvoir politique. Au niveau national, les efforts du gouvernement pour lutter contre le sida se sont limités à des programmes pathétiques et risibles de distribution gratuite de préservatifs et de seringues aux marginaux suicidaires parmi les dégénérés. En fait, par ces tactiques, les agences gouvernementales elles-mêmes sont devenues des commanditaires officiels de la dégénérescence homosexuelle et de l'utilisation de narcotiques, une étrange évolution pour les tenants des statuts. Reflétant la nouvelle approche plus éclairée du gouvernement, le fleuriste Bird's, dans la capitale nationale, a célébré la Saint-Valentin en 1988 en offrant un spécial Saint-Valentin, composé d'une douzaine de roses American Beauty, et d'une douzaine de préservatifs. Le paquet, qui s'appelait "The Safe Sex Bouquet", a été reçu avec enthousiasme par la bureaucratie gouvernementale.

Tout au long de cette épidémie, le gouvernement n'a pratiquement rien fait, alors que le sida continuait de se propager. Le Center for Disease Control, dans le sillage de Jimmy Carter, a continué à être dominé par les politiciens démocrates de la vieille école ; toute coopération avec le régime "fasciste" de Ronald Reagan a été refusée. Depuis le début de l'épidémie de SIDA, le Center for Disease Control a mené une action d'arrière-garde désespérée pour dissimuler ou minimiser l'épidémie. Au cours de l'été 1985, les autorités du CDC ont catégoriquement refusé de considérer les poux de tête ou du pubis comme des transmetteurs possibles du virus du sida. Les membres du personnel du CDC ont rejeté l'idée avec horreur, en zozotant que la notion même était "impraticable" et "effrayante". En fait, il est bien connu que de nombreux virus sont portés par des insectes, en particulier les arbovirus, les "arthpod-borne-virus" ; quelque cinq cents de ces arbovirus ont maintenant été identifiés. Certains chercheurs sont certains que la punaise des lits est l'un des principaux porteurs du virus du SIDA, qui se répand si rapidement dans toute l'Afrique ; la punaise des lits se trouve dans presque toutes les huttes africaines. Les scientifiques pensent maintenant que les moustiques, la mouche tsé-tsé, la fourmi lionne et les coléoptères noirs pourraient également transmettre le virus du sida en Afrique. Ceci offre une explication rationnelle à la propagation rapide du sida dans de nombreux pays africains. Aucun de ces insectes ne peut être trouvé dans tous les pays africains, mais un ou plusieurs sont présents en grand nombre dans toutes les régions d'Afrique.

En 1900, le Dr Walter Reed a prouvé que le moustique Aedes aegypti était le vecteur de la fièvre jaune. On sait maintenant que certains singes sont porteurs d'un virus de type sida, mais comme l'a découvert le Dr Duesberg, le virus HIV, auquel le Dr Gallo du NIH attribue la responsabilité exclusive de l'infection par le sida, n'est présent que dans environ la moitié des cas de sida, un facteur que le Dr Gallo s'abstient d'expliquer. La question est de savoir quel est l'agent infectieux dans l'autre moitié des cas de SIDA, ou comme l'affirme le Dr Duesberg, le virus HIV n'est l'agent infectieux dans aucun d'entre eux. Si c'est le cas, alors les programmes gouvernementaux massifs de dépistage de la présence du virus VIH sont une fraude de plusieurs millions de dollars et explore de fausses pistes.

Bien que le Center for Disease Control continue d'insister sur le fait que la pauvreté, l'environnement et les insectes n'ont absolument rien à voir avec la transmission du SIDA, une annonce est parue en mai 1987 dans le magazine *Science,* demandant un entomologiste de recherche qui étudierait "le rôle possible de la morsure des anthropodes dans la transmission du virus de l'immunodéficience humaine (SIDA)". Postulez au Centre de contrôle des maladies.

Les chercheurs continuent de courir le risque d'offenser les théories préconçues sur le sida. Lorsque l'Institut de médecine tropicale a présenté les résultats des recherches qu'il y avait menées et qui indiquaient qu'il existait un lien arboviral avec le sida, l'Université du Michigan, sous la pression considérable du Centre de contrôle des maladies, a rapidement coupé tous ses financements. À Oxford, le 25 août 1986, le professeur Jean-Claude Cermann de l'Institut Pasteur de Paris rapporte que le SIDA a été découvert chez des insectes africains ; le virus a été isolé chez des moustiques, des cafards, des fourmis et des mouches tsé-tsé. Ceci était en contradiction directe avec les affirmations du CDC selon lesquelles le virus du SIDA ne pouvait pas être transporté par les moustiques ou tout autre insecte.

Le médecin californien Bruce Halstead déclare que la médecine moderne n'a pas de remède contre le sida, le cancer ou les maladies dues aux radiations. Il souligne également que ses recherches établissent que le virus du sida est capable de mille milliards de mutations. Entre-temps, les patients atteints du sida qui sont traités par des oncologues (spécialistes du cancer) meurent à un rythme beaucoup plus rapide que les patients atteints du sida qui sont traités par des méthodes holistiques. Beaucoup d'entre eux surprennent les statisticiens médicaux en survivant plus longtemps que les deux ans alloués après le diagnostic de la maladie. Un patient de quarante ans de San Francisco, Dan Turner, est aujourd'hui la plus ancienne victime du sida. Il dit avoir été infecté lors d'un voyage à New York en juin 1981, et le 12 février 1982, il a été informé par un médecin qu'il avait attrapé un "cancer gay", après avoir développé les symptômes indubitables du sarcome de Kaposi. Il avait suivi un régime de vitamine C, d'aliments naturels, de méditation, d'acupuncture et d'haltérophilie.

Le docteur Laurence Badgley, dans son travail de pionnier, *Healing AIDS Naturally*,[22] propose un certain nombre de traitements, dont l'un a montré de bons résultats avec un régime végétarien composé de légumes, de vitamines, d'herbe de blé, de jus et d'herbes, accompagné de huit ou neuf gousses d'ail crues chaque jour.

Pendant que le gouvernement joue du violon, le public américain continue de brûler à l'idée d'être infecté par le sida, une maladie mortelle. Les arbitres des matchs de boxe et d'autres sports sanguins portent désormais des gants médicaux, pour éviter d'être infectés par les éclaboussures de sang des participants. Les fonctionnaires du tribunal portent des vêtements de protection tels que des gants et des masques chirurgicaux lorsqu'ils sont obligés de comparaître devant un tribunal avec des victimes du sida malades. Ces tenues suscitent la rage et l'horreur des défenseurs des libertés civiles, qui affirment que ces techniques de protection créent une "atmosphère néfaste" pour les malades du sida. Comme il est probablement déjà mourant, l'argument semble discutable.

Le fait établi que, dès le départ, l'épidémie de sida était confinée aux groupes bien identifiés d'homosexuels, d'Haïtiens, de toxicomanes par voie intraveineuse et de Noirs, a également créé une fureur à l'American Civil Liberties Union, un précepte de la société égalitaire étant qu'une maladie ne doit pas être aussi

---

[22] *Guérir naturellement du sida.* Ndt.

fanatique dans le choix de ses victimes. Dans les prisons de l'État de New York, de 1984 à 1986, le nombre de victimes du sida était de 45% d'hispaniques, 43% de noirs, dont 97% étaient des toxicomanes par voie intraveineuse *(New York Times,* 7 février 1988).

Cet auteur ayant précédemment établi dans *The Curse of Canaan* que l'homosexualité, depuis l'époque de Canaan lui-même jusqu'à nos jours, a eu ses origines dans la pollution de la race racine originelle, la confusion de l'identité sexuelle étant une conséquence directe de la confusion de l'identité raciale qui en résulte, Il n'est pas surprenant de trouver dans le livre utile de Joy Schulenberg, *Complete Guide to Gay Parenting*, Doubleday 1985, que les couples "gays" blancs adoptent presque exclusivement des enfants noirs. C'est injuste pour les adoptés noirs qui, sans que ce soit leur faute, seront alors exposés à la possibilité de contracter le SIDA de l'un ou l'autre de leurs parents adoptifs "gays". Il semblerait que les blancs "gays" ne veulent pas exposer les autres blancs aux dangers du "mode de vie alternatif".

CHAPITRE 7

LES ENGRAIS

Un des grands changements survenus dans notre monde au cours des cinquante dernières années a été la "révolution verte", la révolution dite agricole dans de nombreuses régions du Tiers-Monde. Cette révolution était censée faire entrer rapidement les pays du Tiers-Monde dans le vingtième siècle et leur permettre de rivaliser sur un pied d'égalité avec les nations occidentales les plus avancées. Alors que le XXe siècle s'enfonce dans l'histoire, il est évident que cet objectif n'a pas été atteint. Les pays d'Asie et d'Amérique latine offrent davantage de concurrence dans la production de produits finis à un coût de main-d'œuvre beaucoup moins élevé, mais dans l'agriculture, malgré le fait que de vastes nouveaux marchés ont été créés pour les opérations chimiques de Rockefeller, la réduction de la pauvreté, qui était censée être l'objectif de la "révolution verte", reste une chimère. En fait, les régions du monde qui ont longtemps été marquées sur les cartes comme étant "non développées" n'avaient aucune indication du fait qu'il s'agissait d'un mot de code pour "inexploité", c'est-à-dire non encore exploité par les conspirateurs internationaux rapaces. Le seul intérêt réel des financiers est de développer des marchés pour leurs produits qui peuvent rapporter un profit. Comme la plupart des pays du Tiers-Monde ne sont pas en mesure de payer les marchandises, un système complexe a été mis en place, dans lequel le contribuable américain envoie de l'"aide" au Tiers-Monde. Il travaille dans une usine pour fabriquer un tracteur ; le tracteur est ensuite envoyé en Bolivie, puis un paiement pour celui-ci est extorqué sur le salaire de l'ouvrier. Un autre raffinement est un système par lequel les banques américaines ou internationales "prêtent" l'argent à ces pays afin qu'ils puissent payer les marchandises ; le système de la Réserve Fédérale "garantit" ensuite ces prêts irrécouvrables avec les fonds des contribuables américains. Une fois de plus, le travailleur se fait extorquer l'argent de son salaire pour couvrir le coût des biens qu'il produit. Les auteurs de la Constitution n'ont jamais envisagé une telle évolution, de sorte que lorsque le travailleur invoque la Constitution pour se libérer de l'extorsion, le juge le jette avec indignation en prison pour témoignage "non pertinent" et "déroutant". Le monde est désormais un archipel du goulag, dirigé par les sous-fifres impitoyables du conglomérat Rockefeller-Rothschild. Ses dieux sont l'argent et le pouvoir ; son seul ennemi est l'avocat de la liberté.

Le héros actuel des intérêts des Rockefeller est Norman Borlaug, qui a reçu le prix Nobel de la paix en 1970. Fermier de l'Iowa, Borlaug avait été envoyé au Mexique par les intérêts Rockefeller en 1944 pour développer de nouveaux types de céréales. Au cours de ses expériences là-bas, il a croisé 60 000 espèces de blé différentes, ce qui a abouti à la création d'une race de nains, de nains doubles et de nains triples entièrement tropicaux en 1964. Ce fut ce qu'on a appelé "la révolution verte". Le "super-blé" qui en a résulté a produit de plus grands rendements, mais cela a été fait en "fertilisant" le sol avec d'énormes quantités d'engrais par acre, l'engrais étant le produit des nitrates et du pétrole, des produits contrôlés par les Rockefeller. D'énormes quantités d'herbicides et de pesticides étaient également utilisées, créant ainsi des marchés supplémentaires pour l'empire chimique des Rockefeller. En fait, la "révolution verte" n'était qu'une révolution chimique. À aucun moment, on ne pouvait s'attendre à ce que les nations du Tiers-Monde paient pour les énormes quantités d'engrais et de pesticides chimiques. Le système d'"aide étrangère" déjà en place s'en chargeait.

Les intérêts des Rockefeller ont également envoyé Robert Chandler aux Philippines pour développer un "riz miracle" ; le résultat a été un riz qui a utilisé trois fois la quantité d'engrais précédente. Ce riz est arrivé à maturité en quatre mois au lieu des six mois précédents, produisant trois récoltes par an au lieu de deux. Lorsque deux groupes de riches entrepreneurs philippins ont commencé à se disputer les retombées locales des bénéfices du "riz miracle", les Rockefeller ont décidé d'évincer un groupe, celui des Marcos, pour le remplacer par la faction Aquino, qui avait des liens étroits avec la Chase Manhattan Bank, et sur laquelle on pouvait compter pour payer les intérêts des prêts. Comme d'habitude, la "philanthropie" de Rockefeller est étroitement liée aux marchés, aux profits et au contrôle politique. Les engrais modernes sont une industrie basée sur le pétrole.

À la fin de la Seconde Guerre mondiale, les fabricants de munitions se sont trouvés confrontés à d'énormes stocks de nitrates. En raison de l'instauration de la paix, toujours considérée avec horreur par les fondations philanthropiques, il a fallu trouver de nouveaux marchés, et rapidement, pour ces produits. L'azote et les nitrates étaient des ingrédients clés dans la fabrication des bombes et des obus. Un marché comparable en temps de paix devait être développé. Suivant le précepte qu'ils avaient établi après la première guerre mondiale, lorsque les monopoles, confrontés à un énorme stock de chlore résiduel, qui avait été fabriqué à grands frais pour causer des souffrances et des morts intenses, ont découvert que le seul marché possible était de le vendre aux communautés américaines, qui le verseraient ensuite dans leurs réserves d'eau, il a été décidé en 1945 que le seul débouché pour l'énorme stock de nitrates était de l'inclure dans la chaîne alimentaire, comme engrais.

Le taux croissant de décès par crise cardiaque aux États-Unis depuis cinquante ans a été ingénieusement expliqué par les apologistes du monopole médical comme une illustration supplémentaire du "fait" que les Américains vivent plus longtemps, leur âge avancé les rendant plus vulnérables aux maladies "dégénératives" telles que le cancer et les troubles cardiaques. C'était la dérobade habituelle de l'establishment médical, qui ignorait commodément les avancées importantes du mode de vie américain. Pendant plusieurs années au cours du XIXe siècle, des épidémies de choléra et de fièvre typhoïde ont dévasté les habitants des grandes villes américaines, ces épidémies étant dues à de mauvaises conditions sanitaires et à la contamination de l'approvisionnement en eau. Lorsque les monopoles ont déversé leur excès de chlore dans les réserves d'eau après la Première Guerre mondiale, le résultat a été largement salué comme ayant mis fin aux épidémies de choléra et de fièvre typhoïde. En fait, la chloration n'était pas responsable de cette évolution. La fièvre typhoïde était en grande partie due à la contamination des rues des villes par de grandes quantités de crottes de cheval, qui s'accumulaient et attiraient les mouches.

Lorsqu'il pleuvait, cette contamination était rejetée dans l'eau. Avec l'avènement de l'automobile et la disparition des chevaux des rues des villes comme principal moyen de transport, la fièvre typhoïde a disparu presque du jour au lendemain. Cela s'est produit dans les années 1920, lorsque les automobiles ont remplacé les chevaux dans les rues.

Le déversement de ce matériel de guerre dans notre approvisionnement en eau a eu un effet imprévu. Il a provoqué une nouvelle épidémie, une épidémie de crises cardiaques. Le chlore présent dans l'eau s'est combiné aux graisses animales de l'alimentation pour former un amalgame chimique, qui a ensuite formé une substance gommeuse dans les artères ; cela a créé une condition médicale appelée athérosclérose. L'accumulation de cette substance gommeuse dans les artères a progressivement perturbé la circulation du sang, fermant finalement les principales artères du cœur et provoquant des crises d'angine de poitrine et des infarctus du myocarde. Là encore, une apparente "avancée" en matière d'hygiène s'est avérée être une autre aubaine pour le Monopole médical, car les cabinets des médecins étaient remplis d'Américains souffrant de maladies cardiaques.

À la fin de la Seconde Guerre mondiale, les monopolistes ont entrepris un effort concerté pour déverser leurs surplus de nitrates dans la chaîne alimentaire américaine. Des agents de comté dans tous les États-Unis ont été chargés de conseiller aux agriculteurs de leur région d'accroître leur utilisation d'engrais, d'herbicides et de pesticides. Ces conseils ont servi à rendre l'agriculture encore plus intensive en capital, forçant les agriculteurs à aller à la banque pour emprunter plus d'argent, et ouvrant la voie au programme de forcer les agriculteurs individuels à quitter la terre, créant ainsi de grands monopoles agricoles, similaires au Soviet Agricultural Trust. Les agriculteurs ont également emprunté massivement pour acheter des tracteurs coûteux qui fonctionnaient à l'essence, ce qui a considérablement augmenté les revenus des Rockefeller, tout en les privant de l'engrais que leurs chevaux leur fournissaient auparavant. Ce n'est pas un hasard si les banques, qui ont si allègrement accordé les prêts nécessaires aux agriculteurs qui suivaient fidèlement les instructions des agents de leur comté, étaient des banques qui recevaient leurs fonds du système de la Réserve Fédérale. Ce monopole de l'argent et du crédit de la nation avait été planifié lors d'une réunion secrète de conspirateurs sur l'île de Jekyl, en Géorgie, en novembre 1910, réunion présidée par le sénateur Nelson Aldrich, dont la fille avait récemment épousé John D. Rockefeller, Jr.

La valeur nutritionnelle des aliments cultivés dans un sol fortement fertilisé et le fait que ces aliments subissent ensuite un "traitement" intensif pour les rendre plus pratiques pour l'entreposage, le transport et la vente au détail à grande échelle ont été occultés par le monopole médical. Une voix de protestation s'est fait entendre lorsque le Dr H. M. Sinclair, nutritionniste de renom et directeur du laboratoire de nutrition humaine du Magdalen College d'Oxford, a prononcé un discours à l'occasion de la Journée mondiale de la santé de 1957, qui a été reproduit dans le *British Medical Journal* du 14 décembre 1957. Le Dr Sinclair a rappelé que dès ses premiers jours d'étudiant en médecine, "mes professeurs cliniciens ne pouvaient pas répondre à la question de savoir pourquoi l'espérance de vie de l'homme d'âge moyen de ce siècle n'est guère différente de ce qu'elle était au début de ce siècle, ou même il y a un siècle. Cela signifie qu'en dépit des grands progrès de la médecine - la pneumonie presque abolie, la tuberculose relativement rare, les magnifiques progrès de la chirurgie, de l'endocrinologie et de la santé publique - un homme d'âge moyen ne peut pas espérer vivre plus de quatre ans de plus qu'il ne le pouvait il y a un siècle - et, en fait, en Écosse, l'espérance de vie est maintenant en fait en baisse."

En 1893, un chimiste agricole allemand, le Dr Julius Hensel, a écrit dans son livre *Bread From Stones* : "L'agriculture est entrée dans le signe du cancer... nous ne pouvons pas être indifférents au type de cultures que nous cultivons pour notre alimentation ou aux substances avec lesquelles nos champs sont fertilisés. Il ne suffit pas que de grandes quantités soient récoltées, mais cette grande quantité doit aussi être de bonne qualité. Il est incontestable qu'une simple fertilisation avec de la marne, c'est-à-dire avec du carbonate de chaux, peut donner un rendement si important qu'un homme est enclin à toujours se contenter de marne, mais avec une telle fertilisation unilatérale, lentement mais sûrement, des effets néfastes de toutes sortes se développent, ce qui a donné naissance à l'axiome de l'expérience : "La fertilisation avec de la chaux fait des pères riches mais des fils pauvres." Comme notre farine fine actuelle, débarrassée du son, est presque entièrement dépourvue de nutriments, nous n'avons pas à nous étonner du grand nombre de maladies modernes. Cela a été écrit en 1893, avant que les intérêts des Rockefeller n'inondent le monde de leurs engrais à base de pétrole.

Pour contrecarrer le nombre croissant d'aliments inertes et carencés, les serviteurs du Monopole médical ne sont pas restés inactifs. Tout en menant des guerres d'usure contre les principaux partisans d'une meilleure nutrition, la Food and Drug Administration et l'American Medical Association ont vaillamment défendu l'utilisation des engrais chimiques. Le magazine de l'AMA, *Today's Health*, largement diffusé et que l'on trouve dans toutes les écoles et bibliothèques publiques, en septembre 1958, déclarait : "Des recherches approfondies menées par le gouvernement fédéral ont montré que la valeur nutritionnelle des cultures n'est pas affectée par le sol des engrais utilisés... Alexis Carrel, de la Fondation Rockefeller, qui écrivait : "Les engrais chimiques, en augmentant l'abondance des récoltes sans remplacer tous les éléments épuisés du sol, ont indirectement contribué à modifier la valeur nutritive des céréales et des légumes. Les poules ont été obligées par le régime alimentaire et le mode de vie artificiels, d'entrer dans les rangs des producteurs de masse. La qualité de leurs œufs n'a-t-elle pas été modifiée ? On peut se poser la même question à propos du lait, car les vaches sont désormais confinées dans l'étable toute l'année et sont nourries avec des provendes fabriquées. Les hygiénistes n'ont pas suffisamment prêté attention à la genèse des maladies. Leurs études des conditions de vie et de l'alimentation, ainsi que de leur effet sur l'état physiologique et mental de l'homme moderne, sont superficielles, incomplètes et de trop courte durée."

Malgré les affirmations des chercheurs du gouvernement, l'importance du sol est démontrée par le fait que la proportion de fer dans la laitue peut varier de 1 mg pour cent à 50 mg pour cent, selon les conditions du sol dans lequel elle est cultivée. Le Moyen-Orient a longtemps été connu comme "la ceinture des goitres", en raison d'une carence généralisée en iode dans le sol. Les îles britanniques, qui ont été fortement cultivées pendant près de deux mille ans, présentent de telles carences en minéraux dans le sol que les Britanniques sont connus dans le monde entier pour leurs mauvaises dents.

Le système actuel de chimie agricole a été créé par le Dr Justus von Liebig, un professeur de chimie allemand qui a suggéré que des minéraux soient ajoutés au sol et des acides ajoutés pour les rendre plus disponibles pour les plantes. L'agriculture chimique utilise des produits chimiques solubles qui sont soit acides soit basiques, leur effet final étant d'acidifier le sol, tandis que l'utilisation de minéraux chimiques rend le sol inutile. Il a été suggéré que nous vivons toujours sur les bénéfices conférés par la dernière ère glaciaire, et que la seule façon de reminéraliser le sol est de subir une autre ère glaciaire, comme cela s'est produit précédemment environ tous les 100 000 ans.

Le Dr W. M. Albrecht, président du département des sols de l'école d'agriculture de l'université du Missouri, déclare : "Bien que l'on ait longtemps cru que la maladie était une maladie qui nous était infligée de l'extérieur, on reconnaît de plus en plus qu'elle peut provenir de l'intérieur en raison de carences et d'une incapacité à se nourrir complètement. Une meilleure connaissance de la nutrition révèle un nombre croissant de cas de maladies carentielles. Celles-ci ont tendance à être retracées, non seulement dans les réserves de l'alimentation et du supermarché où le budget familial peut les fournir, mais un peu plus loin, et plus près de leur origine, à savoir la fertilisation du sol, point de départ de toute la production agricole. Ces cas de plus en plus nombreux de carences renforcent la vérité de ce vieil adage qui nous dit qu'"être bien nourri, c'est être en bonne santé".

Beaucoup des nouvelles maladies étranges qui sont apparues pour nous tourmenter ces dernières années ont une origine nutritionnelle. Le Dr Josephson identifie la myasthénie grave comme un trouble endocrinien résultant d'une carence en manganèse, qui peut être causé soit par une assimilation défectueuse du manganèse, soit par un métabolisme défectueux. Le besoin d'engrais chimiques peut être dû à un défaut de longue date dans la méthode de culture, l'utilisation de la charrue à versoirs. Edward H. Faulkner, professeur à l'université de l'Oklahoma, a découvert que la charrue à versoirs détruisait la fertilité du sol. Il a contrecarré cet effet en déversant de l'engrais vert à la surface et en éliminant la charrue, un instrument qui prend en sandwich pratiquement tout l'engrais vert (matière végétale en décomposition et résidus végétaux trouvés à la surface du sol) à quelque six à huit pouces sous la surface, où il forme une barrière à l'eau, qui devrait remonter de la nappe phréatique. Les six pouces supérieurs deviennent alors secs, car l'action capillaire du mouvement de l'eau est bloquée. Les plantes cultivées sur ce sol appauvri par les charrues attirent les insectes, tandis que leur teneur en vitamines et minéraux est réduite. Les plantes deviennent malades et meurent.

Voyant ce résultat, l'agriculteur décide alors que le problème est le manque de certains éléments dans le sol, sans réaliser que c'est la charrue qui a entravé l'action capillaire de l'eau dans le sol. Il devient alors un client prêt à recevoir de grandes quantités d'engrais chimiques. L'un des principaux producteurs de ces engrais était l'American Agricultural and Chemical Company, contrôlée par Rockefeller. Il n'est pas surprenant que l'un de ses directeurs, John C. Traphagen, ait également été directeur de la Banque de la Réserve Fédérale de New York et de l'Institut de médecine Rockefeller. Il a été président de la Bank of New York et directeur de la Fifth Avenue Bank. Il a également été directeur de Wyandotte Chemicals, Hudson Insurance, Brokers and Shippers Insurance, Caledonian American Insurance, Foreign Bondholders Protective Association, Sun Insurance, Ltd. (l'une des trois principales sociétés Rothschild), Atlantic Mutual Insurance, Eagle Fire Insurance, Norwich Union Fire Insurance, Ltd, International Nickel, Royal Insurance Company, Royal Liverpool Insurance et de nombreuses autres sociétés d'assurance londoniennes, dont la plupart se trouvaient dans l'orbite de Rothschild.

John Foster Dulles, du cabinet d'avocats Sullivan and Cromwell de Wall Street, était également membre du conseil d'administration de l'American Agricultural and Chemical ; il a été le secrétaire d'État d'Eisenhower tandis que son frère Allen était à la tête de la Central Intelligence Agency. Dulles a également été directeur de International Nickel, de la Bank of New York, de l'American Banknote Company (qui a fourni le papier utilisé par la Réserve Fédérale pour imprimer sa monnaie fiduciaire, laquelle était garantie par des obligations en papier) et président du Carnegie Endowment for International Peace, dont Alger Hiss était président, directeur de la New York Public Library, de l'Union Theological Seminary et du New York State Banking Board. Dulles avait été secrétaire à la Conférence de la paix de La Haye en 1907, et avait été le secrétaire de son oncle à la Conférence de la paix de Paris en 1918, Robert Lansing, le secrétaire d'État de Wilson. Dulles a ensuite siégé à la Commission des réparations et au Conseil économique suprême avec Bernard Baruch en 1919 ; il a participé à la Conférence sur la dette de Berlin en 1933, et a été délégué américain aux Nations unies à San Francisco lorsque Alger Hiss a rédigé la Charte des Nations unies en 1945. Dulles et son frère Allen avaient tous deux assisté à une conférence historique avec le baron Kurt von Schroder et Adolf Hitler à Cologne en 1933, lorsque les frères Dulles assurèrent à Hitler que les banquiers de Wall Street lui avanceraient l'argent nécessaire pour lancer son régime nazi en Allemagne.

George C. Clark des banques d'affaires Clark and Dodge, John R., était également membre du conseil d'administration d'American Ag & Chem. Dillon, président de la société Unexcelled Chemical Company, Lone Start Cement, et était également un magnat du théâtre, directeur des théâtres nationaux, Twentieth Century Fox, Skouras Theatres, et également un magnat de l'aviation, en tant que directeur de Curtiss-Wright et Wright Aeronautical ; le banquier Robert Stone, associé de Hayden Stone, directeur de la Mesabi Iron Ore and Island Greek Coal Company de Rockefeller, de la Punta Alegre Sugar

Company, U.S. Envelope, de la société John P. Chase, de la société de navires à vapeur de Philadelphie et Norfolk, de la société Amoskeag et de la société William Whitmore.

Un autre membre d'Ag & Chem était Elliott V. Bell, qui était également directeur de l'American Cancer Society. Il avait été rédacteur financier pour le *New York Times* de 1929 à 1939, ce qui lui a permis d'entrer dans les plus hauts cercles financiers. Il devient conseiller économique de Thomas Dewey en 1940, surintendant des banques pour l'État de New York de 1947 à 1949, directeur de McGraw Hill, rédacteur en chef du magazine économique *Business-week,* directeur de la Rockefeller's Chase Manhattan Bank, de la New York Life, de la New York Telephone Company, de la Tricontinental Corporation, de Revere Copper and Brass et d'autres entreprises. Il a également été nommé au comité de financement de la sécurité sociale pour HEW, et administrateur de la Fondation John S. Guggenheim, de la Fondation Roger Straus. Sa fille, Mme Thomas Hoving, est une personnalité mondaine de premier plan à New York, l'une des "beautiful people", l'expression concacrée.

L'utilisation d'engrais chimiques a entraîné une baisse constante de la teneur en protéines des légumes, de l'ordre de 10% par an.

Cependant, l'effet le plus dangereux, et la cause probable de nombreuses maladies induites par la nutrition, était le fait que les engrais chimiques réduisaient la quantité de potassium dans le sol, tout en augmentant la quantité de sodium. Le potassium et le sodium sont les chefs de file des deux groupes électriquement opposés. Le potassium inactif dans le système précipite les maladies, en particulier le cancer. L'augmentation du sodium peut expliquer l'augmentation spectaculaire de l'incidence de l'hypertension artérielle dans l'ensemble des États-Unis, car notre population ingère des quantités de plus en plus importantes de sodium provenant d'aliments cultivés dans des sols fertilisés chimiquement, tout en souffrant simultanément des effets de la baisse constante des niveaux de potassium dans le système humain. Le potassium est particulièrement nécessaire à la régulation du rythme cardiaque ; son absence dans l'organisme rend le système sujet à des crises cardiaques soudaines.

Les nutritionnistes pensent aujourd'hui que l'utilisation d'engrais chimiques dans le sol est à l'origine de soixante-dix pour cent de l'anémie des citoyens des États-Unis, car ces engrais ne remplacent pas le fer dans le sol, en fait mais l'éliminent. L'utilisation d'engrais chimiques a également accéléré la domination de l'approvisionnement mondial en céréales par de grandes entreprises étroitement liées aux intérêts de Rockefeller. En 1919, le plus grand producteur de céréales au monde était la Montana Farming Corporation. À cette époque, le blé se vendait à un prix garanti de 2,20 dollars le boisseau et la moissonneuse-batteuse engrangeait d'énormes bénéfices. Le conseil d'administration du Montana était dirigé par J. P. Morgan, dont les vastes intérêts dans le secteur bancaire, l'acier et les chemins de fer ne laissaient rien présager de son désir de devenir agriculteur ; Morgan siégeait au Conseil consultatif fédéral de la Réserve fédérale, représentant la zone de la banque centrale de New York. Ses associés au conseil d'administration de Montana Farming étaient le banquier de Rockefeller, James Stillman de la National City Bank - deux de ses filles ont épousé deux fils de William Rockefeller ; Francis Hinckley Sisson, vice-président de la banque contrôlée par Morgan, Guaranty Trust - c'est maintenant Morgan Guaranty Trust ; Charles D. Norton, que Morgan a placé comme secrétaire personnel du président Taft pendant la présidence Taft. Norton a été président de la First National Bank de Morgan (qui a ensuite fusionné avec la National City Bank de Rockefeller pour former l'actuel géant bancaire, Citibank). Norton avait été l'un des premiers conspirateurs présents sur l'île de Jekyl pour rédiger secrètement le Federal Reserve Act. Il a été directeur de Montgomery Ward, Equitable Life, ATT, Tidewater Oil, et de la Delaware and Lackawanna Railroad. Il a également été directeur d'un certain nombre d'organisations caritatives préférées de Morgan, de la Croix-Rouge américaine, de la Fondation Russell Sage et du Metropolitan Museum. Charles H. Sabin, directeur de Guaranty Trust, Merchants and Metals National Bank, président de l'Asia Banking Corporation, de l'American Foreign Securities Corporation, des Mackay Companies, du Postal Telegraph et de nombreuses autres entreprises, était également membre du conseil d'administration de Montana Farming.

Aujourd'hui, le commerce mondial des céréales est fermement entre les mains de cinq entreprises, Cargill, Continental Grain, Louis Dreyfus, Bunge et Andre. Ces entreprises sont devenues riches et puissantes en suivant la vague des supergrains développés par le Rockefeller Trust. Elles entretiennent des contacts étroits avec ces intérêts et les intérêts bancaires des Rockefeller, en s'appuyant principalement sur le réseau international de la Chase Manhattan. Ces entreprises ont également profité du développement de semences hybrides, notamment de maïs, par la Fondation Rockefeller. D'un point de vue commercial, l'attrait des hybrides est qu'ils ne peuvent pas se reproduire. Par conséquent, l'agriculteur doit avancer l'argent nécessaire pour acheter chaque année une nouvelle quantité de semences hybrides. Les semences hybrides présentent un autre grand attrait pour les monopolistes ; elles confèrent à la société mère, qui détient le brevet, un monopole sur cette variété particulière de semences. Nous avons donc le double facteur de la viabilité commerciale et du monopole pour donner aux banques et au complexe chimique une mainmise sur l'agriculteur américain. Les semences hybrides produisent une augmentation moyenne de vingt à trente pour cent de plus par acre, ce qui est un argument de vente important pour l'agriculteur. De même, le "blé miracle" qui a été créé au Centre international d'amélioration du maïs et du blé à El Butan, au Mexique, a permis de développer une variété de blé capable de résister aux pluies torrentielles et aux tempêtes tropicales. Il a été produit en croisant du blé mexicain avec des souches de nains japonais qui avaient des tiges courtes et dures. Le Norin-10, provenant de l'île de Honshu, était à peine suffisant pour résister aux typhons japonais. Il est devenu le type qui a fait de la "révolution verte" une réalité. Après 1960, la station mexicaine lança une longue série de blés, Nanair 60, pour l'année 1960, Pitic 62, Penjamo 62, Sonora 64, Lerma Rojo 64, India 66, Siete Cerros 66, Super X 67, Yecoar 70 et Cajeme 71. Bien qu'ils aient nécessité une fertilisation et une irrigation intensives, ils pouvaient tous prospérer dans les pays tropicaux. Les cinq grands exercent un énorme pouvoir politique et financier en raison de leur énorme flux de trésorerie et parce que de nombreux gouvernements dépendent de leur approvisionnement en nourriture pour maintenir la stabilité politique. Cela a été démontré lors de ce que les historiens appellent aujourd'hui le Grand vol de céréales soviétique en 1972.

Arrangé par Henry Kissinger, longtemps larbin de Rockefeller à la Chase Manhattan Bank, cet accord a permis de renflouer le gouvernement soviétique chancelant, tout en coûtant plusieurs milliards aux contribuables américains. En juillet 1972, l'Union soviétique a acheté du blé aux États-Unis pour tenter de compenser la désastreuse incompétence du système agricole communal soviétique. En 1963, la Russie avait commencé une politique d'achat de blé à l'étranger en achetant 6,8 millions de tonnes au Canada pour 500 millions de dollars. Pour payer les achats aux États-Unis en 1972, l'Union soviétique a été autorisée à couvrir le paiement de la manière suivante : la banque centrale de Hongrie, agissant au nom de l'Union soviétique, a passé un ordre de vente à découvert de 20 milliards de dollars. Le secrétaire au Trésor, John Connally, a alors dévalué le dollar de dix pour cent. L'Union soviétique a gagné 4 milliards de dollars sur sa vente à découvert du dollar, et a payé les céréales.

Michel Sidona, qui avait été profondément impliqué avec les Rothschild et la famille Hambro dans des manipulations financières internationales, a décrit le processus depuis sa cellule de prison, où il a été retrouvé mort par la suite. Dans leur naïveté insondable, les États-Unis ont fourni à l'Union soviétique 4 milliards de dollars, argent qui a sans doute été investi depuis dans la destruction de ses bienfaiteurs ; j'ai commencé à comprendre alors que l'Amérique embrassait sa propre ruine. Je vous le dis, dans toute l'histoire, aucune puissance n'a armé et secouru ses ennemis aussi aveuglément qu'elle."

L'accord soviétique sur les céréales a entraîné une augmentation de vingt pour cent du prix de toutes les denrées alimentaires aux États-Unis. En raison des restrictions imposées par le Congrès sur le transport des céréales par des navires étrangers, une mesure qui avait été adoptée pour aider notre flotte maritime en déclin, les achats soviétiques de céréales en 1972 ont coûté au contribuable américain cinquante-cinq millions de dollars supplémentaires en subventions aux vraquiers. Les transporteurs américains ont expédié le grain pour seize dollars la tonne, alors que les navires étrangers l'auraient transporté pour neuf dollars la tonne.

À ce jour, seuls quelques négociants internationaux en céréales et quelques fonctionnaires soviétiques connaissent le prix des quarante millions de tonnes de céréales que les Soviétiques ont achetées aux États-Unis entre 1971 et 1977. Les fonctionnaires du ministère américain de l'agriculture déclarent qu'ils n'ont aucune trace du prix payé, ni même s'il a été payé. Seul Henry Kissinger le sait, et il ne le dit pas.

Les cinq grands négociants en grains sont également très impliqués dans les manipulations de devises, négociant chaque jour de vastes sommes en contrats à terme sur les devises, car leurs transactions sur les grains provoquent de grandes fluctuations dans l'évaluation des devises mondiales. Grâce à leur connaissance du marché, ils réalisent d'énormes profits, que la valeur des devises augmente ou diminue. Cargill détient aujourd'hui 25% du commerce mondial des céréales ; Bunge d'Argentine en détient 20% ; Continental Grain a commencé ses activités pendant les guerres napoléoniennes, fournissant des céréales aux deux parties ; elle détient 25% du commerce mondial des céréales - l'actuel chef de l'entreprise, Michel Fribourg, possède 90% des actions, avec son fils René ; Michel Fribourg était un citoyen français qui a rejoint l'U.S. Army Intelligence pendant la Seconde Guerre mondiale ; il est ensuite devenu citoyen américain ; André, une famille suisse appartenant à une secte stricte de calvinistes suisses qui sont membres des Frères de Plymouth, une organisation mondiale et très militante ; et Dreyfus, qui détient vingt pour cent du commerce mondial des céréales. Dreyfus est maintenant dirigé par Nathaniel Samuels, qui a fait partie de l'équipe du président Nixon en tant que sous-secrétaire aux affaires économiques. Le président de Bunge, Walter Klein, dont le bureau se trouve au One Chase Manhattan Plaza, à New York, est un responsable politique du Conseil économique et commercial États-Unis/URSS.

CHAPITRE 8

LA CONTAMINATION DE LA CHAÎNE ALIMENTAIRE

L'Académie Nationale des Sciences a récemment estimé que 15% des Américains sont actuellement allergiques à un ou plusieurs produits chimiques. L'étude a souligné que nous sommes exposés à des produits chimiques plus toxiques à l'intérieur de nos maisons que lorsque nous sortons. Les produits chimiques que l'on trouve dans chaque foyer comprennent le benzène, qui provoque la leucémie ; le spray antimites et les boules à mites contenant du para-dichlo-robenzène, dont l'utilisation forme un gaz invisible mais nuisible dans quelque trente millions de foyers américains ; le lindane, un pesticide courant ; le chlordane, utilisé pour lutter contre les termites (le chlordane a fait beaucoup parler de lui ces derniers temps en raison de certaines familles qui sont tombées gravement malades après que leur maison ait été traitée par des exterminateurs de termites professionnels ; un couple a dû déménager et abandonner totalement sa maison, après que les inspecteurs les aient informés qu'il n'y avait aucun moyen de la nettoyer suffisamment des résidus de chlordane pour qu'elle redevienne habitable). Les composés de chloroforme sont beaucoup plus fréquents dans les maisons qu'on ne le pense généralement. L'EPA a constaté que les niveaux de chloroforme à l'intérieur des maisons étaient cinq fois plus élevés qu'à l'extérieur. Les personnes qui prennent des bains chauds à l'intérieur d'un rideau de douche fermé ne savent pas qu'elles inhalent des quantités substantielles de chloroforme provenant de la vapeur. Le chauffage de l'eau libère le chlore contenu dans l'eau fortement chlorée, qui sort alors sous forme de gaz tandis que l'eau chaude provient de la buse. Une douche quotidienne vous garantit un taux de chloroforme élevé. Le formaldéhyde est également présent dans de nombreux foyers sous la forme de plusieurs composés couramment utilisés.

L'ingestion quotidienne de portions infimes de l'un ou de tous ces produits chimiques ménagers contribue au développement de cancers, car ils sont suffisamment toxiques pour devenir cancérigènes par contact quotidien. Toutefois, le Dr A. Samuel Epstein, un éminent spécialiste du cancer de l'Université de l'Illinois, déclare que "la nourriture est la principale voie d'exposition de l'homme aux produits chimiques de synthèse." Jim Sibbinson a estimé que l'Américain moyen ingère chaque année environ 5 kg de produits chimiques dans les denrées alimentaires, c'est-à-dire des produits chimiques si toxiques qu'une fraction d'once peut provoquer une maladie grave ou la mort. Ces produits chimiques sont introduits dans notre chaîne alimentaire sous forme d'additifs, de conservateurs, de colorants, d'agents de blanchiment, d'émulsifiants, d'antioxydants, d'arômes, de tampons, de sprays nocifs, d'acidifiants, d'alcaliseurs, de déodorants, d'humectants, d'agents antiagglomérants et antimousse, d'agents conditionneurs, de curseurs, d'hydrolyseurs, d'hydrogénateurs, d'agents de séchage, de gaz, de diluants, d'épaississants, d'édulcorants, de fortifiants de maturation et d'autres agents.

La plupart des Américains ne savent pas que, sur les plus de cinq mille additifs chimiques présents dans les aliments qu'ils consomment chaque jour, environ un tiers sont connus pour être inoffensifs, un autre tiers est décrit par la Food and Drug Administration comme "gras", un acronyme pour "généralement reconnu comme sûr", et l'autre tiers, près de 2000 produits chimiques, sont utilisés en grande quantité, même s'ils n'ont jamais été testés de manière adéquate pour d'éventuels résultats nocifs. Un effort a été fait pour contrôler l'utilisation de ces produits chimiques par le représentant James J. Delaney de New York, en 1958. Il a introduit la clause Delaney, qui a été promulguée dans la loi. Elle stipule que si un additif alimentaire est considéré comme cancérigène lorsqu'il est ingéré par l'homme ou l'animal, il doit être considéré comme dangereux et ne peut être utilisé.

Le Comité Delaney, qui a mené des auditions de 1950 à 1952, a répertorié 704 additifs chimiques, dont seulement 428 étaient connus pour être sûrs. Les 276 autres, qui continuaient à être utilisés sans aucune preuve de leur innocuité, signifiaient que les transformateurs de denrées alimentaires jouaient à la roulette russe avec le consommateur américain. Malgré cela, il a fallu attendre encore six ans avant que l'amendement Delaney n'entre en vigueur, exigeant que ces additifs soient testés. Dans les années qui ont suivi, certains de ces produits chimiques ont été abandonnés au profit d'autres substances, tandis que d'autres continuent à être utilisés sans qu'aucun test positif n'indique s'ils sont sûrs ou non. Pendant plus de cinquante ans, les colorants alimentaires ont été fabriqués à partir de substances toxiques telles que le plomb, le chrome et l'arsenic. En tout état de cause, le point essentiel de l'amendement Delaney demandait que les additifs alimentaires soient testés pour déterminer s'ils provoquaient des cancers chez l'homme ou l'animal. Le problème est que la plupart des additifs ne sont testés que pour leur toxicité, et non pour leur propension à provoquer le cancer.

La coumarine, qui était un ingrédient clé de l'arôme imitation vanille, était utilisée de façon continue depuis soixante-quinze ans avant qu'on ne découvre qu'elle provoquait de graves lésions du foie chez les animaux de laboratoire. Un édulcorant artificiel, la dulcine, a été utilisé comme substitut du sucre pendant cinquante ans avant qu'on ne découvre qu'il produisait des cancers chez les animaux de laboratoire. On a découvert que le jaune de beurre provoquait des cancers du foie, c'est-à-dire le jaune AB et OB. On a découvert que l'huile minérale, le fameux remède contre le cancer Rockefeller du milieu des années 1800, qui est maintenant utilisé dans de nombreuses sauces à salade, empêche l'absorption par l'organisme des vitamines et autres besoins nutritionnels.

La loi de 1938 sur les cosmétiques alimentaires et pharmaceutiques a certifié dix-neuf colorants pour l'utilisation dans les aliments. Depuis lors, trois ont été retirés de la certification, ce qui en laisse seize pour l'utilisation dans les aliments. Le label "certifié" signifie simplement qu'il est pur - il n'offre aucun indice quant à ses effets possibles sur le système humain. Le Dr Arthur A. Nelson a indiqué que les tests de la FDA en 1957 ont révélé que dix des treize colorants certifiés alors utilisés avaient produit des cancers lorsqu'ils étaient injectés sous la peau de rats. Le rédacteur scientifique Earl Ubell a estimé que les humains recevraient deux fois plus de ces colorants par la bouche que les rats en avaient injectés sous leur peau. Les colorants solubles dans l'huile étaient si toxiques que les rats sont morts avant que le scientifique puisse voir si un cancer s'était développé. Voici neuf des colorants couramment utilisés dans les aliments aux États-Unis :

> **L'orange n°1** - utilisée *dans les pâtes de poisson, les boissons gazeuses, les gelées, les puddings et de nombreux autres aliments* (aujourd'hui décertifiés).

> **Orange n°2** - *Fromage, margarine, bonbons, extérieur des fruits à l'orange* (maintenant déclassé).

> **N° 1 jaune** - *Confiserie, spaghettis et autres pâtes, produits de boulangerie, boissons.*

> **Jaune n° 3 (Jaune AB)** - *Graisses comestibles, margarine, beurre, bonbons.*

> **Jaune n° 4 (OB jaune)** - *Margarine, beurre, bonbons.*

> **N°1 vert** - *Céréales, bonbons, produits de boulangerie, boissons gazeuses, gelées, desserts surgelés.*

> **N°2 vert** - *Desserts surgelés, bonbons, gâteaux, gelées, biscuits, cordiales.*

> **N°3 vert** - *Produits de boulangerie, bonbons, gelées, desserts.*

> **Bleu n°1** - *Desserts glacés, gelées, puddings, glaces, bonbons, gâteaux, glaces.*

Le jaune AB et le jaune OB, qui sont connus pour être cancérigènes, ont été largement utilisés pour colorer la margarine et le beurre. Ils sont fabriqués à partir d'un produit chimique dangereux appelé bêta-napthylamine. Il est remarquable parce qu'il a une faible toxicité, c'est-à-dire qu'il n'est pas toxique dans son effet, mais c'est l'une des substances les plus cancérigènes connues. Le O-tylazo-2-naphtol, l'orange n°2, qui était très utilisé aux États-Unis, l'industrie alimentaire utilisant des milliers de livres d'orange n°2 chaque année, a finalement été abandonné en 1956 lorsqu'il s'est avéré qu'il provoquait des polypes intestinaux et des cancers chez les animaux de laboratoire.

Le pain blanc, dont on sait depuis longtemps qu'il provoque des crises cérébrales chez les chiens, en raison de la perte d'ingrédients nutritionnels essentiels lors de la transformation de la belle farine blanche, a été enrichi ces dernières années d'une grande variété de vitamines et de nutriments. Toutefois, une dose de vitamines synthétiques, une autre dose d'émulsifiant pour le garder moelleux et l'ajout d'autres ingrédients laissent penser qu'il pourrait bien être produit en éprouvette plutôt qu'en boulangerie.

Emanuel Kaplan et Ferdinand A. Dorff, chercheurs au ministère de la santé de Baltimore, ont présenté un rapport intitulé "Exotic Chemicals in Food", qui a été présenté lors d'une réunion des responsables de la FDA. Nous citons :

"Considérons rapidement le traitement chimique des différents ingrédients utilisés dans la pratique de la boulangerie. La farine est dérivée de graines probablement traitées pour la protection contre les maladies des plantes avec des mercuriels organiques ou des agents similaires, et les graines sont plantées sur un sol influencé par les engrais. Le sélénium (une substance minérale extrêmement toxique) peut être extrait du sol. En meunerie, la farine est traitée avec des améliorants, des agents oxydants tels que le persulfate, le bromate, l'iodate et le tricholorure d'azote, qui affectent l'activité de la protéase et les propriétés du gluten.

Les agents de blanchiment tels que les oxydes d'azote, le chlore et le peroxyde de benzoyle convertissent le pigment caroténoïde jaune en composés incolores en raison du désir présumé des consommateurs pour le pain blanc.

Des vitamines et des minéraux sont ajoutés dans le cadre de l'"enrichissement" obligatoire.

Des sels minéraux peuvent être ajoutés pour stabiliser les propriétés de rétention de gaz du gluten de farine. Du cyanure ou des composés organiques chlorés peuvent être utilisés pour la fumigation de la farine obtenue lors du stockage. L'eau utilisée peut être purifiée chimiquement au moyen d'alun, de soude, de sulfate de cuivre et de chlore. Les sels d'ammonium et d'autres produits chimiques sont utilisés comme nutriments pour les levures. Les levains chimiques peuvent contenir du bicarbonate de sodium, de l'alun, des tartrates, des phosphates, de l'amidon et de la crème de tartre. Le fluor est un contaminant naturel possible du phosphate. L'oléomargarine, si elle est utilisée, peut avoir ajouté de la couleur, de la vitamine A, des neutralisants, des modificateurs d'interface et des conservateurs ; ou la margarine peut être emballée dans un emballage traité avec des conservateurs. L'huile minérale est fréquemment utilisée comme lubrifiant pour la pâte à pain ou la poêle. Le lait ou les produits laitiers peuvent contenir des neutralisants et des antioxydants. Une couleur artificielle de goudron de houille peut être utilisée. Les stabilisants et les épaississants tels que les gommes et les amidons traités peuvent être utilisés comme charges. Les arômes synthétiques utilisés contiennent de la glycérine, de l'alcool ou des produits chimiques de substitution comme solvants pour une variété d'alcools, d'esters, d'acides et de cétones, et peuvent contenir de la saccharine. *(Note de l'éditeur : celui-ci serait probablement remplacé aujourd'hui par l'aspartame, un édulcorant artificiel largement utilisé, qui provoquerait des crises cérébrales).* Les épices peuvent être des épices naturelles soumises à des fumigants ou des essences d'épices extraites par solvant. Des inhibiteurs de moisissures tels que le propionate de calcium peuvent être employés et le produit final peut être contaminé sur les rayons du magasin par des poudres insecticides telles que le fluorure de sodium."

Depuis la publication de ce rapport dans les années 1950, de nombreux nouveaux produits chimiques sont apparus sur le marché, dont les propriétés peuvent être plus ou moins dangereuses que celles énumérées par Kaplan et Dorff. L'utilisation croissante des huiles hydrogénées, et leur lien avec les maladies cardiaques, constitue un autre sujet de préoccupation. Plus d'un milliard de livres d'huiles hydrogénées sont désormais utilisées chaque année.

On estime que près de la moitié de la population américaine, soit plus de 100 millions de citoyens, souffre aujourd'hui d'une forme de maladie chronique, dont 25 millions sont des troubles allergiques. On constate de plus en plus que ces allergies sont causées par l'exposition à une substance chimique ou l'ingestion de celle-ci. 20 millions d'Américains souffrent de troubles nerveux ; 10 millions ont des ulcères d'estomac ; 700 000 souffrent de cancer, et un nombre moins important souffre de maladies telles que le lupus et la dystrophie musculaire.

En 1917-18, parmi les candidats à la première guerre mondiale, 21,3% ont été rejetés et 9,9% placés en "service limité" en raison de divers handicaps. Pendant la période de la guerre de Corée, après la Seconde Guerre mondiale, de 1947 à 1955, 52% des candidats ont été rejetés pour des défauts physiques et mentaux, soit une augmentation de 21% depuis la Première Guerre mondiale, malgré les grandes "avancées" que les États-Unis étaient censés avoir réalisées en matière de nutrition, de soins médicaux, de repas pour les écoliers et autres progrès. Ces chiffres ne tiennent pas compte non plus du fait que les normes applicables aux candidats de la Première Guerre mondiale étaient beaucoup plus élevées que celles de la Seconde Guerre mondiale. En 1955, 25% de toutes les recrues de New York, âgées de 21 à 26 ans, ont été refusées pour des raisons cardiaques. Sur les quelque 200 Américains tués en Corée et autopsiés, 80% présentaient des maladies cardiaques à un stade avancé. Le Dr Jolliffe a déclaré au Congrès en 1955 que "alors que les maladies coronariennes étaient rares avant 1920, elles sont devenues la première cause de décès dans la tranche d'âge de 45 à 64 ans ainsi qu'après 65 ans". Le Dr Jolliffe ne dit pas dans quelle mesure cela est dû à l'augmentation de l'utilisation des réserves d'eau chlorée après la première guerre mondiale. Bien que les spécialistes sachent que l'ingestion de chlore est un facteur essentiel dans la formation de plaques artériosclérotiques sur les parois des artères, aucune étude n'a été commandée pour déterminer l'utilisation du chlore comme facteur d'augmentation des décès par insuffisance cardiaque. Le Dr Mendelsohn a noté que la fluoration de l'eau est l'une des quatre eaux sacrées de l'Église de la médecine moderne. Les scientifiques n'osent pas altérer ce qui est essentiellement une conviction religieuse et émotionnelle.

Le Dr Mendelsohn souligne également les contradictions possibles dans les fréquentes admonestations de l'Association médicale américaine pour obtenir votre approvisionnement quotidien des quatre grands pour une nutrition adéquate, c'est-à-dire des légumes et des fruits, des céréales, des viandes et des produits laitiers. Le Dr Mendelsohn souligne que de nombreux groupes ne peuvent tolérer le lait de vache en raison de carences enzymatiques. Certaines études montrent que 75% des habitants de la planète sont intolérants au lactose et ne peuvent pas digérer le lait de vache.

L'une des épidémies de l'après-guerre a été la réaction mondiale à l'utilisation massive du DDT, même si le DDT était devenu le supposé gardien contre les épidémies pendant la guerre. Son utilisation avait été annoncée comme le pesticide miracle qui empêcherait l'apparition de diverses maladies dans les nations du monde ravagées par la guerre. Cependant, on a finalement découvert que le DDT était un poison cumulatif dans le système humain, tout comme le fluorure de sodium. Non seulement des concentrations considérables de DDT s'accumulaient dans les tissus adipeux de l'homme, mais celui-ci en consommait également des quantités supplémentaires dans chaque aliment qu'il consommait. Le prix Nobel Otto Warburg a annoncé les dangers du DDT lorsqu'il a averti que tout poison qui interfère avec la respiration des cellules provoque des dommages irréparables et produit des maladies dégénératives telles que le cancer. Malgré ces avertissements, de 1947 à 1956, la production annuelle de DDT a quadruplé pour atteindre un total annuel de plus de cinq cents millions de livres. Le Service de santé publique a analysé les aliments dans une prison fédérale pour en déterminer la teneur en DDT, et a trouvé des fruits à l'étuvée avec une teneur de 69 ppm, du pain avec une teneur de 100 ppm de DDT, tandis que le saindoux utilisé dans la préparation des aliments était estimé à 2500 ppm de DDT. Les tests ont également montré qu'il fallait de nombreuses années pour réduire la quantité de DDT stockée dans la graisse corporelle. Le DDT est encore plus persistant dans le sol ; sept ans après que le DDT ait été appliqué sur des parcelles d'essai, il en restait 80%. Les vergers et les exploitations agricoles qui utilisaient du DDT en pulvérisation annuelle en accumulaient d'énormes quantités dans le sol. Le DDT a été interdit depuis lors, mais les résidus subsistent. Même après l'interdiction, Monsanto a continué à tirer d'énormes profits de la vente du DDT en l'exportant vers d'autres pays. Un autre pesticide couramment utilisé, le chlordane, s'est avéré quatre fois plus toxique que le DDT. Une autre substance qui a été interdite par la suite était l'aramite, un carcinogène reconnu utilisé comme pesticide.

Produite par le conglomérat chimique U.S. Rubber en 1951, l'aramite a fait l'objet de nombreuses critiques. Malgré la publication à grande échelle de tests de la FDA prouvant ses dangers, elle est restée en usage jusqu'au printemps 1958, où elle a finalement été retirée.

Certaines substances contenant de l'arsenic sont encore présentes dans les denrées alimentaires sous forme de résidus de pesticides et d'additifs alimentaires pour la volaille et le bétail. On a constaté que le silicide, un pesticide à base de sélénium, produisait une cirrhose du foie chez les personnes qui ingéraient des aliments traités avec ce produit chimique. Après que deux cents enfants soient tombés malades après avoir mangé du popcorn teint lors d'une fête de Noël, la FDA a annoncé la décertification des trois colorants concernés, Rouge n° 32, Orange 1 et Orange 2. Un rapport du gouvernement a déclaré que :

> Lorsque le FD&C Red No. 32 a été donné à des rats à un niveau de 2,0% du régime alimentaire, tous les rats sont morts en une semaine. À un niveau de 1,0%, la mort est survenue dans les 12 jours. À 0,5%, la plupart des rats sont morts dans les 26 jours. À 0,25%, environ la moitié des rats

sont morts dans les 3 mois. Tous les rats présentaient un retard de croissance marqué et de l'anémie. L'autopsie a révélé des lésions hépatiques modérées à marquées. Des résultats similaires, mais moins graves, ont été obtenus avec des rats dont l'alimentation contenait 0,1% de FD&C Red No. 32 ... Des chiens prenant 100 milligrammes par kilogramme de poids corporel par jour ont montré une perte de poids modérée ... Une seule dose a provoqué la diarrhée chez la majorité des chiens testés."

Les tests de l'orange n°1 ont donné des résultats similaires à ceux du FD&C Red n°32. Plus de la moitié de la récolte d'oranges de Floride a été passée par ces colorants pour leur donner une belle couleur orange, au lieu du vert pâle qui était leur couleur normale au moment de la cueillette. Les jus d'orange en conserve et surgelés contenaient souvent de plus grandes quantités de ces colorants, parce que les emballeurs achetaient des "rejets de l'usine d'emballage", qui étaient jugés impropres à la commercialisation en épicerie.

Bien que la fête de Noël qui a mis en lumière les dangers de ces colorants ait eu lieu en décembre 1955, les fabricants ont été informés qu'ils pouvaient légalement utiliser les stocks de ces couleurs. L'interdiction est entrée en vigueur le 15 février 1956, mais elle était en cours d'élaboration depuis le 19 décembre 1953, deux ans avant la fête presque fatale.

L'un des procédés alimentaires les plus courants aujourd'hui est le processus d'hydrogénation qui détruit toute valeur nutritionnelle. Ce processus consiste à saturer les acides gras avec de l'hydrogène sous pression, à des températures allant jusqu'à 410 F., à l'aide d'un catalyseur métallique, soit du nickel, du platine ou du cuivre, pendant une durée pouvant atteindre huit heures ; après ce traitement, il devient une substance inerte ou morte. Les huiles hydrogénées contenues dans la margarine utilisée pour la cuisson se décomposent en toxines dangereuses lorsqu'elles sont chauffées, bien que le beurre puisse être chauffé pendant de longues périodes sans former de toxines.

Malgré les dangers bien connus des additifs alimentaires chimiques et d'autres problèmes nutritionnels, les principales fondations caritatives pour la santé s'opposent depuis des années à tout lien entre alimentation, nutrition et santé. Ce programme leur a été présenté il y a de nombreuses années par le célèbre charlatan Morris Fishbein et l'Association médicale américaine. Ils ont religieusement suivi ces préceptes, comme venant du prophète originel, dans les décennies qui ont suivi. Les représentants de l'AMA ont témoigné devant une commission du Sénat qu'il n'y a aucune preuve que le régime alimentaire soit lié à la maladie, ajoutant que le changement des habitudes alimentaires américaines pourrait conduire à une "dislocation économique". L'Arthritis Foundation assure sa place au soleil en réitérant régulièrement ses affirmations selon lesquelles l'arthrite est incurable, bien que cela n'ait jamais empêché la fondation de mener des campagnes annuelles de collecte de fonds pour trouver un "remède". Cette fondation dénonce tout complément alimentaire ou programme de désintoxication pour assainir le système, laissant cette tâche aux praticiens de soins de santé individualistes en Californie. La fondation s'oppose également à la mise en place de régimes alimentaires rotatifs qui pourraient révéler des allergies alimentaires chez les patients souffrant d'arthrite. En 1985, l'Arthritis Foundation a collecté 36,2 millions de dollars, faisant partie d'un petit groupe de groupes du "monopole-maladie" qui ont établi leur revendication pour une maladie particulière, une caractéristique très attrayante pour le Monopole médical qui approuve leurs positions. Ses fondations sœurs, National Multiple Sclerosis, United Cerebral Palsy et la Lupus Foundation, sont également protectrices vis-à-vis de leurs intérêts dans les "maladies monopolistiques", que les super riches ont revendiquées comme étant bien définies et incontestables. Les rapports faisant état de remèdes contre l'arthrite par l'abstention d'aliments acidifiants tels que le bœuf, le chocolat et le lait, bien que courants, sont totalement démentis par l'Arthritis Foundation. Un médecin de San Francisco a publié ses conclusions après avoir guéri les cas les plus avancés d'arthrite rhumatoïde en interdisant tous les fruits, viandes, blé et produits laitiers, un régime rigoureux que les patients prêts à le respecter ont trouvé totalement bénéfique.

L'American Cancer Society a également systématiquement qualifié toutes les approches métaboliques et nutritionnelles du traitement du cancer de "liens anecdotiques avec la prévention du cancer", ce qui constitue un "charlatanisme", la célèbre désignation de traitement médical non approuvé qui a été rendue publique pendant des années par les deux charlatans les plus célèbres d'Amérique, Simmons et Fishbein. Cependant, en 1887, juste après la fondation de l'hôpital du cancer de New York, un médecin d'Albany, New York, a publié un livre, *Diet in Cancer*, du Dr Ephraim Cutter, Kellogg Books, pp. 19-26, dans lequel il écrit : "Le cancer est une maladie de la nutrition." En 1984, face à une vague croissante de publicité sur l'efficacité du régime alimentaire et de la nutrition dans de nombreux cas de cancer, l'American Cancer Society a fait volte-face à contrecœur, en affirmant prudemment que le régime alimentaire et les vitamines pouvaient apporter un léger bénéfice. L'ACS a continué à ignorer les faits montrant que l'augmentation record de l'utilisation des additifs alimentaires était parallèle à l'augmentation annuelle du nombre de cancers. De 1940 à 1977, la consommation américaine de colorants et d'additifs alimentaires a été multipliée par dix, tandis que la consommation de fruits et légumes par habitant a diminué. Des études ultérieures ont montré une association inverse entre la consommation quotidienne de légumes verts ou jaunes et les taux de mortalité par cancer. Des études sur les victimes du cancer de la prostate, devenu épidémique chez les hommes américains, ont montré une consommation élevée de graisses, de lait, de viandes et de café. Il a été recommandé d'éviter les produits de boulangerie, que ce soit à cause des additifs ou que le danger des composés d'aluminium ne soit pas mentionné.

La consommation de fritures a également été multipliée par cinq aux États-Unis, la plupart d'entre elles provenant de la restauration rapide. L'utilisation de graisses dans ces points de vente, avec peu de supervision et un personnel insuffisamment formé, signifie que les graisses de friture sont réutilisées sur de longues périodes. Ces graisses réutilisées se sont révélées mutagènes lors de tests en laboratoire et sont considérées comme potentiellement cancérigènes par les chercheurs.

Le *Washington Post* du 23 janvier 1988, a noté que sur les 60 000 produits chimiques actuellement utilisés, seuls deux pour cent ont été testés pour leur toxicité. De nombreux Américains peuvent témoigner des effets drastiques de nombreux produits chimiques, en particulier des pesticides. Colman McCarthy s'est récemment plaint dans sa chronique du *Washington Post* que "La guerre environnementale contre les insectes s'intensifie comme une guerre contre les gens. L'utilisation généralisée de produits chimiques tels que le sevin, le malathion et le surban sur les pelouses privées, les terrains de golf et les parcs publics a entraîné un certain nombre de décès, dont un nombre inconnu dont la cause n'a jamais été enregistrée. Un homme de la banlieue de Washington a traversé à pied un terrain de golf récemment pulvérisé ; il est rentré chez lui et est mort. Il avait absorbé une quantité mortelle de pesticide car ses chaussettes étaient roulées sur ses chevilles. Un chirurgien cardiovasculaire qui a traité 17 000 patients au cours des douze dernières années dans son centre de santé environnementale de Dallas estime qu'entre dix et vingt pour cent de la population américaine est gravement touchée par les produits chimiques. Des milliers d'écoliers restent assis dans les salles de classe pendant six heures par jour à respirer des résidus d'amiante, de formaldéhyde et d'autres produits chimiques, dont les responsables de l'école n'ont aucune idée.

Un médecin a décrit sa maladie dans le *New Yorker*, le 4 janvier 1988 ; elle souffrait d'une oppression thoracique, d'une respiration sifflante, de problèmes gastro-intestinaux, d'anorexie, de nausées, de vomissements et de crampes, ainsi que d'une perte de poids, de fatigue et de contractions générales. Elle a demandé de l'aide à un autre médecin, qui était perplexe face à ces symptômes ; elle a finalement consulté un livre médical, et a trouvé tous ses symptômes énumérés ensemble comme étant le résultat d'une exposition à un pesticide organophosphoré. Elle possédait un chalet de vacances dans lequel son exterminateur avait utilisé des organophosphates pour tuer une invasion de petites fourmis. Les week-ends suivants, elle était assise dans la chambre de fumigation chaque fois qu'elle entrait dans son chalet ; l'exterminateur avait utilisé du Durshan, un organophosphate, et du Ficam, un carbonate de méthyle. Après avoir découvert son problème, elle a pu le combattre avec le traitement recommandé, l'atropine orale, mais elle a constaté que son système était désormais sensibilisé à ces pesticides. Si elle se rendait dans une zone où ils avaient été utilisés, tous ses symptômes revenaient.

Ce médecin a souligné avec ironie qu'il est courant pour les médecins de diagnostiquer ses symptômes comme psychosomatiques, voire comme une maladie mentale ; parce qu'elle était elle-même médecin, le médecin qu'elle avait consulté ne l'avait pas rejetée avec cette réponse standard, qui est donnée avec une prescription de quantités libérales de Valium ou de Librium. La liste des poisons rencontrés dans la vie quotidienne est longue. Pendant des années, des gens sont morts subitement après avoir inhalé les vapeurs d'un produit de nettoyage courant, le tétrachlorure de carbone, mais il a fallu des années avant qu'il ne soit finalement retiré de la vente générale. Des rapports récents ont révélé que 35% de tous les poulets dans les boîtes à viande des épiceries contiennent des quantités importantes de salmonelles, une cause notoire de maladie et de mort gastriques.

Douze millions de livres de cyclamates par an sont maintenant utilisées dans les denrées alimentaires ; elles sont principalement produites par les laboratoires Abbott. Une étude de l'université du Wisconsin, réalisée en 1966, recommandait de retirer les cyclamates de toutes les denrées alimentaires. Il a été constaté que l'ingestion de cyclamates affectait la réaction de l'œil à la lumière.

On a également constaté que les cyclamates provoquaient une perte excessive de potassium si une personne utilisait l'un des médicaments thiazidiques très courants pour l'hypertension artérielle, comme le font des millions d'Américains. Il a également été constaté que les cyclamates interfèrent avec l'action des médicaments contre le diabète, bien que l'objectif de leur utilisation généralisée soit annoncé comme étant une solution aux problèmes des diabétiques, qui consommeraient ainsi moins de sucre. Il montre également des indications de provoquer un cancer de la vessie.

À Midland, Michigan, DOW Chemical a dû fermer son usine de 2,4,5T parce que les travailleurs souffraient de chloracné, une maladie de la peau pour laquelle il n'existe aucune méthode de traitement connue. Pendant des années, les oranges ont été vendues au public en les recouvrant de biphényle, le produit chimique utilisé dans le processus d'embaumement dans les morgues. L'un des aliments les plus consommés dans le monde est la pâte, le mot italien pour pâte. En fait, les pâtes, ou spaghetti, sont du blé moulu qui est mélangé à de l'eau pour former une pâte. Dans les bibliothèques, on les appelle des pâtes de bibliothèque. Des millions de personnes mangent cette pâte congelée chaque jour. Le macaroni, autre aliment courant, est un amidon concentré déshydraté. Le lait est la partie la plus muqueuse du régime alimentaire américain moyen ; la consommation de lait provoque l'engorgement du système, ce qui provoque des rhumes, qui se transforment souvent en grippe, asthme ou pneumonie. Quelque 75% de la population mondiale est incapable de digérer le lait de vache, ce qui n'a jamais découragé une seule entreprise laitière de faire de la publicité à la télévision sur le thème "Milk Is Good For You".

Les boissons gazeuses contiennent de grandes quantités d'acide citrique chimique, qui agit pour augmenter le niveau d'acidité de tout le corps. Les résultats se manifestent fréquemment par des chancres buccaux et des ulcères duodénaux. Le caramel, également très utilisé, est préparé à partir d'ammoniaque ; son ingestion provoque des troubles mentaux chez les enfants. Les boissons à base de cola, un dérivé de la cocaïne, augmentent l'action du cœur, provoquent une irritabilité des nerfs et l'insomnie qui en résulte, et peuvent entraîner une paralysie du cœur. La bière contient du gypse, plus connu sous le nom de plâtre de Paris.

Le houblon contenu dans la bière a un effet hypnotique et peut provoquer le delirium tremens. (Le seul cas de delirium tremens jamais observé par le présent auteur s'est produit chez un soldat qui ne buvait rien de plus fort que de la bière. Cela m'a intrigué à l'époque, car j'avais toujours entendu dire que le delirium tremens ne se retrouvait que chez ceux qui ingéraient de grandes quantités d'alcool fort).

Parmi les additifs alimentaires, les colorants et les assaisonnements les plus utilisés, on trouve la cochenille, utilisée pour produire une couleur rouge vif ; elle est fabriquée à partir du corps de poux séchés. Les colorants alimentaires ont fait l'objet d'avertissements pendant de nombreuses années ; Arthur Kallet a publié en 1933 des conclusions selon lesquelles les couleurs largement utilisées Violet 1 et Citrus Red 2 (utilisées pour la coloration des oranges) étaient définitivement cancérigènes. Il y a quelques années, un certain nombre de produits de santé contenant de l'hexachlorophène, une substance antiseptique hautement recommandée, ont été rapidement retirés du marché. On a découvert que le phisohex, un produit alors utilisé quotidiennement dans tous les hôpitaux des États-Unis, avait causé la mort de bébés lorsqu'il était frotté sur leur peau. Le phisohex était également présent dans les sprays d'hygiène féminine, le savon Dial, les shampooings, le dentifrice et de nombreux produits cosmétiques féminins ; tous ces produits contenaient des concentrations dangereuses d'hexachlorophène. Non seulement il a été fabriqué à partir du même produit chimique que les désherbants mortels de DOW, le 2,4,5T et le 2,4D, mais il est également étroitement lié à la dioxine mortelle, qui a beaucoup fait parler d'elle. Ce n'est qu'après de nombreuses années d'utilisation dans le domaine de la santé que l'on a découvert que les produits contenant de l'hexachlorophène provoquaient des réactions dangereuses chez les bébés lavés ou frottés avec des produits en contenant, bien que le lien avec la dioxine mortelle n'ait été rendu public que beaucoup plus tard. Même avec cette révélation, il a fallu dix ans de lutte pour retirer du marché les produits à base d'hexachlorophène, très rentables.

Les colorants alimentaires couramment utilisés sont l'amarante (rouge), le bordeaux (marron), l'orange (jaune) et l'écarlate (rouge), tous dérivés de la combinaison de l'azote et du benzène (un distillat de charbon), qui est également un carburant automobile couramment utilisé. Les fabricants teignent leurs boissons avec du naphtol (jaune), du vert de Guinée, qui est dérivé de la réaction du chloroforme ou du benzène et du chlorure d'aluminium pour produire un vert foncé ; le tartrazène (jaune) est fabriqué en produisant une réaction de l'acétophène sur le diazométhane pour produire un produit chimique toxique qui est ensuite utilisé dans la coloration des aliments.

MEURTRE PAR INJECTION

Le Dr Samuel West explique que la mort par choc, qui survient souvent juste après un accident ou une opération, résulte de protéines sanguines piégées, qui attirent l'excès de sodium et provoquent la mort de l'organisme, en commençant au niveau des cellules.

Les recommandations pour une meilleure nutrition comprennent la consommation de féculents avec des matières grasses ou des légumes verts, la consommation de fruits seuls et l'assaisonnement avec des herbes. L'effet des herbes est qu'elles agissent électriquement sur le système, ce qui signifie qu'elles agissent rapidement et qu'elles provoquent des changements "miraculeux". Les avertissements à boire du lait de vache s'abstiennent d'expliquer que le lait de vache est une substance très éloignée dans la nature du lait maternel humain. Il contient 300% de caséine en plus, car il est conçu par la nature pour un veau qui peut augmenter son poids brut de un à deux mille livres en six à huit semaines ; aucun humain ne grandit à un rythme aussi rapide.

La luzerne est une substance hautement recommandée par de nombreux nutritionnistes en raison de sa structure ; sa molécule de chlorophylle est un réseau d'atomes de carbone et d'hydrogène, d'azote et d'oxygène regroupés autour d'un seul atome de magnésium ; cette structure est similaire à celle de l'hémoglobine, le corpuscule rouge, sauf que les atomes sont regroupés autour d'un seul atome de fer au lieu de magnésium.

Un traitement recommandé pour les calculs rénaux est le jus de citron dans un verre d'eau, ou une combinaison de jus de carotte et de betterave. Le présent auteur a obtenu un soulagement rapide et un rétrécissement d'un calcul rénal dans l'uretère en buvant des quantités de jus de canneberge. Ces jus commencent apparemment à dissoudre le calcul, qui passe alors sans effort. Le calcul est généralement un oxyde, une accumulation de minéraux ou d'oxydes qui forme un calcul dur.

Bien que la mise en conserve des aliments soit devenue très populaire au cours du XIXe siècle, en tant que méthode idéale pour conserver de grandes quantités d'aliments qui seraient autrement jetés, le processus de mise en conserve chauffe les aliments jusqu'à ce qu'ils détruisent les enzymes. En chauffant les aliments à plus de 130 degrés, on élimine les enzymes, qui sont la clé de voûte de la croissance du système. Les enzymes se chargent des minéraux et les utilisent pour leur croissance.

Le surplus d'éléments issus de la fabrication des bombes atomiques nous menace maintenant avec un autre processus "magique", celui de la conservation des aliments par irradiation. Le cobalt 60, un de ces restes de bombes atomiques, est maintenant offert aux irradiateurs d'aliments pour 100 000 dollars le kilo. Si le programme d'irradiation des aliments échoue, ce sous-produit des bombes atomiques devra être éliminé par le fabricant à grands frais. Il s'agit d'une répétition des dilemmes qui nous ont apporté des "aubaines" publiques telles que la chloration de l'eau après la première guerre mondiale et les engrais au nitrate après la deuxième guerre mondiale.

La première utilisation commerciale de l'irradiation des aliments a eu lieu en Allemagne de l'Ouest occupée en 1957, où elle a été utilisée expérimentalement pour stériliser les épices utilisées dans la fabrication des saucisses. Les résultats ont été si inquiétants que le gouvernement ouest-allemand a été contraint de l'interdire en 1958. En même temps, l'Union soviétique avait commencé à utiliser l'irradiation pour inhiber la germination des pommes de terre en stockage ; en 1959, les Soviétiques l'ont utilisée pour la désinfestation des céréales. Le Canada, qui est fortement influencé par les représentants pro-soviétiques de son gouvernement, a commencé à utiliser l'irradiation sur les pommes de terre en 1960. La loi américaine sur les produits cosmétiques alimentaires et pharmaceutiques de 1958 a repris l'utilisation de l'irradiation, la définissant comme un "additif", ce qui l'a placée sous leur contrôle. En 1963, la FDA a autorisé l'utilisation de l'irradiation pour stériliser le bacon en conserve ; cette autorisation a été annulée en 1968.

En 1968, le Monopole Rockefeller s'est déplacé pour soutenir le processus d'irradiation des aliments au niveau national. La Coalition pour l'irradiation des aliments a été formée par certaines des plus grandes entreprises alimentaires du pays : ALPO, Beatrice, Campbell Soup, Del Monte, Gaines Foods,

General Foods, Hormel, Heinz, Hershey, Gerber, MARS, Stouffer et Welch. Les entreprises chimiques, W. R. Grace, DuPont et Rockwell International se sont jointes à la coalition. La coalition a mis en place la technique éprouvée consistant à organiser des "conférences" bien planifiées et coûteuses dans des universités renommées, au cours desquelles seuls les partisans de leur plan seraient entendus. L'une de ces conférences s'est retournée contre elle. La conférence sur l'irradiation prévue au Centre d'éducation et de recherche sur les radiations de l'université Johns Hopkins était prévue pour août 1987. Les participants potentiels ont été troublés de constater que la liste des orateurs prévus était fortement empilée en faveur de l'irradiation des aliments. Sur les vingt orateurs inscrits, dix-neuf étaient des partisans connus de l'irradiation. Le seul critique de l'irradiation des aliments, le député californien Douglas Bosco, s'est retiré lorsqu'il a réalisé qu'il était victime d'un coup monté. On a fait savoir que, bien que les critiques de l'irradiation des denrées alimentaires aient eu une place à la conférence, les conclusions seraient totalement favorables à l'irradiation. Parmi les partisans prévus de l'irradiation des aliments, on comptait le Dr Ari Brynjolfsson du MIT ; le Dr Ronald E. Engel, administrateur adjoint du ministère américain de l'agriculture, qui avait approuvé l'irradiation du porc ; George Giddings, directeur d'Isomedix, la plus grande entreprise d'irradiation du pays ; Dennis Heldman, vice-président exécutif de National Food Processors, qui avait prévu un irradiateur au césium avec le ministère américain de l'agriculture. James H. Moy, professeur à l'université de Hawaï, qui a proposé un irradiateur au césium conjointement avec le ministère de l'agriculture de Hawaï. L'université Johns Hopkins a participé volontiers à cette conférence organisée parce qu'en 1986, elle avait reçu trois cent dix-sept millions de dollars de fonds de défense ; l'université Johns Hopkins est le deuxième plus grand entrepreneur de défense après le MIT. Le Dr. Brynjolfsson du MIT a été l'un des premiers défenseurs de l'irradiation des aliments.

L'armée américaine a dépensé quelque 50 millions de dollars pour l'irradiation des aliments depuis les années 1950 ; la plupart des résultats ont été faussés. Le Maine a interdit la vente de denrées alimentaires irradiées. Milwaukee a interdit la construction d'une usine d'irradiation, et l'opposition du public a également forcé Radiation Technology à abandonner une usine à Elizabeth, dans le New Jersey. En 1987, le Parlement européen a voté contre l'irradiation dans la Communauté européenne "pour des raisons de précaution". Le Parlement canadien a alors décidé de ne pas utiliser l'irradiation pour le blé. Entre-temps, les Laboratoires Abbott et Baxter Travenol, principaux fabricants de produits pharmaceutiques, ont accordé des licences d'irradiation gamma à DOW Corning, General Electric, General Foods, IBM, IRT Corporation, Merck, RCA et Rockwell International.

Après que le Parlement canadien ait recommandé de ne pas utiliser l'irradiation pour le blé, l'honorable Jake Epp, ministre canadien de la santé et du bien-être, a annoncé que l'irradiation des denrées alimentaires serait autorisée. Cette annonce, faite par M. Epp le 10 septembre 1987, a stupéfié de nombreux Canadiens. Elle est intervenue après la recommandation du Parlement canadien à son encontre, ainsi qu'après la condamnation de l'irradiation des denrées alimentaires par la Food Commission de Londres en Angleterre. Là encore, le désespoir du Chemical Trust l'amène à mettre en péril la santé d'une nation. Il existe de nombreux rapports de tests indiquant les dangers des aliments irradiés. La consommation de riz irradié a été liée au développement de troubles de l'hypophyse, de la thyroïde, du cœur et des poumons, ainsi qu'au développement de tumeurs. Les enfants et les animaux de laboratoire nourris au blé irradié ont développé une polyphoïdie accrue (une anomalie des chromosomes). Dans la revue *East/West* de février 1988, on peut lire la citation suivante d'un document non classifié du Département d'État sur l'irradiation des aliments, publié lors d'une audition du Congrès sur le pesticide DiBromure d'Éthylène, utilisé sur les fruits et les céréales :

> "L'administration et le Congrès souhaitent promouvoir l'utilisation d'une technologie exclusive aux États-Unis utilisant l'isotope césium 137 au profit de l'homme. Le traitement des déchets nucléaires américains produit actuellement l'isotope de césium que le ministère de l'énergie souhaiterait utiliser à des fins bénéfiques. La promulgation de la technologie du césium profiterait aux

activités du secteur privé américain et réduirait les problèmes d'élimination des déchets nucléaires aux États-Unis."

CHAPITRE 9

LE CONGLOMÉRAT DU MÉDICAMENT

En 1987, les dix-huit plus grandes firmes pharmaceutiques étaient classées comme suit :
1. Merck (États-Unis) : 4,2 milliards de dollars de chiffre d'affaires.
2. Glaxo Holdings (Royaume-Uni) 3,4 milliards de dollars.
3. Hoffman LaRoche (Suisse) 3,1 milliards de dollars.
4. Smith Kline Beckman (États-Unis) 2,8 milliards de dollars.
5. Ciba-Geigy (Suisse) 2,7 milliards de dollars.
6. Pfizer (États-Unis) 2,5 milliards de dollars (Standard & Poor's donne un chiffre d'affaires de 4 milliards de dollars).
7. Hoechst A. G. (Allemagne) 2,5 milliards de dollars (Standard & Poor's indique que son chiffre d'affaires s'élève à 38 milliards de Deutschmarks).
8. American Home Products (États-Unis) 2,4 milliards de dollars (4,93 milliards de dollars selon Standard & Poor's).
9. Lilly (États-Unis) 2,3 milliards de dollars (3,72 milliards de dollars selon Standard & Poor's).
10. Upjohn (États-Unis) 2 milliards de dollars.
11. Squibb (États-Unis) 2 milliards de dollars.

12. Johnson & Johnson (États-Unis) 1,9 milliard de dollars.
13. Sandoz (Suisse) 1,8 milliard de dollars.
14. Bristol Myers (États-Unis) 1,6 milliard de dollars.
15. Beecham Group (Royaume-Uni) 1,4 milliard de dollars (Standard & Poor's donne 1,4 milliard de dollars de ventes de la filiale américaine - 2,6 milliards de livres sterling comme revenu global).
16. Bayer A. G. (Allemagne) 1,4 milliard de dollars (Standard & Poor's donne le chiffre de 45,9 milliards de Deutschmarks).
17. Syntex (États-Unis) 1,1 milliard de dollars.
18. Warner Lambert (États-Unis) 1,1 milliard de dollars (Standard & Poor's donne le chiffre de 3,1 milliards de dollars).

Nous constatons donc que les États-Unis conservent une avance écrasante dans la production et la vente de médicaments. Aux États-Unis, la vente de médicaments sur ordonnance a augmenté en 1987 de 12,5% pour atteindre 27 milliards de dollars. Onze des dix-huit principales entreprises sont situées aux États-Unis, trois en Suisse, deux en Allemagne et deux au Royaume-Uni. Le nutritionniste T. J. Frye note que le conglomérat du médicament aux États-Unis est contrôlé par le groupe Rockefeller dans une relation de cartel avec l'Allemand I. G. Farben. En fait, I. G. Farben était le plus grand groupe chimique d'Allemagne dans les années 1930, lorsqu'il a conclu un accord de cartel actif avec la Standard Oil du New Jersey. Le gouvernement militaire allié l'a scindée en trois sociétés après la Seconde Guerre mondiale, dans le cadre des objectifs "anti-cartel"[23] de cette période, ce qui n'est pas sans rappeler la fameuse scission de Standard Oil elle-même par décision de

---

[23] Antitrust, Ndt.

justice, tandis que les Rockefeller conservaient une participation majoritaire dans chacune des nouvelles sociétés. En Allemagne, le général William Draper, associé des banquiers d'affaires de Dillon Read, a dévoilé le nouveau décret depuis son bureau situé dans le bâtiment I. G. Farben. Désormais, I. G. Farben n'existera plus, mais trois sociétés verront le jour : Bayer, de Leverkusen, BASF à Ludwigshafen et Hoescht, près de Francfort. Chacune de ces trois entreprises est maintenant plus importante que l'ancienne I. G. Farben ; seule l'entreprise anglaise ICI est plus importante. Ces entreprises exportent plus de la moitié de leurs produits. BASF est représentée aux États-Unis par Shearman and Sterling, le cabinet d'avocats Rockefeller dont William Rockefeller est associé.

Le numéro un mondial de la pharmacie, Merck, a débuté comme apothicaire à Darmstadt, en Allemagne, en 1668. Son président, John J. Horan, est un associé de la J. P. Morgan Company et du Morgan Guaranty Trust. Il a participé à une réunion de Bilderberger à Rye, New York, du 10 au 12 mai 1985. En 1953, Merck a absorbé une autre grande société pharmaceutique, Sharp & Dohme. À cette époque, Oscar Ewing, figure centrale de la promotion gouvernementale de la fluoration pour l'Aluminum Trust, était secrétaire de la firme Merck, son bureau se trouvant alors au One Wall Street, à New York.

Parmi les directeurs de Merck, on trouve John T. Connor, qui a commencé sa carrière commerciale chez Cravath, Swaine and Moore, le cabinet d'avocats de Kuhn, Loeb Company ; Connor a ensuite rejoint le Bureau de la recherche navale, est devenu assistant spécial du secrétaire de la Marine de 1945 à 1947, est devenu président de Merck, puis président de Allied Stores de 1967 à 1980, puis président de Schroders, la société bancaire londonienne. Connor est également directeur d'une société pharmaceutique concurrente, Warner Lambert, directeur du conglomérat médiatique Capital Cities ABC, et directeur de la Rockefeller's Chase Manhattan Bank. Chacune des grandes sociétés de drogue aux États-Unis a au moins un directeur ayant des liens étroits avec Rockefeller ou avec une banque Rothschild. Un autre directeur de Merck est John K. McKinley, directeur général de Texaco ; il est également directeur de la

Manufacturers Hanover Bank, que les archives du Congrès identifient comme une grande banque Rothschild.

McKinley est également directeur de la firme aéronautique Martin Marietta, Burlington Industries, et est directeur de l'Institut du cancer Sloan Kettering, contrôlé par Rockefeller. Ruben F. Mettler, président de l'entreprise de défense TRW, Inc. est un autre directeur de Merck ; il était auparavant chef du département des missiles guidés à Ramo-Wooldridge et a reçu le prix des relations humaines de la Conférence nationale des chrétiens et des juifs - il est également directeur de la Bank of America.

Parmi les autres directeurs de Merck, on peut citer Frank T. Cary, qui a été président d'IBM pendant de nombreuses années ; il est également directeur de Capital Cities ABC, et partenaire de la J. P. Morgan Company ; Lloyd C. Elam, président du Meharry Medical College, Nashville, TN, le seul collège médical noir du pays. Elam est également directeur de l'American Psychiatric Association, de la Nashville City Bank et de la Alfred P. Sloan Foundation, ce qui lui confère un lien étroit avec le Sloan Kettering Cancer Center de Rockefeller ; Marian Sulzberger Heiskell, héritière de la fortune du *New York Times*. Elle a épousé Orville Dryfoos, le rédacteur en chef du journal, qui est mort d'une crise cardiaque lors d'une grève du journal ; elle a ensuite épousé Andrew Heiskell lors d'une fusion des médias - il était président du magazine *Time* et travaillait pour l'organisation Luce depuis cinquante ans. Elle est également directrice de Ford Motor. Heiskell est directeur de People for the American Way, un groupe d'activistes politiques, président de la bibliothèque publique de New York et du club du livre du mois. Le conseil d'administration de Merck compte également un membre de la famille, Albert W. Merck ; Reginald H. Jones, né en Angleterre, ancien président de General Electric, aujourd'hui président du Board of Overseers, Wharton School of Commerce, directeur d'Allied Stores et de General Signal Corporation ; Paul G. Rogers, qui a siégé au Congrès du 84e au 95e congrès ; il a été président de l'importante sous-commission de la santé ; en 1979, il a rejoint l'influent cabinet d'avocats et lobbyiste de Washington, Hogan and Hartson. Il est également administrateur de l'American Cancer Society, de la Rand Corporation et de la Mutual Life Insurance.

Ainsi, nous constatons que le numéro un mondial du médicament, a deux directeurs qui sont partenaires de la J. P. Morgan Company, l'un qui est directeur de la Chase Manhattan Bank de Rockefeller et l'autre qui est directeur de la Rothschild Bank, Manufacturers Hanover ; la plupart des directeurs sont liés à des industries de défense vitales, et sont en relation avec d'autres entreprises de défense. Au conseil d'administration de TRW, dont Ruben Mettler est le président, se trouvent William H. Krome George, ancien président de l'ALCOA, et Martin Feldstein, ancien conseiller économique du président Reagan. Les grandes banques, les entreprises de défense et les personnalités politiques de premier plan ont des liens avec la CIA et les sociétés de drogue.

Le numéro 2 des médicaments est Glaxo Holdings, avec un chiffre d'affaires de 3,4 milliards de dollars. Son président est Austin Bide ; son vice-président est P. Girolami, qui est directeur de la National Westminster Bank, l'un des cinq grands d'Angleterre. Les directeurs sont Sir Alistair Frame, président de Rio Tinto Zinc, l'une des trois sociétés qui sont à la base de la fortune de Rothschild ; Frame est également membre du conseil d'administration d'une autre holding Rothschild, la célèbre société de munitions Vickers ; ainsi que Plessey, une autre société de défense qui a récemment fait une offre pour un grand contrat avec les États-Unis. Frame est président de Britoil, et les directeurs de Glaxo sont Lord Fraser of Kilmarnock, qui a été vice-président du Parti conservateur (aujourd'hui le parti au pouvoir en Angleterre) de 1946 à 1975, date à laquelle il a rejoint Glaxo ; Lord Fraser a également été membre de l'influent cabinet fantôme ; B. D. Taylor, conseiller du Victoria College of Pharmacy et président de l'hôpital de Wexham ; J. M. Raisman, président de Shell Oil UK Ltd, une autre société contrôlée par Rothschild. Lloyd's Bank, un des Big Five, British Telecommunications, et le Comité royal sur la pollution de l'environnement ; Sir Ronald Arculus, retraité du service diplomatique de Sa Majesté après une brillante carrière ; il avait servi à San Francisco, New York, Washington et Paris ; il fut ensuite nommé ambassadeur en Italie, et fut le délégué du Royaume-Uni à la Convention des Nations unies sur le droit de la mer, qui visait à répartir les richesses marines entre les pays pauvres : Arculus est aujourd'hui directeur de Trusthouse Forte Hotels, et de London and Continental Bankers ; et le professeur R. G. Dahrendorf, l'un des sociologues les plus actifs au monde et un propagandiste marxiste de longue date. Dahrendorf, directeur de la Fondation Ford depuis 1976, est diplômé de la London School of Economics, professeur de sociologie à Hambourg et à Tubingen, secrétaire d'État parlementaire au ministère des affaires étrangères de l'Allemagne de l'Ouest depuis 1969, et a reçu des distinctions honorifiques du Sénégal, du Luxembourg et de Léopold II.

Les Rothschild ont apparemment nommé Dahrendorf directeur de Glaxo en raison de ses prononciations marxistes emphatiques. Directeur européen de la Fondation Ford, il affirme, dans son livre *Marx in Perspective*, que Marx est le plus grand facteur de l'émergence de la société moderne. La principale contribution de Dahrendorf à la sociologie a été son concept bien connu de "l'homme nouveau", qu'il a appelé "homo sociologicus", un être qui a été transformé par le socialisme en une personne dont toutes les caractéristiques, y compris les caractéristiques raciales, ont disparu. Il est le robot moderne, une créature uniforme qui peut facilement être contrôlée par la force du socialisme mondial. Dahrendorf est l'apôtre de la foi moderne selon laquelle il n'existe pas de différences raciales dans les différentes races de l'humanité ; il dénonce toute mention de "supériorité" ou de compétences différentes comme une "distorsion idéologique". Dahrendorf est un membre éminent des Bilderbergers ; il a participé à leur réunion à Rye, New York, du 10 au 12 mai 1985. Il est professeur de sociologie à l'université de Constance, ainsi que dans les autres postes qu'il a occupés précédemment.

Ainsi, nous constatons que la deuxième firme de drogue au monde est dirigée par deux des sbires les plus fiables de la famille Rothschild et par l'apologiste du marxisme le plus franc du monde.

Le numéro trois mondial de la drogue, le Suisse Hoffman LaRoche, est toujours contrôlé par des membres de la famille Hoffman, bien que des rumeurs de tentatives de prise de contrôle aient circulé ces dernières années. La firme a été fondée par Fritz Hoffman, qui est mort en 1920. Le premier gros vendeur de la firme a été Siropin en 1896 ; ses ventes de Valium et de Librium s'élèvent aujourd'hui à un milliard de dollars par an ; sa filiale a répandu le dangereux produit chimique, la dioxine, sur la ville italienne de Seveso, dont le nettoyage a coûté 150 millions de dollars en dix ans. La veuve de son fils, Maya Sacher, est aujourd'hui mariée à Paul Sacher, musicien et chef d'orchestre de l'Orchestre de chambre de Bâle. Hoffman a ajouté le nom de sa femme, LaRoche, à l'entreprise familiale, comme c'est la coutume en Europe ; les Hoffman contrôlent toujours 75% des actions avec droit de vote. Les Sachers possèdent l'une des collections d'art les plus chères du monde, des tableaux de maîtres anciens et modernes.

En 1987, Hoffman LaRoche a tenté de reprendre Sterling Drug, une entreprise dans laquelle ils ont été aidés par Lewis Preston, président de la J. P. Morgan Company ; il se trouvait être également le banquier de Sterling. Dans le brouhaha qui s'ensuivit, Preston décida de prendre sa retraite. Eastman Kodak achète alors Sterling, avec le soutien des Rockefeller. Le président d'Hoffman LaRoche est Fritz Gerber, un colonel de l'armée suisse âgé de 58 ans. Fils de charpentier, il devient avocat, puis président d'Hoffman LaRoche. Gerber est également directeur de la Zurich Insurance ; il est donc associé aux deux plus grandes entreprises suisses ; il touche un salaire de 2,3 millions de francs suisses par an, plus un contrat de travail de 1,7 million de dollars avec Glaxo holdings.

Hoffman LaRoche a reçu beaucoup de publicité en avril 1988 en raison de révélations défavorables sur son médicament contre l'acné, ''Accutane'', après que la Food and Drug Administration eut publié des chiffres indiquant que le médicament avait provoqué 1000 avortements spontanés, 7000 autres avortements, et d'autres effets secondaires tels que des douleurs articulaires, l'assèchement de la peau et des muqueuses, et la perte de cheveux. La FDA a reproché à Hoffman LaRoche d'avoir délibérément omis les femmes, et en particulier les femmes enceintes, des études sur lesquelles elle avait fondé ses demandes d'approbation de l'Accutane. La société savait que l'Accutane causait des effets graves lorsqu'il était pris pendant la grossesse.

Dans la foulée des révélations sur Accutane, Hoffman LaRoche a fait la une du *Wall Street Journal* avec la demande du député Ted Weiss, rapportée le 6 mai 1988, d'ouvrir une enquête criminelle sur les quarante décès, enregistrés depuis 1986, causés par la prise de Versed, le tranquillisant d'Hoffman LaRoche qui est un cousin chimique de sa drogue la plus vendue, le Valium.

Le numéro 4 de la drogue, Smith Kline Beckman, fait partie de la banque Mellon. Son président, Robert F. Dee, est directeur de General Foods, Air Products and Chemical et de la société de défense United Technologies, qui est en relation avec la Citibank. Les directeurs sont Samuel H. Ballam, Jr, président de l'hôpital de l'université de Pennsylvanie, directeur d'American Water-Works, de Westmoreland Coal Company, de General Coal Company, d'INA Investment Securities, président du fonds à haut rendement de CIGNA, et de Geothermal Resources International ; Francis P. Lucier, président de Black & Decker ; Donald P. McHenry, ancien président des États-Unis, a été nommé à la tête de l'entreprise. Ambassadeur aux Nations unies, 1979-81, aujourd'hui conseiller international auprès du Council on Foreign Relations, administrateur de la Brookings Institution et de la Carnegie Endowment for International Peace, de la Ford Foundation et de la super-secrète Ditchley Foundation créée par W. Averell Harriman pendant la Seconde Guerre mondiale ; McHenry est également directeur de Coca Cola et d'International Paper ; Carolyn K. Davis, qui était doyenne de l'école d'infirmières de l'université du Michigan de 1973 à 1975, Santé et services sociaux depuis 1981 ; elle est également directrice de Johns Hopkins.

Les autres directeurs de Smith Kline sont Andrew L. Lewis, Jr, président de l'Union Pacific, à la base de la fortune Harriman ; il est directeur de Ford Motor, de la Reading Company, syndic de faillite, ancien président de l'équipe de transition de Reagan et directeur adjoint du Comité national républicain ; R. Gordon McGovern, président de Campbell Soup ; Ralph A. Pfeiffer, Jr président de l'IBM World Trade Corporation, de l'American International Far East Corporation, de la Riggs National Bank, et président de l'U.S.-China Trade Commission ; il est également vice-président de la principale opération de politique étrangère, le Center for Strategic and International Studies, qui a été fondé par le mari de Jeane Kirkpatrick, Evron Kirkpatrick de la CIA.

Le numéro cinq mondial de la drogue, la société suisse Ciba-Geigy, réalise un chiffre d'affaires d'un milliard de dollars par an aux États-Unis et y exploite dix usines de production de drogue.

Pfizer, numéro 6 mondial des sociétés pharmaceutiques, réalise un chiffre d'affaires de 4 milliards de dollars par an, selon Standard & Poor's ; la société fait affaire avec la Rockefeller's Chase Manhattan Bank. Le président de Pfizer, Edmund T. Pratt, Jr, a été contrôleur d'IBM de 1949 à 1962 ; il est aujourd'hui directeur de la Chase Manhattan Bank, de General Motors, d'International Paper, du Business Council et du Business Roundtable, deux organisations de l'establishment ; il est également président du Comité d'urgence pour le commerce américain. Le président de Pfizer est Gerald Laubach, qui a rejoint Pfizer en 1950 ; il est membre du conseil de l'université Rockefeller et directeur de CIGNA, Loctite, et General Insurance Corporation ; Barber Conable est directeur de Pfizer ; il a été membre du Congrès représentant New York de 1965 à 1985, ce qui indique un lien étroit avec Rockefeller ; Conable est aujourd'hui président de la Banque mondiale. Les autres directeurs de Pfizer sont Joseph B. Flavin, directeur général de la Singer Company, dont le chiffre d'affaires annuel est de 2½ milliards. Flavin a travaillé chez IBM World Trade Corporation de 1953 à 1967, puis a été président de Xerox ; il est aujourd'hui membre du Comité pour le développement économique, de l'hôpital de Stamford, de la Fondation pour la recherche sur le cancer et du Conseil national des chrétiens et des juifs ; Howard C. Kauffman, est président d'EXXON depuis 1975 ; il était auparavant coordinateur régional en Amérique latine pour EXXON, puis président d'Esso Europe à Londres ; il est également directeur de Celanese et de la Chase Manhattan Bank ; son bureau se trouve au One Rockefeller Plaza ; James T. Lynn, qui était avocat général pour les États-Unis Département du commerce de 1969 à 1971, puis sous-secrétaire d'État de 1971 à 1973, et enfin secrétaire du HUD de 1973 à 1975, succédant à George Romney à ce poste ; Lynn a été rédacteur en chef de la *Harvard Law Review,* puis a rejoint Jones, Day, Reavis et Pogue en 1960 (un grand cabinet de lobbying de Washington) ; Lynn a accompagné Peter Peterson, alors secrétaire au commerce, ancien président de la Kuhn, Loeb Company, à Moscou en 1972, pour conclure un accord commercial avec les Soviétiques ; cet accord a été conclu en octobre 1972 ; John R. Opel, président d'IBM, directeur de la Federal Reserve Bank of New York, du Time et de l'Institute for Advanced Study ; Walter B. Wriston, président de Citicorp, directeur de General Electric, de Chubb, du New York Hospital, de la Rand Corporation et de J. C. Penney.

Les autres administrateurs de Pfizer sont Grace J. Fippinger, secrétaire-trésorière de la NYNEX Corporation, qui gère 10 milliards de dollars par an ; elle est conseillère auprès de Manufacturers Hanover, de la Rothschild Bank, directrice des banques d'investissement Bear Stearns, Gulf & Western Corporation, Connecticut Mutual Life Insurance et membre honoraire du conseil d'administration de l'American Cancer Society ; Stanley O. Ikenberry, président de l'université de l'Illinois, directeur de Harris Bankcorp, Carnegie Foundation for the Advancement of Teaching ; William J. Kennedy, directeur général de North Carolina Mutual Life, directeur de Quaker Oats (avec Frank Carlucci, aujourd'hui secrétaire à la défense), Mobil (avec Alan Greenspan, aujourd'hui président du conseil des gouverneurs de la Réserve fédérale - M. Greenspan était délégué à la réunion de Bilderberger à Rye, New York, du 10 au 12 mai 1985) ; Paul A. Marks, chef du Sloan Kettering Cancer Center depuis 1980 ; il est biologiste, professeur de génétique humaine à Cornell, et professeur adjoint à l'université Rockefeller, professeur invité à l'hôpital universitaire Rockefeller ; il travaille également au National Institute of Health, Dreyfus Mutual Fund, directeur du traitement du cancer au National Cancer Institute, directeur de l'American Association for Cancer Research, a fait partie du President's Cancer Panel de 1976 à 1979, et de la commission présidentielle sur l'accident de Three Mile Island ;

il est directeur de la Fondation Revson (fortune cosmétique), dotée de 100 millions de dollars, avec Simon Rifkind et Benjamin Buttenweiser, dont la femme était avocate pour Alger Hiss alors que Buttenweiser était haut-commissaire adjoint pour l'Allemagne de l'Ouest occupée.

Parmi les grandes sociétés pharmaceutiques, aucune ne montre de liens plus directs avec les intérêts du Rockefeller que Pfizer, qui fait affaire avec la banque Rockefeller, Chase Manhattan, a pour directeur Howard Kaufmann, président d'Exxon, et Paul Marks du Sloan Kettering Cancer Center et de l'hôpital Rockefeller, contrôlés par le Rockefeller. Dans la plupart des cas, une seule connexion Rockefeller est nécessaire pour assurer le contrôle d'une société.

Le numéro 7 des entreprises de drogue classées au niveau mondial est l'allemand Hoechst A. G., une spin-off de I. G. Farben, c'est-à-dire le contrôle de Rockefeller Warburg Rothschild. Elle exploite un certain nombre d'usines aux États-Unis, dont American Hoechst à Somerville, dans le New Jersey, et Hoechst Fibers Company. Hoechst fabrique la fibre de polyester Trevira, largement utilisée, des additifs alimentaires antibiotiques pour les porcs et les poulets de chair (Flavomycin), et d'autres produits pharmaceutiques utilisés dans l'élevage.

N°8 au classement mondial, American Home Products appartient à la banque Rothschild, Manufacturers Hanover, et fait 3,8 milliards de dollars par an (4,93$ selon Standard & Poor's). Elle est devenue encore plus importante par son récent achat de la A. H. Robins Drug Company de Richmond, VA. A. H. Robins avait fait faillite après avoir dû verser 2,5 milliards de dollars à quelque 200 000 femmes blessées par son Dalkon Shield, un dispositif intra-utérin. Une pince vaginal mal testée a causé de graves dommages à de nombreuses femmes. Une entreprise française, Sanofi, a ensuite tenté de racheter l'entreprise, mais a été battue lorsque American Home a décidé de payer un prix élevé pour les marques bien connues de l'entreprise, Chapstick et Robitussin. Le PDG d'American Home est John W. Culligan, qui travaille pour la firme depuis 1937 ; il est chevalier de Malte, directeur de la Mellon Bank, de l'université Carnegie Mellon, de l'American Standard et de l'hôpital Valley ; le président d'American Home est John R. Stafford, directeur de la Rothschild Bank, Manufacturers Hanover ; il était auparavant avocat général de la firme pharmaceutique Hoffmann LaRoche, classée troisième, et associé de l'influent cabinet d'avocats Steptoe and Johnson. Les directeurs sont K. R. Bergethon de Norvège, aujourd'hui président du Lafayette College ; A. Richard Diebold ; Paul R. Frohring, et chef de la division pharmaceutique du War Production Board de 1942 à 1946 ; il est aujourd'hui administrateur du John Cabot College, Rome, superviseur de la Case Western Reserve University, du Mercy Hospital, de la Navy League et du Biscayne Yacht Club ; William F. LaPorte, qui est directeur du Manufacturers Hanover Trust, American Standard, B. F. Goodrich, Dime Savings Bank, et président de la Buck Hill Falls Company ; John F. McGillicuddy, président de la Manufacturers Hanover Bank, qui a récemment remplacé Lewis Preston de la J. P. Morgan Company en tant que directeur de la Federal Reserve Bank of New York (Preston avait été critiqué pour son rôle dans la promotion d'un accord pour Hoffman LaRoche alors qu'il était engagé comme banquier de Sterling Drug) ; John F. Torell III, président de la Manufacturers Hanover Trust et de la Manufacturers Hanover Corporation ; H. W. Blades, ancien président de Wyeth Labs, aujourd'hui directeur de Provident Mutual Life Insurance, Wistar International, Philadelphia National Bank et Bryn Mawr Hospital ; Robin Chandler Duke, de la famille du tabac ; Edwin A. Gee, directeur de Air Products and Chemical, International Paper, Bell & Howell ; il est aujourd'hui président de International Paper et de Canadian International Paper ; Robert W. Sarnoff, fils de David Sarnoff, qui a fondé l'empire RCA ; et William Wrigley, président de la Wrigley Corporation, directeur de Texaco et de la Boulevard National Bank de Chicago.

Le numéro 9 du classement mondial est la société Eli Lilly, dont le président Richard D. Wood est également directeur de Standard Oil of Indiana, de la Chemical Bank New York, d'Elizabeth Arden, d'IVAC Corporation, de Cardiac Pacemakers Inc, d'Elanco Products, du Dow Jones, de Lilly Endowment, de Physio-Control Corporation et de l'American Enterprise Institute for Public Policy Research, un groupe de réflexion supposé de droite à Washington où règne Jeane Kirkpatrick. Les directeurs de Lilly sont Steven C. Beering, né à Berlin, en Allemagne, aujourd'hui président de l'université Purdue ; il siège à de nombreux conseils médicaux, à l'association du diabète, à l'association d'endocrinologie et est directeur d'Arvin Industries ; Randall H. Tobias, est directeur du comité de Bretton Woods, travaille pour Bell Telephone Labs depuis 1964, aujourd'hui directeur d'AT&T et de Home Insurance Corporation ; Robert C. Seamans, Jr. qui a été secrétaire de l'armée de l'air de 1969 à 1973, aujourd'hui directeur du Carnegie Institute, du Smithsonian Museum et de la National Geographic Society (avec Laurance Rockefeller) ; il est également directeur de Combustion Engineering, une société qui a conclu un certain nombre d'accords avec l'Union soviétique, de Putnams Funds, une société d'investissement de la Nouvelle-Angleterre ; les autres directeurs de Lilly sont J. Clayton LaForce, boursier Fulbright, aujourd'hui directeur du Bureau national pour la recherche économique, financé par Rockefeller, et doyen de l'école supérieure de gestion de l'université de Californie. LaForce est un membre influent de la secrète Société du Mont Pélerin, qui représente l'école d'économie viennoise, une entreprise sponsorisée par Rothschild et dont le porte-parole est Milton Friedman - il s'agit en fait d'un pseudo-groupe de réflexion de droite dirigé par William Buckley et la CIA. LaForce est également administrateur du pseudo-réservoir d'idées de droite, la Hoover Institution de l'université de Stanford, qui est dirigée par deux directeurs de la Ligue pour la démocratie industrielle financée par Rockefeller, le principal réservoir d'idées trotskiste animé par Sidney Hook et Seymour Martin Lipset. Les autres directeurs de Lilly sont J. Paul Lyet II, président du géant de la défense Sperry Corporation - les deux tiers de ses contrats sont passés avec des agences gouvernementales ; Lyet est également administrateur d'Eastman Kodak, qui vient d'acheter Sterling Drug ; il est également administrateur d'Armstrong World Industries, de NL Industries et du groupe Continental ; Alva Otis Way III, président d'American Express, administrateur de Schroder Bank and Trust, anciennement président - également administrateur de Shearson Lehman, qui intègre désormais Kuhn, Loeb Company et Lehman Brothers, administrateur de Firemans Fund Insurance Company et d'American International Banking Corporation, Warnex Ampex Communications Corporation ; C. William Verity, Jr, dont le père a fondé Armco Steel ; diplômé de Yale, Verity est aujourd'hui président d'Armco ; il a récemment été nommé secrétaire au commerce pour remplacer son collègue de Yale Malcolm Baldrige, un directeur de la société de défense Scovill Manufacturing-Baldrige, suite à une chute de cheval.

Verity est également directrice de la Chase Manhattan Bank, de la Mead Corporation et de Taft Broadcasting. Verity a été choisie comme secrétaire au commerce en raison de ses longs antécédents d'agitation au nom du groupe super-secret, le U.S.U.S.S.R. Trade & Economic Council, également connu sous le nom d'USTEC, dont les documents sont classés Top Secret. Plusieurs procès sont actuellement en cours pour forcer le gouvernement à divulguer les documents de l'USTEC en vertu de la loi sur la liberté de l'information, mais jusqu'à présent, les avocats du gouvernement ont repoussé toutes les tentatives de découvrir ce que fait ce groupe. L'USTEC, qui est censé être un groupe cordial d'hommes d'affaires américains bien intentionnés rencontrant leurs homologues soviétiques souriants, a été créée par un haut fonctionnaire du KGB, qui en a fait la promotion lors de la réunion au sommet de 1973 entre le président Nixon et Brejnev. L'intermédiaire était Donald Kendall de Pepsicola, qui venait de conclure un important accord commercial avec la Russie ; une partie du prix était la vente de l'USTEC par Kendall à l'équipe de la Maison Blanche. Sans Kendall, l'USTEC n'aurait peut-être jamais vu le jour. Le véritable objectif de l'USTEC a été exprimé par H. Rowan Gaither, directeur de la Fondation Ford, lorsqu'il a été interviewé par l'enquêteur de la fondation, Norman Dodd. Gaither s'est plaint de la mauvaise presse dont bénéficiait la Fondation Ford, affirmant qu'elle était injustifiée. "La plupart d'entre nous ici, s'est-il exclamé en se disculpant, avons été à un moment ou à un autre, actifs soit dans l'OSS ou le Département d'État, soit dans l'Administration économique européenne. À cette époque, et sans exception, nous opérions selon des directives émises par la Maison Blanche, dont la substance était que nous devions faire tous les efforts possibles pour modifier la vie aux États-Unis afin de rendre possible une fusion confortable avec l'Union soviétique."

L'USTEC est une étape importante dans le programme de fusion. Alva Way, présidente d'American Express, siège au conseil d'administration d'Eli Lilly avec C. William Verity. Le collègue de Way, James D. Robinson III, qui est président d'American Express, est l'un des principaux instigateurs de l'USTEC, tout comme Robert Roosa, associé de la banque d'investissement Brown Brothers Harriman, qui est le directeur général de la Commission trilatérale. D'autres membres importants de l'USTEC sont Edgar Bronfman, président du Congrès sioniste mondial, président de Seagrams, l'entreprise familiale Bronfman, qui contrôle une part importante des actions de DuPont, soit 21% ; Maurice Greenberg, président d'American International Group ; le Dr Armand Hammer, ami de longue date de l'Union soviétique, et Dwayne Andreas, magnat du secteur céréalier, qui dirige la société Archer-Daniels-Midland. Andreas, qui a financé le CREEP, l'organisation qui a entraîné la démission de Richard Nixon de la présidence des États-Unis, compte dans son conseil d'administration Robert Strauss, ancien président du Comité national démocrate, et Mme Nelson Rockefeller.

En 1972, une réunion a été convoquée à Washington au club ultra-exclusif de F. Street, qui a longtemps été le lieu de rencontre secret des meilleurs rouleurs et revendeurs de Washington. Donald Kendall avait invité David Rockefeller, qui avait ouvert une succursale de Chase Manhattan sur la Place Rouge à Moscou, Helmut Sonnenfeldt du Département d'État, qui aurait été le "contrôleur" d'Henry Kissinger lorsque celui-ci est venu aux États-Unis en tant qu'agent double sous le patronage de Sonnenfeldt, et Georgi Arbatov, le célèbre propagandiste soviétique aux États-Unis. Arbatov a dit au groupe qui la Russie soviétique voulait au conseil d'administration de la future organisation, qui est devenue l'USTEC. Il voulait le Dr Armand Hammer, Reginald Jones de General Electric, Frank Cary d'IBM et Irving Shapiro, directeur de DuPont. Le but apparent de l'USTEC était de promouvoir le commerce entre les États-Unis et la Russie ; son véritable objectif était de sauver l'économie soviétique en difficulté et de sauver ses dirigeants d'une révolution désastreuse. Les États-Unis offraient de la haute technologie, des céréales et des produits militaires ; les Russes proposaient de maintenir le système communiste.

La dixième plus grande entreprise pharmaceutique au monde est Upjohn, qui est fortement impliquée dans la production de produits chimiques agricoles comme Asgrow.

Upjohn a maintenant été repris par la principale entreprise de défense, Todd Shipyards, dont les directeurs comprennent Harold Eckman, un administrateur de W. R. Grace, la Banque de New York, Centennial Life Insurance Company, Home Life Insurance Company - il est le président de Atlantic Mutual Insurance Company, et Union de Seguros du Mexique : Raymond V. O'Brien, Jr, président de l'Emigrant Savings Bank of New York et de l'International Shipholding Corporation ; R. T. Parfet, Jr, qui est président de Upjohn, directeur de Michigan Bell Telephone ; Lawrence C. Hoff, qui est président de la National Foundation for Infectious Diseases et de l'American Foundation for Pharmaceutical Education ; il est membre du conseil d'administration du Sloan Kettering Cancer Institute et a été sous-secrétaire à la santé à HEW de 1974 à 1977 ; il est directeur du National Heart & Lung Institute et de l'U.S. Public Health Service Pharmacy Board ; P. H. Bullen, qui a travaillé chez IBM de 1946 à 1971, opère aujourd'hui sous le nom de Bullen Management Company ; Donald F. Hornig, professeur et directeur de l'Interdisciplinary Progress in Health à la Harvard University School of Public Health ; il est directeur de Westinghouse Electric, et a été chef de groupe à Los Alamos pour le développement de la bombe atomique ; il a été conseiller spécial en sciences à l'université.S. de 1964 à 1969 ; il a reçu des bourses Guggenheim et Fullbright ; Preston S. Parish, président du comité exécutif d'Upjohn, est administrateur du Williams College, du Bronson Methodist Hospital, président des administrateurs du W. E. Upjohn Unemployment Corporation, président de Kal-Aero, American National Holding Company et co-président du Food and Drug Law Institute ; William D. Mulholland, président de la Banque de Montréal, dans laquelle les Bronfman détiennent une participation majoritaire, Charles

Bronfman est administrateur. Mulholland est également administrateur de la Standard Life Assurance Company d'Édimbourg, en Écosse, administrateur de Kimberly-Clark, de la Canadian Pacific Railroad, de Harris Bancorp et de la branche Bahamas et Caraïbes Ltd de la Banque de Montréal. M. Mulholland a été associé général de Morgan Stanley de 1952 à 1969, avant de devenir président de Brinco, une holding Rothschild au Canada, de 1970 à 1974.

Mulholland est également directeur de l'Allgemeine Credit Anstalt de Francfort (lieu de naissance de la famille Rothschild). William N. Hubbard Jr, directeur de Johnson Controls, Consumers Power Company (3½), ancien président d'Upjohn et doyen de l'école de médecine de l'université de New York, est également directeur d'Upjohn.

La 11ème plus grande entreprise de médicament, E. E. Squibb, a pour président Richard E. Furlaud ; il est directeur de la principale entreprise de munitions Olin Corporation, et a été avocat général d'Olin de 1957 à 1966. Furlaud était avocat dans l'éminent cabinet d'avocats de Wall Street, Root, Ballantine, Harlan, Busby and Palmer, fondé par Elihu Root, secrétaire d'État de Wilson, qui a versé d'urgence 100 millions de dollars du fonds de guerre personnel de Wilson à la Russie soviétique pour sauver le régime bolchevique chancelant en 1917. Furlaud est administrateur de l'Université Rockefeller et de l'Institut Sloan Kettering du cancer, ce qui montre un lien avec Rockefeller à Squibb. Parmi les directeurs de Squibb, on trouve J Richardson Dilworth, le fiduciaire financier de longue date de tous les membres de la famille Rockefeller. Dilworth est allié par mariage à la riche famille Cushing, et a été associé de la société Kuhn, Loeb de 1946 à 1958, lorsque son partenaire, Lewis Strauss de Kuhn, Loeb, a pris sa retraite en tant que conseiller financier des Rockefeller. Dilworth a pris ce poste à plein temps en 1958, en prenant en charge tout le 56ème étage du Rockefeller Center, où il s'est occupé de toutes les factures encourues par un membre de la cellule familiale en 1981. Il est aujourd'hui président du conseil d'administration du Rockefeller Center, directeur de l'International Basic Economy Corporation de Nelson Rockefeller, de Chrysler, de R. H. Macy, de Colonial

Williamsburg (autre entreprise familiale des Rockefeller) et de l'université Rockefeller. Il est administrateur de la Yale Corporation et du Metropolitan Museum, et directeur de Selected Investments of Luxemburg. Les autres directeurs de Squibb sont Louis V. Gerstner, président d'American Express, directeur de Caterpillar Tractor et membre de longue date du conseil d'administration du Sloan Kettering Cancer Institute ; Charles G. Koch, chef de l'entreprise familiale Koch Enterprises, une entreprise de 3 milliards de dollars par an basée à Kansas City. Koch possède une fortune de 500 millions de dollars et a personnellement financé les organisations supposées de droite, le Cato Institute, la Mont Pelerin Society et le Libertarian Party. Koch Industries ne fait affaire qu'avec Morgan Guaranty Trust, ce qui le maintien dans l'orbite de la J. P. Morgan Company.

Les autres directeurs de Squibb sont Helen M. Ranney, présidente du département de médecine de l'université de Californie à San Diego depuis 1973 ; elle a travaillé au Presbyterian Hospital de New York de 1960 à 1964, et est membre de la Société américaine d'hématologie ; Robert W. van Fossan, président de Mutual Benefit Life Insurance, directeur de Long Island Public Service Gas & Electric, Amerada Hess et Nova Pharmaceutical Corporation ; Sanford H. McDonnell, président de la société de défense, McDonnell Douglas Aircraft Corporation ; il est directeur de Centerre Bancorp et de la Navy League ; Robert H. Ebert, doyen de la faculté de médecine de Harvard depuis 1964 ; il est administrateur de la Fondation Rockefeller, du Population Council et président de l'influent Milbank Memorial Fund, directeur de la Robert W. Johnson Foundation de la fortune pharmaceutique Johnson & Johnson ; Ebert a été boursier Rhodes et Markle ; Burton E. Sobel, directeur de la division cardiaque de l'université de Washington depuis 1973, National Institute of Health, rédacteur en chef de *Clinical Cardiology, American Journal of Cardiology, American Journal of Physiology et de* nombreux autres postes médicaux ; Rawleigh Warner, Jr, président du géant Mobil Corporation et directeur de nombreuses sociétés, dont AT&T, Allied Signal (société de défense de 9 milliards de dollars par an), American Express, Chemical Bank (John F. Connally, ancien secrétaire au Trésor, et Carla Hills, ancienne secrétaire du HUD, dont le mari était président de la Securities and Exchange Commission, étaient également au conseil d'administration de Signal) ; Eugene F. Williams, directeur de la société de défense Olin Corporation et Emerson Electric. Squibb a récemment créé un institut de recherche à l'université d'Oxford grâce à un don de 20 millions de dollars ; elle gère également l'Institut Squibb pour la recherche médicale aux États-Unis. Le descendant de la famille est le sénateur Lowell Weicker, un libéral qui vote systématiquement contre le parti républicain, dont il est membre. Il est protégé de la discipline du parti par sa fortune familiale.

Johnson & Johnson occupe la douzième place dans le classement des entreprises pharmaceutiques mondiales ; son président, James E. Burke, est également directeur d'IBM et de Prudential Insurance. Le président de Johnson & Johnson est David R. Clare ; il siège au conseil d'administration du MIT et est administrateur de Motorola et de l'Overlook Hospital. Les directeurs sont William O. Baker, chimiste chercheur aux laboratoires de Bell Tel de 1939 à 1980. Spécialiste de la recherche sur les polymères, M. Baker siège au conseil d'administration de nombreuses organisations et fait partie du President's Intelligence Advisory Board. Il est consultant auprès de la National Security Agency, consultant auprès du ministère de la défense depuis 1959, administrateur de l'université Rockefeller, de General Motors, de la Cancer Research Foundation et de la Robert A. Welch Foundation ; Thomas S. Murphy, président du conglomérat médiatique Capital Cities ABC, directeur de Texaco ; Clifton E. Garvin, président d'Exxon depuis 1947, pierre angulaire de la fortune des Rockefeller ; il est également administrateur de Citicorp et de Citibank, de TRW, de la société de défense, de J. C. Penney, de Pepsi Cola, de Sperry, vice-président du Sloan Kettering Cancer Center, président de la Business Roundtable et administrateur de la Teachers Annuity Association of America.

Le directeur de Johnson & Johnson est également Irving M. London, président de l'Albert Einstein College of Medicine depuis 1970, professeur de médecine à Harvard et au MIT, Rockefeller Fellow en médecine à l'université de Columbia, consultant auprès du Surgeon General des États-Unis ; Paul J.

Rizzo, vice-président d'IBM et du groupe Morgan Stanley ; Joan Ganz Cooney, qui est mariée à Peter Peterson, l'ancien président de Kuhn, Loeb Company. Elle est présidente de Children's TV Workshop, directrice de la Chase Manhattan Bank, du groupe Chase Manhattan, des grands magasins May et de Xerox. Elle était publiciste pour NBC depuis 1954, date à laquelle elle a développé son programme de télévision pour enfants, très rentable.

Elle a reçu le prix Stephen S. Wise.

Le numéro treize du classement mondial est le Suisse Sandoz.

L'acide lysergique, le fameux LSD, a été mis au point dans les laboratoires Sandoz en 1943 par le chimiste Albert Hofmann. Sandoz réalise un chiffre d'affaires de 5 milliards de dollars par an, dont 500 millions de dollars en produits chimiques et colorants agricoles produits par ses usines américaines. Sandoz est propriétaire de Northrup King, l'énorme entreprise de semences d'hybrides, de Viking Brass et d'autres entreprises.

Bristol Myers occupe la quatorzième place du classement mondial. Son directeur d'exploitation est Richard Gelb, anciennement chez Clairol, la société fondée par sa famille. Gelb est président du Sloan Kettering Cancer Center, contrôlé par Rockefeller ; il est directeur de la Federal Reserve Bank of New York, de Cluett Peabody, du New York Times, de la New York Life Insurance, du Bankers Trust, du Council of Foreign Relations, du Business Council et de la Business Roundtable. Parmi les administrateurs de Bristol-Myers, on trouve Ray C. Adam, associé de la J. P. Morgan Company et directeur de Morgan Guaranty Trust, Metropolitan Life, Cities Service, et président de NL Industries, une entreprise de services pétroliers de 2 milliards de dollars par an ; William M. Ellinghaus, qui travaille pour Bell Systems depuis 1940, président de New York Telephone, directeur de J. C. Penney, Bankers Trust, vice-président de la Bourse de New York, d'International Paper, d'Armstrong World Industries, du New York Blood Center et de United Way ; il est chevalier de Malte du Saint-Sépulcre de Jérusalem, président d'AT&T, directeur de Textron, de Revlon et de Pacific Tel & Tel ; John D. Macomber, président de

Celanese, directeur de la Chase Manhattan Bank, RJR Industries, Nabisco ; Martha R. Wallace, membre de la Commission trilatérale, consultante en gestion au Département d'État de 1951 à 1953, aujourd'hui directrice de RCA, *Fortune, Time*, Henry Luce Foundation et chez Redfield Associates, consultants, depuis 1983. Elle est présidente du comité de sélection des boursiers Rhodes de New York, directrice d'American Can, American Express, Chemical Bank, New York Stock Exchange, New York Telephone, présidente de la commission des finances du Council on Foreign Relations et membre du super-secret American Council on Germany, qui serait le gouvernement de l'Allemagne de l'Ouest en coulisses ; Robert E. Allen, qui est directeur d'AT&T, Pacific Northwest Bell, Manufacturers Hanover et le Manufacturers Hanover Trust ; Henry H. Henley, Jr, président de Cluett Peabody, Clupak Corporation, General Electric, Home Life Insurance, Manufacturers Hanover Bank et le Manufacturers Hanover Trust, et administrateur du Presbyterian Hospital, New York ; James D. Robinson III, président d'American Express, directeur de Shearson Lehman Hutton, Coca Cola, Union Pacific, Trust Company of Georgia, président du Rockefeller's Memorial Hospital for Cancer and Allied Diseases, directeur du Sloan Kettering Cancer Center, membre du conseil de l'université Rockefeller, président de United Way, du Council on Foreign Relations Business Council et de la Business Roundtable ; figure de proue de l'establishment new-yorkais, M. Robinson a travaillé au Morgan Guaranty Trust de 1961 à 1968 en tant qu'assistant du président de la banque, Andrew C. Sigler, président de la key policy corporation, Champion Paper, directeur de Chemical New York, Cabot Corporation, General Electric et RCA.

Bristol-Myers est le 44ème annonceur des États-Unis, avec une dépense annuelle de 344 millions de dollars, principalement pour la télévision et la publicité ; cela lui donne beaucoup de poids pour dicter le contenu des programmes. Bristol-Myers commercialise actuellement son nouveau tranquillisant, Buspar, et son nouveau médicament anti-cholestérol, Questran, qui devraient générer chacun au moins 100 millions de dollars par an. Le bilan des médicaments anti-cholestérol a révélé des effets secondaires inquiétants, tels que des dommages au foie et d'autres conséquences "imprévues".

Le numéro 15 du classement mondial des entreprises pharmaceutiques est le groupe anglais Beecham, spécialisé dans les produits pharmaceutiques à usage humain et vétérinaire. Le président de Beecham est Robert P. Bauman, qui est également vice-président de Textron, directeur de McKesson, une autre entreprise pharmaceutique, et du conglomérat médiatique Capital Cities ABC. Le président de Beecham est Sir Graham Wilkins, directeur de Thorn EMI TV, Hill Samuel, les banquiers d'affaires, un des banquiers d'affaires Magic Seventeen licencié par la Banque d'Angleterre, et la firme de bonbons Rowntree Mackintosh, ainsi que Courtauld's, la firme textile anglaise géante qui a des liens étroits avec le service secret de renseignement britannique. Les directeurs de Beecham sont Lord Keith of Castleacre, qui est le président de Hill Samuel, des banquiers d'affaires, le directeur de Rolls Royce, de British Airways, du Times Newspapers Ltd. et le président du Conseil de planification économique, qui a un pouvoir total sur les entreprises en Angleterre. Lord Keith a été directeur des renseignements du ministère des affaires étrangères avant de se lancer dans les affaires. Un autre directeur de Beecham est Lord McFadzean of Kelvinside, qui est président de Shell Transport and Trading, une société contrôlée par Rothschild, directeur de British Airways, de Shell Petroleum et de Rolls Royce. Il est commandant de l'Ordre d'Orange Nassau, l'organisation super-secrète créée pour célébrer l'établissement de Guillaume d'Orange comme roi d'Angleterre, et l'affrètement ultérieur de la Banque d'Angleterre. La filiale américaine de Beecham réalise un chiffre d'affaires de 500 millions de dollars par an.

La seizième place du classement mondial est occupée par l'Allemand Bayer A. G., l'une des trois entreprises dérivées du cartel I. G. Farben après la Seconde Guerre mondiale. Créée sur ordre du gouvernement militaire allié, qui était alors dominé par le général William Draper associé aux banquiers d'affaires de Dillon Read, Bayer est aujourd'hui plus importante que le cartel I. G. Farben d'origine. En 1977, Bayer a acheté les laboratoires Miles et les parfums Germaine Monteil, en 1981, elle a acheté

Agfa Gevaert, une autre spin-off de l'américain I. G. Farben, et en 1983 elle a acheté Cutter Laboratories, une entreprise californienne qui était connue pour avoir été créée pour protéger les entreprises pharmaceutiques contrôlées par Rockefeller lors des grandes guerres d'immunisation contre la polio. Tous les vaccins défectueux contre la polio auraient été produits par Cutter, libérant ainsi les entreprises Rockefeller de la menace de poursuites judiciaires. Au cours des années 1930, Bayer a exploité les sociétés chimiques Sterling Drug et Winthrop aux États-Unis en tant que filiales du géant I. G. Farben. Le président de Winthrop Chemical était George G. Klumpp, qui avait épousé un membre de la famille de J. P. Morgan. Klumpp a été chef de la division des médicaments de la Food and Drug Administration à Washington de 1935 à 1941, lorsqu'il est devenu président de Winthrop Chemical. Il avait également été professeur à l'école de médecine de Yale. Directeur de Winthrop, E. S. Rogers fut médecin à l'Institut Rockefeller de 1932 à 1934, doyen de l'école de santé publique de l'université de Californie à Berkley depuis 1946 ; Rogers avait été consultant auprès du secrétaire à la Guerre de 1941 à 1945. Laurance Rockefeller était également directeur de Winthrop Chemical, ce qui montre le lien étroit entre les Rockefeller et I. G. Farben. Rockefeller a également été directeur de McDonnell Aircraft, Eastern Air Lines, Chase Manhattan Bank, International Nickel, International Basic Economy Corporation, Memorial Hospital et du Rockefeller Brothers Fund.

La dix-septième entreprise pharmaceutique classée au niveau mondial est Syntex, une entreprise de premier plan dans le secteur de l'agroalimentaire. Son président fondateur, George Rosencrantz de Budapest, donne son adresse actuelle 1730 Parque Via Reforma, Mexico DF 10 ; il a quitté le pays après un étrange kidnapping impliquant sa femme. Le président de Syntex est Albert Bowers, né à Manchester, en Angleterre, boursier Fulbright et membre du conseil de l'université Rockefeller ; les directeurs sont Martin Carton, vice-président exécutif d'Allen and Company, la société d'investissement de Wall Street qui, selon la rumeur, a été pendant des années le bras d'investissement de la fortune de cinq cents millions de dollars de Meyer Lansky provenant des activités de la mafia. Cartin est président du comité des finances de Fischbach Corporation, directeur de Rockcor Inc, Barco de Californie, Frank B. Hall & Company et Williams Electronics.

Parmi les autres directeurs de Syntex, on peut citer Dana Leavitt, présidente de la Leavitt Management Corporation, directrice de Pritchard Health Care, Chicago Title & Trust, United Artists, Transamerica, et présidente de Occidental Life Insurance ; Leonard Marks, vice-président exécutif de Castle & Cooke, la société d'investissement hawaïenne, directeur de la Times Mirror Corporation, Wells Fargo, Homestake Mining Company et California and Hawaii Sugar Company. Marks a été secrétaire adjoint de l'armée de l'air de 1964 à 1968. Le directeur de Syntex est également un grand nom de la banque, Anthony Solomon, aujourd'hui président de Mercury International de S. G. Warburg. Solomon était économiste à l'OPA lorsque Richard Nixon y a commencé sa carrière au service du gouvernement. Solomon a ensuite ouvert une entreprise de soupe en conserve au Mexique, Rosa Blanca, qu'il a vendue pour plusieurs millions. Il est ensuite retourné au service du gouvernement en tant que fonctionnaire de l'AID, président de l'International Investment Corporation for Yugoslavia 1969-1972, a été nommé sous-secrétaire aux affaires monétaires du département du Trésor, 1977-1980, et a succédé à Paul Volcker en tant que président de la principale banque du marché monétaire, la Federal Reserve Bank of New York, lorsque David Rockefeller a fait passer Volcker au rang de président du conseil des gouverneurs de la Réserve fédérale en 1980.

M. Solomon est également directeur de la Banca Commerciale Italiane.

On se souvient de Syntex pour l'augmentation mercurielle de son stock lorsqu'elle a commencé à déverser de grandes quantités de médicaments périmés dans des pays d'outre-mer arriérés. Ses profits ont grimpé en flèche, tout comme son stock.

Le numéro 18 du classement mondial est l'ancien empire d'Elmer Bobst, Warner-Lambert. C'est le dix-neuvième annonceur aux États-Unis, qui dépense 469 millions de dollars par an. Le président de Warner-Lambert est Joseph D. Williams, qui est également directeur de la filiale de Warner-Lambert, Parke-Davis, dont l'acquisition n'a eu lieu que parce que Bobst avait assuré la présidence à son ami Richard Nixon. Williams est également directeur d'AT&T, de J. C. Penney, de Western Electric, d'Excello et de l'université de Columbia. Il est président de la fondation People to People. Le président de Warner-Lambert est Melvin R. Goodes, né au Canada, qui a travaillé pour la Ford Motor Company. Goodes était membre de la Fondation Ford et de la Fondation Sears Roebuck.

Warner-Lambert, qui s'est construit un empire de la pharmacie grâce aux nombreuses acquisitions de Bobst, propose aujourd'hui le bain de bouche Listerine (26,9% d'alcool), le Bromo Seltzer, le Dentyne, les rasoirs Schick, le Sloan's Linament et le tranquillisant Prazepan. Les directeurs sont B. Charles Ames, président d'Acme Cleveland, de la M. A. Hanna Corporation, de Diamond Shamrock et de Harris Graphics ; Donald L. Clark, président de Household International, l'énorme société financière, l'hôpital Square D. Evanston et le Council on Foreign Relations ; William R. Howell, président de J. C. Penney, directeur d'Exxon et Nynex ; Paul S. Morabito, directeur de Burroughs, Consumer Power, et Detroit Renaissance, l'expérience malheureuse de "réhabilitation humaine" qui a versé des milliards dans un trou à rats de Detroit et dont Henry Ford II a démissionné avec dégoût ; Kenneth J. Whalen, directeur d'American Motors, Combustion Engineering, Whirlpool et administrateur de l'Union College ; John F. Burdett, directeur d'ACF Industries, General Public Utilities (qui a un chiffre d'affaires de 2,87 milliards de dollars par an). Le président d'ACF est le célèbre voleur, Carl Icahn, qui est président de la filiale IC Holding Company. Les autres directeurs de Warner-Lambert sont Richard A. Cramer, Irving Kristol, pivot du mouvement néoconservateur qui s'articule autour de Jeane Kirkpatrick et de la CIA, et Henry G. Parks, Jr, noir symbolique qui a fondé Parks Sausage à Baltimore. Il est aujourd'hui directeur de la W. R. Grace Company et de la Signal Company.

Les autres directeurs de Warner-Lambert sont Paul S. Russell de la Harvard Medical School, du Columbia College of Physicians and Surgeons, de la marine américaine, du service de santé publique américain, directeur du Sloan Kettering Cancer Center depuis 1974 ; et Edgar J. Sullivan, président de Borden, directeur de la Bank of New York, directeur de F. W. Woolworth, professeur et administrateur de l'université de St. Sullivan est chevalier de Malte, directeur du Conseil des relations étrangères et du Conseil atlantique. Sterling Drug, fabricant de l'aspirine de Bayer, et entreprise dérivée du cartel I. G. Farben, est une autre importante société pharmaceutique. Son président, W. Clark Wescoe, est directeur de la Fondation Tinker, de la Fondation John Simon Guggenheim, de Phillips Petroleum et de Hallmark Cards. Il est président du China Medical Board of New York, longtemps l'organisation caritative préférée du magnat des médias Henry Luce. Wescoe est également administrateur de la Fondation Samuel H. Kress et de l'Université de Columbia, et contrôle des milliards de fonds de fondation. Il est directeur de l'American Medical Association, de l'American College of Physicians et du Council on Family Health. Le président de Sterling est John M. Pietruski, qui a travaillé chez Proctor and Gamble de 1954 à 1967, aujourd'hui directeur de l'Irving Bank, Associated Dry Goods (empire textile qui réalise 2,6 milliards de dollars par an) ; un président ultérieur, James G. Andress était aux Laboratoires Abbott ; les directeurs sont Gordon T. Wallis, président de l'Irving Bank et de l'Irving Trust, directeur de la Federal Reserve Bank of New York, Council on Foreign Relations, F. W. Woolworth, JWT Group, General Telephone and Electronics, Wing Hang Bank Ltd, et International Commercial Bank Ltd ; William E. C. Dear-den, qui a été président de Hershey Foods de 1964 à 1985, aujourd'hui à la Heritage Foundation, le pseudo-groupe de réflexion de droite dirigé par la British Fabian Society ; et Martha T. Muse, présidente de la très influente Tinker Foundation (30 millions de dollars). Elle est également directrice de l'Irving Bank, du Conseil américain sur l'Allemagne, du groupe dirigeant de l'Allemagne de l'Ouest, de l'Edmund A. Walsh School of Foreign Service et du Georgetown Center for Strategic and International Studies, qui sont tous des réserves de la CIA des vétérans Evron et Jeane Kirkpatrick. Elle est également directrice du Woodrow Wilson International Center et de l'Ordre de Saint-Jean de Jérusalem. On constate ainsi que Martha T. Muse est un véritable annuaire des opérations top secrètes de la CIA dans le monde.

La Fondation Tinker, tout comme le Fonds Jacob Kaplan, est l'une des organisations super-secrètes qui canalisent l'argent vers la CIA pour des activités secrètes trop bizarres pour être soumises à un centre d'opérations gouvernemental. Le secrétaire de la Fondation Tinker est Raymond L. Brittenham, qui est né à Moscou et a fait ses études à l'Institut Kaiser Wilhelm de Berlin. Il a été avocat général pour ITT, dont les opérations allemandes étaient dirigées par le baron Kurt von Schroder, banquier personnel d'Adolf Hitler. Brittenham a été vice-président senior pour le droit chez ITT, Bell Tel, Belgian International, Standard Electric, vice-président de Standard Lorenz, Germany Harvard Law School, et partenaire des banquiers d'affaires de Lazard Frères depuis 1980. Le directeur de la Tinker Foundation est David Abshire, confident de la Maison Blanche sur les questions sensibles de renseignement. Il est président de l'American Enterprise Institute, groupe politique secret dirigé par Jeane Kirkpatrick, et du Center for Strategic and International Studies. Abshire a été ambassadeur des États-Unis auprès de l'OTAN à Bruxelles, qui sert de siège mondial et de centre de commandement pour l'ordre mondial des Rothschild ; Abshire a dirigé l'équipe de transition Reagan après l'élection de Reagan à la Maison Blanche ; il a également dirigé le groupe de sécurité nationale, fait partie du conseil d'administration du Naval War College, du conseil consultatif du président sur le renseignement étranger et de l'influent International Institute of Strategic Studies.

John N. Irwin II, qui a fait ses études à Oxford, est également directeur de la Fondation Tinker. Il est associé au cabinet d'avocats de Wall Street, David Polk Wardwell, jusqu'à ce qu'il passe chez Patterson Belknap. Irwin a été sous-secrétaire d'État adjoint à la défense, à la sécurité intérieure de 1957 à 1961, sous-secrétaire d'État, ambassadeur en France de 1970 à 1974. Irwin est directeur de Morgan Guaranty Trust, d'IBM et du super-secret 1925 F. Street Club à Washington. Le vice-président de la Fondation Tinker est Grayson Kirk, président de l'Université du Wisconsin, président émérite de l'Université de Chicago, conseiller d'IBM, directeur du Bullock Fund, de la Fondation Asie, de l'Institut français, du Lycée français, fiduciaire des Money Shares, des High Income Shares et du Hoover front, de la Fondation belgo-américaine pour l'éducation. Kirk est également récipiendaire de l'Ordre de l'Empire britannique, de Saint-Jean de Jérusalem, et est Commandeur de l'Ordre d'Orange-Nassau.

Lorsque Hoffman LaRoche a fait une offre ferme pour Sterling Drug en 1987, sa cause a été défendue par Lewis Preston, chef de l'empire J. P. Morgan, qui était également banquier pour Sterling Drug. La publicité sur son rôle a provoqué sa retraite pour la J. P. Morgan Company.

Sterling a ensuite été acheté par Eastman Kodak grâce à un financement des Rockefellers. Kodak s'approvisionne à la Chase Lincoln First Bank, qui est entièrement détenue par la Chase Manhattan Bank. Kodak fait 10 milliards de dollars par an ; son président est C. Kay Whitmore, qui est un des directeurs de la Chase Manhattan Bank et de la Chase Manhattan National Corporation.

Les directeurs de Kodak sont Roger E. Anderson, ancien président de la Continental Illinois Bank jusqu'à ce qu'elle menace de faire faillite à cause d'une mauvaise gestion ; il travaille maintenant pour Amsted Industries, une entreprise sidérurgique de 700 millions de dollars. Anderson est également président de la branche de Chicago du Council on Foreign Relations. Les autres directeurs de Kodak sont Charles T. Duncan, doyen de la faculté de droit de l'université Howard, directeur de la société de défense TRW, Proctor and Gamble et du Fonds de défense juridique de la NAACP. Maçon du 32ème degré, Duncan a longtemps été actif dans les affaires noires, se plaçant comme assistant de l'actuel juge de la Cour suprême Thurgood Marshall dans l'affaire de la déségrégation scolaire portée devant la Cour suprême de 1953 à 1955. Juanita Kreps est également directrice de Kodak, elle a été secrétaire au commerce du président Jimmy Carter ; elle est aujourd'hui directrice de RJR Industries et de la Bourse de New York ; elle a reçu le prix Stephen S. Wise. John G. Smale, président de Proctor and Gamble, directeur de General Motors, et Richard Mahoney, président de Monsanto Chemical Company, siègent également au conseil d'administration de Sterling.

Parce qu'elles sont actives dans des formulations chimiques similaires, les principales entreprises chimiques sont également étroitement liées aux grandes entreprises de production de médicaments. Richard Mahoney, directeur de Sterling Drug, est président de Monsanto Chemical, une entreprise qui génère 7 milliards de dollars par an.

M. Mahoney affirme qu'il cherche à obtenir un rendement de vingt pour cent sur les capitaux propres de Monsanto cette année. Il est également directeur de la Metropolitan Life Insurance Company, Centerre Bancorp, G. D. Searle. Le président de Monsanto est Earle H. Harbison, Jr, qui a travaillé à la CIA de 1949 à 1967. Harbison est le président de G. D. Searle, président de l'Association pour la santé mentale et directeur de l'hôpital général de Bethesda et de l'hôpital de St. Les directeurs de Monsanto sont Donald C. Carroll, doyen de la Wharton School of Business ; Richard I. Fricke, qui a été directeur juridique de la Ford Motor Company de 1957-1962, aujourd'hui président de la National Life Insurance Company et président des Sentinel Group Funds ; Howard A. Love, président de National Intergroup, anciennement National Steel, directeur de Transworld Corporation et de Hamilton Oil Corporation ; Buck Mickel, magnat de la construction, président de Daniel International Corporation qui réalise plus d'un milliard de dollars par an, président de RSI et président de Duke Power, président de Fluor Corporation, vice-président de J. P. Stevens, qui fait actuellement l'objet d'une offre publique d'achat, directeur de Seaboard Coast Line railroad.

William G. Ruckelshaus est également directeur de Monsanto. Il a été procureur général adjoint des États-Unis et procureur général adjoint au département civil du ministère de la justice de 1969 à 1970, administrateur de l'EPA de 1970 à 1973, directeur du FBI, premier vice-président pour le droit du géant Weyerhauser Corporation, directeur des États-Unis. West and Pacific Gas Transmission ; Stansfield Turner, qui a été directeur de la CIA de 1977 à 1981, boursier Rhodes, président du Naval War College, commandant en chef de l'OTAN et de la deuxième flotte ; C. Raymond Dahl, président de Crown Zellerbach, directeur de Bank America ; John W. Hanley, ancien président de Monsanto, aujourd'hui directeur de Citibank, Citicorp et RJR Industries ; Jean Mayer, fils du président de longue date de Lazard Freres, Andre Mayer. Jean Mayer est né à Paris et est directeur de nombreuses organisations s'occupant d'études démographiques ; il a été consultant spécial auprès du président des États-Unis de 1969 à 1970, et est président de l'université Tufts depuis 1976, directeur de l'UNICEF et de l'OMS ; John S. Reed, président de Citibank, directeur de Philip Morris, United Technologies, Russell Sage Foundation, et du Sloan Kettering Cancer Center ; John B. Slaughter, directeur de General Dynamics, Naval Electronic Lab à San Diego, NSF Missile Spec.., et chancelier de l'université du Maryland depuis 1982 ; il est actif dans plusieurs organisations de groupes minoritaires, Urban League, administrateur de l'Institut polytechnique de Rensselaer ; Margaret Bush Wilson, avocate à St. Louis, trésorière de la NAACP et administratrice de l'université de Washington.

Le lien étroit entre l'industrie chimique et le renseignement gouvernemental est démontré par le fait que les dirigeants et directeurs de Monsanto comprennent un agent de la CIA depuis vingt ans, un autre ancien directeur de la CIA, un ancien directeur de l'EPA et du FBI et un ingénieur de General Dynamics, la première entreprise de défense du pays.

Bien que le DDT ait été interdit dans ce pays, Monsanto continue de faire de beaux profits en l'expédiant à l'étranger, notamment dans des pays d'Amérique latine et d'Asie.

Les onze milliards de dollars par an de la Dow Chemical Corporation ont des directeurs dont Carl Gerstacker, directeur de la Eaton Corporation. (Cyrus Eaton était un protégé de John D. Rockefeller, longtemps impliqué dans les activités pro-soviétiques en tant qu'organisateur de la Conférence Pugwash, qui était dirigée par le KGB) ; Paul F. McCracken, économiste pour la Banque de la Réserve fédérale du Minnesota de 1943 à 1948, professeur d'économie à l'Université du Michigan depuis 1948 ; McCracken a été président du Conseil des conseillers économiques de 1956 à 1971, et siège au Conseil consultatif du

Président sur la politique économique depuis 1981 ; Harold T. Shapiro, directeur de la Fondation Alfred P. Sloan, qui finance le Centre Sloan Kettering, dominé par Rockefeller, président de l'Université du Michigan, directeur de Ford Motor, Burroughs et Kellogg ; Shapiro est membre du panel de la CIA depuis 1984. Bien que Dow ait été une entreprise familiale pendant de nombreuses années, avec Willard Dow comme président, et trois Dows au conseil d'administration, ils ont tous disparu aujourd'hui.

Mallinkrodt était une autre entreprise chimique qui a longtemps appartenu à une famille ; elle est maintenant une filiale d'International Minerals and Chemical ; il n'y a pas de Mallinkrodt dans son conseil d'administration. Les directeurs sont Jeremiah Milbank, une famille new-yorkaise très influente. Il est président du Milbank Fund, qui domine la recherche médicale ; il est également trésorier de la Robert A. Taft School of Government et vice-président du Boys Club of America, auquel J. Edgar Hoover a siégé pendant de nombreuses années ; Warren L. Batts, président de Dart Industries, directeur de la Mead Corporation, de la First National Bank of Atlanta, de Dart & Kraft et administrateur de l'American Enterprise Institute avec Jeane Kirkpatrick ; Frank W. Considine, président de la National Can Corporation ; Louis Fernandez, directeur de la Tribune Company à Chicago, de l'Encyclopedia Britannica, de la First Chicago National Bank, d'Allis Chalmers et de l'université Loyola ; Paul R. Judy, coprésident de Warburg Paribas Becker et directeur de Robert Bosch of North America ; Rowland C. Frazee, président de la Banque royale du Canada, directeur de Power Corporation du Canada, de l'université McGill et du programme de Portage pour les toxicomanes ; James W. Glanville, était avec Lazard Freres, maintenant Lehman Brothers, directeur de la Halliburton Corporation ; Thomas H. Roberts, Jr, président de DeKalb Agsearch, principaux producteurs de maïs hybride, de la banque Continental Illinois, du Board of Visitors de l'université de Harvard, président de l'hôpital St. Lukes, du trust du Rush Medical College ; Morton Moskin, avocat du cabinet de Wall Street White and Case, directeur de Crum & Forster.

Pendant des années, Mallinkrodt a eu une relation privilégiée avec le Memorial Hospital Sloan Kettering. L'une des figures obscures, aujourd'hui disparue, qui a exercé une influence considérable en coulisses était l'homme qui a mis en place ce marché, M. Frederik Smith, un associé de longue date du Rockefeller qui était le directeur de Mallinkrodt. Homme de relations publiques infatigable, Smith a travaillé chez Young & Rubicam, s'est occupé de la campagne de Bruce Burton au Congrès et a orchestré la candidature de Wilkie à la présidence. Smith a été l'assistant du président à la conférence de Bretton Wood et l'assistant du secrétaire au Trésor de 1924 à 1944, où il a représenté les intérêts des Rockefeller. Il s'est également occupé des relations publiques du Sloan Kettering Cancer Center, a été directeur de l'ABC et de Simon and Schuster, s'est occupé des relations publiques du Book-of-the Month Club et a fondé l'Association pour un monde libre des Nations unies.

DuPont est une autre entreprise qui, pendant des années, a été contrôlée par la famille DuPont ; celle-ci a maintenant peu de représentants au sein de son conseil d'administration.

Edgar Bronfman détient désormais 21% de ses actions. L'un des anciens directeurs de DuPont était Donaldson Brown, qui a épousé Greta DuPont ; il a été directeur de la Banque fédérale de réserve de New York, de la General Motors Acceptance Corporation et de Gulf Oil. Cette entreprise de 14 milliards de dollars par an a maintenant comme directeur Andrew Brimmer, ancien gouverneur du Conseil de la Réserve fédérale ; il a été gouverneur de 1966 à 1974.

Un rival de longue date de DuPont est Imperial Chemical Industries of England. Elle a été fondée par Alfred Mond, qui est devenu Lord Melchett. Il a conclu des accords avec I. G. Farben dans les années 1920 qui lui ont permis d'absorber British Dyestuffs et Nobel Industries en 1926. Son président actuel est Sir John Henry Harvey-Jones, directeur de la Barclay's Bank. Le président de l'ICI est le 4ème baron Lord Melchett, Peter Mond, qui finance le Greenpeace Environment Trust. Les directeurs sont Sir Robin Ibbs, directeur de la Lloyd's Bank, qui fait office de conseiller du Premier ministre. Il siège au Conseil du Royal Institute of International Affairs, l'organisation mère de notre

Conseil des relations étrangères ; Sir Alex A. Jarratt, qui a occupé de nombreuses fonctions gouvernementales de 1949 à 1970, dont celles de ministre du pouvoir et de ministre d'État ; il est aujourd'hui président de la Midland Bank et directeur du groupe Thyssen-Bornemitza ; Sir Patrick Meaney, qui est président de la Rank Organization, une société cinématographique créée par les services secrets britanniques ; ils ont importé un Hongrois, Rank, pour le diriger à leur place et réaliser des films anti-allemands en préparation du début de la Seconde Guerre mondiale ; Meaney est également directeur de la Midland Bank. Sir Jeremy Morse, président de la Lloyd's, est également directeur de l'ICI ; il a été directeur de la Banque d'Angleterre de 1965 à 1972 et est aujourd'hui président de l'Association des banquiers britanniques ; le magnat des médias Lord Kenneth Thomson, président de la Thomson Organization, qui possède 93 journaux aux États-Unis, est également directeur de l'ICI ; la plupart des Américains n'ont jamais entendu parler de lui ; il est également directeur d'IBM Canada et d'Abitibi-Price, le géant du papier journal. Donald C. Platten est également directeur de Thomson Newspapers ; il était auparavant membre du Conseil consultatif fédéral du système de la Réserve fédérale ; sa fille a épousé Alfred Gwynne Vanderbilt.

Une autre entreprise chimique, Stauffer Chemical, est maintenant une filiale de Cheseborough-Pond, une entreprise de Rockefeller. Son président est Ralph E. Ward ; il est directeur de la Chase Manhattan Bank et de la Chase Manhattan Corporation. La firme de drogue Rohm & Haas se trouve dans l'orbite de la Mellon Bank, avec comme directeurs d'éminents financiers de Philadelphie. Parmi eux figurent G. Morris Dorrance, Jr, qui est président de la Corestates Financial Corporation, R. R. Donnelly Corporation, la Federal Reserve Bank of Philadelphia, Provident Mutual Life Insurance, la Banque Worms et cie de Paris et le Verwaltungsrat John Berenberg, Gossler & Company. Dorrance est également administrateur de l'université de Pennsylvanie ; Paul L. Miller, Jr, associé de Miller, Anderson & Sherrod ; il est administrateur de Enterra Corporation, Hewlett Packard, Berwind Corporation, Mead Corporation et administrateur de la Fondation Ford. Les autres directeurs sont Robert E. Naylor, Jr, qui a été directeur de la recherche pour DuPont de 1956 à 1981 ;

il fait maintenant partie des sociétés de génétique avancée. Parmi les autres sociétés pharmaceutiques, citons Schering-Plough, dont le président, Richard J. Kogan, a travaillé chez Ciba-Geigy ; il est aujourd'hui directeur de la National Westminster Bank of the United States ; Virginia A. Dwyer, vice-présidente senior des finances d'AT&T, est directrice ; elle est également directrice de la Federal Reserve Bank of New York, de Borden et d'Eaton ; Milton F. Rosenthal, qui a été trésorier d'Hugo Stinnes et qui est aujourd'hui président du principal courtier en or, Engelhard Corporation, et directeur de la European American Banking Corporation. Il est directeur de Salomon Brothers, de la Midatlantic Bank et de la Ferro Corporation ; H. Guyford Spiver, scientifique en chef de l'armée de l'air américaine, président de l'université Carnegie-Mellon, directeur de TRW (entrepreneur de défense de 5 milliards de dollars par an), conseiller scientifique du président des États-Unis, occupant de nombreux postes et fonctions dans sa liste du *Who's Who ;* W. David Dance, directeur émérite de General Electric, directeur de Acme Cleveland, A&P, Isek Corporation ; Harold D. McGraw, Jr, président du géant de l'édition commerciale, McGraw Hill, et directeur de Standard & Poor's, CPC International ; I. W. van Gorkum, président de Trans Union Corporation, directeur de Champion International, IC Industries, Zenith Radio et Inland Steel ; il est membre du Bohemian Club.

Schering, une entreprise allemande, a été saisie par l'Alien Property Custodian en 1942 ; elle a été vendue aux enchères le 6 mars 1952 par l'Alien Property Custodian à un syndicat dirigé par Merrill Lynch, Drexel & Company et Kidder Peabody se joignant à l'opération.

Une autre entreprise pharmaceutique, Burroughs Wellcome, appartient au Wellcome Trust d'Angleterre ; son directeur est Lord Franks, un administrateur de longue date de la Fondation Rockefeller.

Comme nous l'avons déjà mentionné, les Laboratoires Abbott de Chicago ont obtenu la reconnaissance de l'AMA pour leurs produits grâce à une manipulation habile du charlatan le plus important du pays, le "Doc" Simmons. Son président, Robert Schoellhorn, est directeur de Pillsbury et d'ITT ; parmi les directeurs figurent K. Frank Austen, professeur à la Harvard Medical School depuis 1960, médecin-chef à l'hôpital Beth Israel depuis 1980 ; il fait partie de nombreux groupes professionnels, dont la Fondation pour l'arthrite et le Conseil américain d'allergie et d'immunologie ; Joseph V. Charyk, né au Canada, qui a travaillé chez Lockheed Aircraft, directeur de l'espace et sous-secrétaire de l'armée de l'air de 1959 à 1963 ; il a été directeur du programme de satellites de communication ; directeur de l'American Securities Corporation, Washington, D.C, Draper Laboratories, General Space Corporation, président de la Communications Satellite Corporation et de COMSAT Corporation. David A. Jones, président du géant hospitalier Humana Corporation, dirige une entreprise de 17 000 employés qui réalise un chiffre d'affaires de 1,5 milliard de dollars par an ; il est également directeur des Laboratoires Abbott. Le président du comité exécutif d'Abbott est Arthur E. Rasmussen, directeur de Standard Oil of Indiana, administrateur de l'université de Chicago, qui a été créée grâce à une subvention de John D. Rockefeller, administrateur de la Field Foundation, et de l'International Rescue Committee, président de Household International et de l'Adler Planetarium ; il est également administrateur d'Amoco. Philip de Zulueta, l'un des principaux agents de Rothschild au sein du gouvernement britannique pendant de nombreuses années, est également directeur des Laboratoires Abbott. De Zulueta est un proche collaborateur de Sir Mark Turner, qui est président de la société Rothschild Rio Tino Zinc. De Zulueta a été conseiller de tous les premiers ministres d'Angleterre depuis la Seconde Guerre mondiale ; il a été secrétaire parlementaire privé du premier ministre Harold MacMillan. De Zulueta a également servi pendant des années d'émissaire privé entre les Rothschild d'Angleterre et les Bronfman du Canada, qui sont leurs "cutouts" ou hommes de front dans cet hémisphère.

Unilever, fondée en 1894, est une autre importante entreprise chimique mondiale ; elle est aujourd'hui dirigée par Lord Hunt of Tanworth, qui a occupé de nombreux postes gouvernementaux importants de 1946 à 1973 ; il est également président de la Tablet Publishing Company, président de la Ditchley Foundation, un organisme ultrasecret (chargé de transmettre les instructions entre les gouvernements des États-Unis et de l'Angleterre), président de la Banque nationale de Paris et directeur de Prudential Corporation et d'IBM ; Le vice-président d'Unilever est Kenneth Durham, qui est président de Woolworth Holdings, Morgan Grenfell Holdings, United Technologies, Chase Manhattan Bank, Air Products and Chemicals, conseiller à la Bourse de New York, directeur de British Aerospace et président du Centre pour le développement mondial et du Leverhulme Trust. Unilever est propriétaire de Lever Brothers aux États-Unis ; il a acheté la société Anderson Clayton en 1986, la société Thomas Lipton et Lawry's Foods.

Les sociétés pharmaceutiques exercent une force puissante à Washington grâce à leurs activités de lobbying. Le principal lobbyiste de la Pharmaceutical Manufacturers Association est le plus puissant lobbyiste de Washington, Lloyd Cutler. Sa mère était Dorothy Glaser ; sa sœur Laurel a épousé Stan Bernstein ; elle est aujourd'hui vice-présidente de la firme de relations publiques et du géant de la publicité, McCann Erickson.

Cutler est associé au cabinet d'avocats Wilmer Cutler and Pickering de Washington depuis 1962. Il a été conseiller du président de 1979 à 1981, et est administrateur de la prestigieuse Brookings Institution. Directeur de Kaiser Industries et de American Cyanamid, Cutler a travaillé pour la Lend Lease Administration, a été consultant principal pour la Commission présidentielle sur les forces stratégiques en 1983, la Cour permanente d'arbitrage du groupe américain à La Haye en 1984, et est directeur du Yale Development Board, de la Foreign Policy Association et du Council on Foreign Relations. Il est membre du club exclusif, Buck's, à Londres et de Lyford Cay, à Nassau. Il écrit pour le magazine du CFR, *Foreign Affairs*. Dans un article intitulé "Pour former un gouvernement", il se plaint que "la structure de notre constitution nous empêche de faire beaucoup mieux". Il demande instamment que nous corrigions "cette erreur structurelle". Les monopolistes et leurs lobbyistes de Washington, très bien payés, trouvent souvent que la Constitution est un obstacle à leurs projets ; ils ont hâte de s'en débarrasser, car c'est la seule protection qui reste aux citoyens des États-Unis.

Les groupements hospitaliers, ainsi que les sociétés pharmaceutiques, sont devenus de grosses entreprises et montrent une étroite imbrication avec les grandes sociétés pharmaceutiques. Baxter Travenol, avec un chiffre d'affaires de 1,5 milliard de dollars par an, est imbriqué avec l'American Hospital Supply Corporation, dont le chiffre d'affaires annuel est de 2,34 milliards de dollars. Les deux entreprises ont le même président, Karl D. Bays ; il est directeur de Standard Oil of Indiana, l'omniprésent lien avec Rockefeller. Bays est également administrateur de Northern Trust, Delta Airlines, IC Industries, Amoco, et fiduciaire de Duke, Northwestern University et du Lake Forest Hospital. Le président d'American Hospital Supply est Harold D. Bernthal, qui est également directeur de Bucyars Erie Company, Butler Mfg, Bliss & Laughlin Industries et administrateur de la Northwestern University et du Northwestern University Hospital. Les directeurs de American Hospital Supply sont Blaine J. Yarrington, vice-président exécutif de Standard Oil of Indiana, directeur de la Continental Illinois Bank et administrateur du Field Museum of Natural History ; M. Yarrington est également directeur de Baxter Travenol. Les autres directeurs de American Hospital Supply sont Harrington Drake, président de l'université Colgate, directeur du Corinthian Broadcasting System, Irving Bank, Irving Trust ; Fred Turner, président de MacDonald's ; Charles S. Munson, Jr, président de l'Air Reduction Corporation, Guaranty Trust, Cuban Distilling Company, National Carbide, Canada Dry, Reinsurance Corporation of New York, North British and Mercantile Insurance Company of London, administrateur de la Taft School et de l'hôpital presbytérien ; il a fait partie du Chemical Warfare Service et a siégé au conseil des munitions de l'armée et de la marine ; William Wood Prince, un magnat de Chicago, président de F. Travenol, a également siégé au conseil de Baxter. H. Prince Company, directeur de Gaylord Freeman, directeur d'Atlantic Richfield et administrateur de l'Aspen Institute of Humanistic Studies et de la Northwestern University.

Un autre holding hospitalier géant, American Medical International of Beverly Hills, a vu ses revenus passer de 500 millions de dollars par an à 2,66 milliards de dollars en cinq ans ; il compte aujourd'hui 40 000 employés. Son président est Royce

Diener, son président est Walter Weisman et le vice-président du groupe est Jerome Weisman. Parmi les administrateurs, on compte Henry Rosovsky, né à Dantzig, en Allemagne ; il est directeur du Congrès juif américain depuis 1975. Rosovsky a fait ses études à l'Université hébraïque, au Collège de Jérusalem et à l'Université Yeshiva ; il est professeur à Harvard depuis 1965. Rosovsky est membre de la Harvard Corporation, directeur de Corning Glass et de Paine Webber, banquiers d'affaires.

Bernard Schriever, né à Brême, en Allemagne, est également directeur de l'AMI. En tant que général dans l'armée de l'air américaine, Schriever a été commandant du programme ICBM de 1954 à 1959, et du commandement stratégique de l'armée de l'air de 1959 à 1966. Il est aujourd'hui président d'une société contractuelle qui fait beaucoup d'affaires pour le gouvernement à Washington, Schriever-McGee, depuis 1971. Schriever est également directeur de Control Data, qui opère dans le cadre d'importants contrats d'assurance maladie et autres contrats gouvernementaux, directeur de l'entreprise de défense Emerson Electric et réalise une grande partie de ses affaires sur les liens du Burning Tree Country Club exclusif, le lieu historique des entreprises de défense depuis que le président Eisenhower en a fait son lieu de loisirs préféré.

Rocco Siciliano est également directeur de l'AMI ; il a été au National Labor Relations Board de 1953 à 1957, assistant spécial du président Eisenhower de 1957 à 1959, sous-secrétaire au commerce de 1969 à 1971, président de TICOR de 1971 à 1984, une importante compagnie d'assurance de titres californienne, qui est maintenant une filiale de Southern Pacific Siciliano a été remplacé à la tête de cette entreprise par Harold Geneen, ancien président d'ITT. Siciliano est le "conseiller" pour le cabinet de lobbying de Washington, Jones, Day, Reavis et Pogue ; il est également directeur du géant J. Paul Getty Trust et de l'école d'études internationales de l'université Johns Hopkins, fondée par Owen Lattimore (désigné par le sénateur Joe McCarthy comme l'une des principales influences communistes aux États-Unis). Le directeur de l'AMI est également S. Jerome Tamkin, un éminent agent de change de Los Angeles, à la tête de Tamkin Securities et de Tamkin Consulting Company.

L'histoire du commerce des médicaments a toujours été une chronique de fraude, d'exploitation des hantises des personnes peu instruites et crédules et d'exploitation des craintes universelles de la maladie et de la mort. L'ancêtre de tous les remèdes sont les gouttes de Goddard, un distillat d'os qui a été vendu comme remède contre la goutte en Angleterre en 1673. En 1711, le riz Tuscarora y est vendu comme remède pour la consommation. Au cours des quelque quatre mille ans de pratique des prescriptions pharmaceutiques, de nombreux "remèdes" se sont avérés pires que la maladie. William Shakespeare a mis en garde : "En médecine, il y a du poison." Le Dr R. R. Dracke, spécialiste du sang bien connu à Atlanta, a également lancé un avertissement selon lequel "les médicaments suivants peuvent empoisonner la moelle osseuse, diminuer la production de globules blancs, peuvent causer la mort et ne doivent être pris en tant que médicaments que sur instruction spécifique d'un médecin compétent : amidopyrine, dinitrophénol (un médicament de régime), novaldine, antipyrine, sulfanilamide, sédormid et salvarsen."

Les médecins ont averti qu'aucun acétanilide n'est sûr, car tous les dérivés du goudron de houille sont de puissants dépresseurs cardiaques. Rorer Pharmaceuticals fabrique l'Ascriptin, et des publicités télévisées ont incité les hommes à prendre quotidiennement de l'aspirine ou un produit à base d'aspirine "pour protéger leur cœur". Les procureurs généraux du Texas et de New York ont demandé aux entreprises pharmaceutiques de cesser de prétendre que l'aspirine peut prévenir les crises cardiaques chez les hommes ; elle réduit également la fièvre et rend difficile pour un médecin de diagnostiquer correctement une pneumonie.

La société William S. Merrell, qui a fusionné avec Vick Chemical, a commercialisé la thalidomide comme le "tranquillisant du futur". Elle garantissait le contrôle des symptômes désagréables pendant la grossesse.

Malheureusement, les enfants des mères qui l'ont pris sont nés sans bras ni jambes ; certains avaient des nageoires à la place des bras. *60 Minutes* a récemment présenté une mise à jour sur vingt-cinq ans des victimes anglaises de la thalidomide, en évitant soigneusement tout traitement des victimes américaines. L'émission a montré le courage étonnant des victimes, qui ont essayé de poursuivre leur vie quotidienne, alors que les journalistes semblaient avoir du mal à ne pas éclater de rire devant ces êtres étranges qui se roulaient comme des œufs humains, manœuvrant frénétiquement pour rester à l'endroit. CBS a également évité toute mention des noms des fabricants ou des distributeurs de la thalidomide, bien qu'une opération typique de leur marque de "journalisme d'opposition" aurait été de pousser un micro dans le visage du président de la société, et d'exiger de savoir pourquoi ils n'avaient pas réalisé qu'il s'agissait d'une drogue dangereuse. CBS dépend fortement des revenus publicitaires des fabricants de produits pharmaceutiques, et n'est pas prête à offenser ses meilleurs clients.

William S. Merrell a également produit le MER/29, qui a été annoncé comme une percée dans le domaine des médicaments contre le cholestérol. On a rapidement découvert que MER/29 provoquait des dermatites, des changements de couleur des cheveux, une perte de libido et une affection connue sous le nom de "peau d'alligator". En 1949, la chloromycetine de Parke-Davis a été saluée comme le nouveau médicament miracle. Plusieurs médecins ont été persuadés de le donner à leurs enfants, qui sont alors morts de leucémie. 75% des cas d'anémie aplastique résultant de l'administration de chloromycétine ont été mortels. Le Dr H. A. Hooks d'El Paso a perdu son fils de sept ans et demi, après qu'un représentant de Parke-Davis lui ait assuré que le médicament était sans danger. En décembre 1963, un grand jury de Washington a inculpé Richard Merrell et le président William S. Merrell pour avoir falsifié la date de la FDA sur MER/29. Ils ont plaidé "sans contestation" et, le 4 juin 1964, ont été condamnés à l'amende maximale, soit 80 000 dollars. L'avocat de la défense de Parke-Davis était un ancien juge fédéral de 1957 à 1960, Lawrence Walsh, qui fait maintenant beaucoup parler de lui comme le Chevalier blanc qui poursuit des personnalités politiques sur de vagues accusations de malversations.

Après qu'une pilule contraceptive orale ait été jugée responsable de réactions graves, l'Association médicale américaine a exercé une forte pression sur le Dr Roger Hegeberg, secrétaire adjoint de HEW et sur le secrétaire de HEW, Finch, en affirmant qu'ils mettaient "trop l'accent sur les dangers" ; l'avertissement sur la pilule a alors été réduit de 600 mots à seulement 96 mots beaucoup plus doux ; cet avertissement a été augmenté par le secrétaire Finch lui-même le 7 avril 1970 à 120 mots d'avertissement, qui ont été communiqués personnellement par Finch. Il a ensuite été établi que la pilule provoquait une coagulation sanguine mortelle, une crise cardiaque et un cancer. Le comportement de l'AMA dans ce cas contrastait étrangement avec les attaques violentes qu'elle a menées pendant de nombreuses années contre les "charlatans", dont elle a protesté qu'ils constituaient les véritables dangers pour le public.

Hoffman LaRoche a commercialisé un médicament par voie intraveineuse, le Versed, qui a été lié à quarante décès en deux ans par des études de la FDA. L'ouvrage définitif de Richter, *Pills, Pesticides and Profits*, note qu'une société américaine, Velsicol, a vendu trois millions de livres d'un pesticide, Phosvel (leptophos), qui n'avait jamais été approuvé par l'EPA. Velsicol l'a exporté dans trente pays. Il provoque des dommages importants au système nerveux. En Égypte, il a tué une centaine de buffles d'eau et empoisonné des dizaines d'agriculteurs. Velsicol est une filiale de Northwest Industries, une entreprise de trois milliards de dollars par an à Chicago, dont le président est le magnat du rail de longue date, Ben Heinemann, un administrateur de l'Université de Chicago, et de la First Chicago Corporation. Les directeurs de Northwest Industries sont James E. Dovitt, directeur de Hart, Schaffner and Marx, président de Mutual of New York, et directeur de MONY ; il est également directeur de National Can. Les autres directeurs de Northwest sont William B. Graham, président de Baxter Travenol Drug Company, également administrateur de l'Université de Chicago, directeur de Deere, Field Enterprises, Bell & Howell et Borg-Warner ; Conseil national de l'U.S. China Trade ; Thomas S. Hyland, vice-président de Standard & Poor's ; Gaylord Freeman, directeur de Baxter Travenol et d'Atlantic Richfield ; James F. Bere, président de Borg-Warner, directeur d'Abbott Laboratories, Time, Inc, Hughes Tool Company et de la Continental Illinois Bank.

Après l'interdiction aux États-Unis du TRIS, un produit chimique ignifuge utilisé dans les vêtements, la Commission américaine de la sécurité des produits de consommation l'a interdit en 1977, après des années de publicité enthousiaste selon laquelle il permettrait de sauver des milliers d'enfants de la mort par le feu chaque année. 2,4 millions de vêtements traités au TRIS ont alors été exportés vers le Tiers-Monde. En 1977, la FDA a retiré le dipyrène du marché. Il avait été constaté qu'il provoquait de graves troubles sanguins, interférant avec la fonction des globules blancs ; il a alors été largement vendu en Amérique latine sans avertissement.

Le cloquinol, un médicament utilisé pour traiter la dysenterie amibienne, produit par Ciba-Geigy en 1934 (Batero Vioform et Mexon) s'est avéré être à l'origine d'un trouble nerveux. Sept cents Japonais sont morts de sa prise, après 11 000 cas de SMON, une neuropathie optique myélique subaiguë. Ciba-Geigy a alors versé un règlement à quelque 1500 victimes et survivants. Hoechst a commercialisé un analgésique qui serait comme l'aspirine, l'aminopyréine et le dipyrène. On a découvert qu'il provoquait l'anémie et il a été interdit aux États-Unis, mais il a continué à être vendu en Amérique latine et en Asie. Le chlorophénicol (chloromycétine) est également toujours vendu en Amérique latine et en Asie. Les voyageurs sont avertis de se méfier des médicaments en provenance de pays étrangers qui sont depuis longtemps interdits aux États-Unis.

L'aspartame (Nutrasweet), un édulcorant artificiel, a maintenant inondé le marché américain. Il a rapporté 750 millions de dollars à ses producteurs en 1987, bien qu'il ait été attaqué en tant que cause de crises cérébrales. Le débat sur l'aspartame dure depuis treize ans ; d'autres audiences du Congrès sont maintenant prévues. Pendant ce temps, Burroughs Wellcome espère gagner des millions avec son nouveau médicament contre le sida, l'AZT. On dit qu'il prolonge la vie des victimes du sida de six mois à deux ans. Cette entreprise est détenue par le Wellcome Trust, dont Lord Franks, un des directeurs de la Fondation Rockefeller, est le directeur.

Les tranquillisants continuent d'être une grosse affaire. Roche Labs (Hoffman LaRoche) continue à faire pression sur son vendeur numéro un, le Valium, tout en promouvant ses autres vendeurs, Librium, Limbitrol, Marplan, Noludar, Tractan, Clonpin et Dalmane. Roche produit également le Matulane, qui est utilisé dans le traitement du cancer. Ce médicament provoque la leucopénie, l'anémie et la thrompénie, avec des effets secondaires tels que nausées, vomissements, stomatites, dysphagie, diarrhée, douleurs, frissons, fièvre, transpiration, somnolence, tachycardie, saignements et leucémie. Si jamais un praticien des médecines douces osait proposer un tel médicament au public, il serait incarcéré à vie. Nous savons tous combien les "charlatans" sont dangereux pour la santé. Le directeur médical de Roche, le Dr Bruce Medd, considère ces drogues comme des bénédictions pour l'humanité. Écoutez sa rhapsodie : "Contrairement aux remèdes de charlatan, qui ne sont ni testés ni scientifiquement prouvés, les produits Roche sont synonymes de qualité et d'efficacité. Chez Roche, nous nous joignons à la lutte contre le charlatanisme médical et la fraude sanitaire. Malgré les assurances du Dr Medd, l'Office of Technology Assessment du gouvernement américain affirme que 95% des médicaments sur le marché n'ont pas fait leurs preuves. En effet, cet auteur n'a jamais entendu parler d'un remède "charlatan" produisant ne serait-ce qu'une fraction des effets secondaires nocifs tels que ceux énumérés ci-dessus et causés par Matulane, la fierté et la joie du Dr Medd.

Une autre entreprise proposant des médicaments "éprouvés" est Smith, Kline Beck, qui a gagné ses premiers millions en vendant le médicament connu sous le nom de "speed" sur prescription médicale, la fameuse Dexedrine et le Dexamil. Les dirigeants de Smith, Kline Beckman ont plaidé coupable à 34 chefs d'accusation pour avoir couvert 36 décès et des cas de lésions rénales graves chez des patients utilisant leur médicament Selocrin, qui a finalement été retiré du marché. Le Dr Sidney M. Wolfe, dans sa Health Letter de juillet 1986, a noté qu'Eli Lilly de l'Indiana et Smith Kline Corporation de Philadelphie ont plaidé coupables à des accusations criminelles de ne pas avoir notifié rapidement la FDA des décès et des blessures graves de personnes utilisant leurs médicaments. L'Oraflex de Lilly, un médicament contre l'arthrite, était sur le marché depuis trois mois et avait été utilisé par 600 000 Américains avant d'être retiré en raison de ses effets secondaires. L'hypertension de Smith Kline, le Selacryn, a vendu 300 000 ordonnances en huit mois.

Pfizer a dissimulé à la FDA des informations sur le Feldene (pyroxicam, un médicament contre l'arthrite), malgré des décès et des effets secondaires nocifs dans d'autres pays. Le Suprol de McNeil, approuvé en 1985 comme analgésique oral, s'est avéré causer des lésions rénales. Orudis (jetoprofen), le médicament contre l'arthrite de Wyeth, a augmenté l'incidence des ulcères. Le Merital (nomigensine), un antidépresseur produit par Hoechst, a été approuvé par la FDA en décembre 1984, mais a dû être retiré du marché en janvier 1986, en raison de réactions fatales, dont une anémie hémolytique. Le Wellbutrin (buproprion) s'est avéré causer des convulsions chez les femmes et a été retiré du marché en mars 1986.

Un médicament "standard de soins" officiellement approuvé pour le traitement du cancer du côlon est basé sur l'utilisation d'un produit chimique hautement toxique, le 5-F-U, malgré les rapports de prestigieuses revues médicales qui indiquent qu'il ne fonctionne pas. Il continue à être largement utilisé, peut-être parce que la Société américaine du cancer possède 50% du 5-F-U. La société suisse Ciba-Geigy a trouvé un marché croissant dans le système scolaire public américain pour son médicament Ritalin, qui, grâce à une certaine alchimie, est maintenant devenu le principal moyen de contrôler les écoliers "hyperactifs" (lisez sain). Les travailleurs sociaux ont inventé un nouveau terme, ADD (attention defect disorder), qui peut être "contrôlé" par des comprimés de 20 mg de Ritalin dans des capsules à libération prolongée. Aidé par l'établissement d'enseignement, qui a une propension à toute addition de drogue ou de produit chimique au processus éducatif, le Ritalin a connu une augmentation de 97% de sa consommation depuis 1985. Les étudiants sont obligés de prendre cette drogue, ou de faire face à une expulsion immédiate de l'école. Le *Wall Street Journal* du 15 janvier 1988 a noté qu'un certain nombre de procès ont été intentés contre des écoles par des parents inquiets concernant l'usage forcé de Ritalin. Le Georgia Board of Medical Examiners se penche actuellement sur l'utilisation galopante de Ritalin dans les écoles des banlieues riches d'Atlanta. Un étudiant, actuellement jugé pour meurtre, a déclaré pour sa défense qu'il prenait du Ritalin.

Les pesticides persistent à être encore plus dangereux que les insectes.

Le lindane (Gammelin 20), produit par Hooker Chemical, une entreprise liée à Rockefeller, provoque des vertiges, des maladies du cerveau, des convulsions, des spasmes musculaires et la leucémie. Pendant des années, la FDA a mené une bataille contre les bandes de pesticides de Shell Oil, qui contiennent du lindane. Ces bandes et autres vaporisateurs émettent continuellement du lindane, et sont largement utilisés dans les restaurants, même s'il a été établi que le lindane contamine non seulement toute substance alimentaire, mais aussi tout récipient pour aliments qui n'est pas en métal. Bien que ces tests aient été achevés en 1953, le régulateur des pesticides a continué à autoriser leur utilisation pendant seize ans encore ! Les rapports de la FDA ont montré que les bandes antiparasitaires de Shell Chemical Company libèrent continuellement la Vapone 3, la formulation du lindane. Le ministère de l'agriculture a strictement interdit leur utilisation dans les usines de transformation de la viande, mais le fabricant entreprenant les a ensuite vendues aux restaurants. De 1965 à 1970, le service de santé publique américain a publié des avertissements selon lesquels les Shell No Pest Strips étaient dangereux à utiliser dans les chambres à coucher des personnes âgées ou des jeunes enfants. Le Dr Roy T. Hansberry, cadre de Shell Chemical, qui a subventionné Shell Development, a fait partie du groupe de travail spécial de sept membres du ministère de l'agriculture pour étudier les procédures d'enregistrement des pesticides. Shell avait enregistré 250 produits de pesticides. L'autorisation personnelle de Hansberry à faire partie de ce groupe de travail portait la note non signée suivante : "Le service d'enregistrement agricole n'a pas, ou n'a pas connaissance, d'affaires officielles avec les personnes, entreprises ou institutions avec lesquelles le Dr Hansberry a d'autres intérêts financiers. qui pourraient entrer en conflit ou constituer un conflit d'intérêts."

Le Dr Mitchell A. Zaron, commissaire adjoint à la santé, a également été consultant pour Shell Chemical et a été propriétaire des actions de Shell Oil. Il a publié des rapports qui prétendaient que le Vapona était si sûr qu'il ne nécessitait pas d'avertissement pour les nourrissons, les personnes âgées ou les malades. Lors d'une réunion du service de santé publique, il a approuvé l'utilisation des bandes Vapona. John S. Leary, Jr, chef du personnel de la division de la recherche en pharmacologie, a rejeté l'objection du département à l'enregistrement original de Vapona par Shell, en 1963, et a continué à soutenir l'utilisation de Vapona, jusqu'en 1966, date à laquelle il a démissionné pour rejoindre la Shell Oil Company. On estime que des milliers de victimes souffrent chaque année de l'exposition aux bandes antiparasitaires Shell No Pest Strips.

Un autre pesticide, le parathion, qui a été fabriqué par Monsanto et Bayer A. G., a également eu des effets secondaires néfastes. Le pesticide, le malathion, utilisé au Pakistan en 1976, a empoisonné 2500 personnes, dont beaucoup sont décédées. Et le DDT, comme nous l'avons noté, bien après son interdiction aux États-Unis, continue de trouver un marché prêt à l'emploi à l'étranger, au grand profit de Monsanto, son producteur.

En 1975, les enquêteurs ont découvert que deux médicaments largement prescrits, l'Adactone et le Flagyl, produits par la société G. D. Searle, provoquaient le cancer chez les animaux de laboratoire. Ils avaient un chiffre d'affaires annuel de 17,3 millions de dollars. La société avait fourni à la FDA des données frauduleuses et détruit des dossiers de tumeurs chez les souris causées par ces médicaments.

Un message de protection des consommateurs, publié à Washington le 15 mars 1962, indiquait que depuis 1938, les fabricants devaient démontrer l'efficacité d'un médicament au gouvernement avant de le commercialiser. Cependant, la réglementation contenait une lacune importante : il n'y avait aucune exigence de démonstration de l'efficacité ou de preuve que le médicament "sera à la hauteur de ce qui est indiqué sur l'étiquette". Le message déclarait : "Il n'y a aucun moyen de mesurer les souffrances inutiles, l'argent gaspillé innocemment et le prolongement des maladies résultant de l'utilisation de ces médicaments inefficaces. En 1962, le Congrès a promulgué les amendements Kefauver-Harris exigeant des preuves d'efficacité.

Ces preuves devaient être jugées par le Bureau de médecine de la Food and Drug Administration, mais le poste de chef de ce bureau était vacant parce que Bois-feuillet Jones, assistant spécial pour les affaires médicales à HEW, avait bloqué la nomination du Dr Charles D. May, un éminent médecin qui avait témoigné lors des audiences de Kefauver sur les méthodes des fabricants pharmaceutiques pour promouvoir les médicaments sur ordonnance. Le Dr May avait déclaré que la rémunération et les autres promotions représentaient trois fois et demie le coût de tous les programmes éducatifs de nos écoles de médecine. Jones "a gagné la confiance de l'industrie pharmaceutique en bloquant la nomination du Dr May", selon un rapport publié dans *Drug Research Reports,* juin 1964. Au lieu du Dr May, Jones a choisi le Dr Joseph F. Sadusk, Jr. qui a fait tout son possible pour contrecarrer la législation sur l'efficacité, selon un témoignage devant le Comité du Sénat sur les opérations gouvernementales. Sadusk devint plus tard vice-président de Parke-Davis. Sadusk avait empêché le rappel du médicament antibiotique de Parke-Davis, le Chloramphénicol, qui avait entraîné une toxicité sanguine et une leucopénie, avant qu'on lui propose la vice-présidence de Parke-Davis. Le Dr Joseph M. Pisani lui a succédé en tant que directeur médical de la FDA au Bureau of Medicine. Pisani a quitté la FDA pour travailler pour la Proprietary Association of Drug Manufacturers. Le directeur suivant du Bureau de la médecine est devenu plus tard un cadre supérieur chez Hoffman LaRoche. Le Dr Howard Cohn, ancien chef du comité d'évaluation médicale de la FDA, s'est vu offrir un poste chez Ciba-Geigy, qu'il a accepté. Le Dr Harold Anderson, chef de la division des médicaments de la FDA, a obtenu un poste à la Winthrop Drug Company. Morris Yakowitz a découvert que son expérience à la FDA le rendait éligible pour un emploi chez Smith Kline et dans une entreprise pharmaceutique française. Allan E. Rayfield, qui avait été directeur de la conformité réglementaire, a accepté un poste chez Richardson-Merrell, Inc.

Nous constatons donc que la porte tournante est depuis longtemps une caractéristique de la réglementation gouvernementale de l'industrie pharmaceutique. Le chirurgien général Leonard Scheele est devenu président de Warner-Lambert Research Labs ; le commissaire de la FDA, Charles C.

Edwards, est maintenant vice-président de Becton Dickinson, une grande entreprise de fournitures médicales. Bien qu'il ne s'agisse pas d'une marque très connue, elle fait un milliard de dollars par an dans le domaine médical. Son président, Wesley Howe, est le président fondateur de la Health Industry Manufacturers Association. Le commissaire de la FDA, James L. Goddard, est devenu président du conseil d'administration de la société Ormont Drug and Chemical Company, dont le président est George Goldenberg. Joseph Sadusk, le médecin en chef de la FDA, mentionné précédemment, après avoir accepté un poste de vice-président de Parke-Davis, en a été nommé président.

On pourrait penser que ces messieurs ont quitté la FDA pour y trouver des conditions de travail plus agréables, ce qui est particulièrement déprimant à la FDA. Le Dr Richard Crout, directeur des tests au Bureau des médicaments de la FDA, s'est adressé comme suit à l'Association des fabricants de produits pharmaceutiques en 1976 : "Plusieurs employés s'ennivrent ouvertement depuis des mois, le centre est paralysé par ce que certains ont appelé le pire personnel gouvernemental. Il y avait des intimidations internes, des gens qui titubaient dans les coins, qui lançaient des boulettes de papier ; je parle des médecins, des gens qui s'affalaient sur une chaise, ne répondaient pas aux questions, gémissaient et faisaient des gestes outranciers." (extrait du New England *Journal of Medicine,* 27 mai 1976).

On peut se demander pourquoi un service gouvernemental composé de scientifiques et de médecins formés professionnellement tolérerait de telles conditions de travail. La réponse est que ce Monopole médical voulait ces conditions et a veillé à ce qu'elles prévalent à la FDA, afin de chasser les fonctionnaires sincères et dévoués qui ne voulaient que faire leur travail, qui voulaient protéger le public contre les médicaments dangereux. Il semble que les médicaments les plus dangereux soient aussi les plus rentables, car ils produisent des résultats spectaculaires et facilement visibles. Malheureusement, elles ont aussi tendance à produire des effets secondaires aussi spectaculaires que des lésions rénales et cérébrales ou la mort subite.

Les fabricants de médicaments sont habiles à organiser des groupes de pression influents à Washington, dont le public n'a pas connaissance. Quelque quatre-vingt-seize entreprises, dont Dow, Monsanto, Hoffman LaRoche et bien d'autres, versent chacune cinq mille dollars par an pour soutenir le Council of Agricultural Science and Technology et l'Institute of Food Technology, des groupes qui trompent systématiquement le public sur les dangers des additifs alimentaires cancérigènes. Ils sont capables de minimiser et d'affaiblir les fréquentes tentatives des membres du Congrès d'exposer les dangers de nombre de ces additifs. Tout cela fait partie du jeu des relations publiques.

Dans les années 1950, le sénateur Estes Kefauver était l'un des hommes politiques les plus influents du pays. Il semblait certain qu'il se dirigeait vers la Maison Blanche. Cependant, en raison d'un flot de plaintes de ses électeurs concernant les pratiques de l'industrie pharmaceutique consistant à escroquer les personnes âgées et à produire des médicaments dangereux, Kefauver a programmé des audiences complètes devant le Sénat sur les abus généralisés commis par le Monopole médical. Il a même convoqué sa sous-commission, la sous-commission antimonopole du Sénat. Ces audiences, tenues en 1959 et 1960, ont révélé que Schering avait des marges bénéficiaires de 1118% sur son médicament, la prédisone, et que d'autres fabricants de médicaments affichaient régulièrement des profits de 10 000 à 20 000% sur leurs médicaments. Le résultat de ces auditions a été les recommandations du gouvernement pour la promotion de médicaments "génériques", ou sans marque, moins chers, pour la vente en masse des mêmes médicaments à des prix moins élevés. Ces sociétés ont alors connu une augmentation considérable de leur volume de ventes, avec une croissance correspondante de leurs bénéfices. Un résultat plus tragique a été que ces auditions se sont avérées être le Waterloo politique du sénateur Kefauver. Attaqué par la calomnie et les critiques qui ont résultées des audiences, le couperet du Monopole médical, dont nous avons montré, non seulement les fonctionnaires et les employés visibles par le public, mais aussi les figures obscures à l'arrière-plan, (beaucoup d'entre eux sont des étrangers, qui contrôlent des millions d'actions dans ces sociétés par la pratique de prêtes noms, dissimulant leur identité), est tombé ; annonçant que

"Kefauver est fini". Lorsqu'il a inauguré sa campagne pour la présidence, il a découvert que les fonds s'étaient mystérieusement taris. Sans argent, sa candidature était vouée à l'échec. Déconsidéré, il abandonna sa campagne pour la Maison-Blanche et mourut plus tard, d'après certains, le cœur brisé. Les personnalités politiques ont compris le message ; il n'y a pas eu de répétition des auditions Kefauver sur les abus de l'industrie pharmacetique. Des produits individuels, comme la fureur actuelle sur l'aspartame, peuvent être soumis à l'examen du Congrès, mais les opérations globales du cartel médical restent à l'abri d'une enquête du Congrès.

Pendant ce temps, les compagnies pharmaceutiques se réjouissent des ventes considérables et des bénéfices records de leurs nouveaux médicaments. Le Capoten de Squibb, un médicament contre l'hypertension, pourrait atteindre 900 millions de dollars de ventes cette année, soit près d'un milliard de dollars pour un seul produit ! Merck s'attend à ce que le Vesoten, un autre médicament contre l'hypertension, atteigne 720 millions de dollars de ventes cette année. En 1987, Merck avait treize produits dans huit classes thérapeutiques qui ont atteint des ventes de plus de 100 millions de dollars chacun. En raison de ce volume élevé, le coût de production a baissé régulièrement pour les grandes firmes pharmaceutiques, soit une baisse moyenne de 15% depuis 1980. En fait, cela a signifié une augmentation des bénéfices de 15% pour ce seul facteur.

En 1987, Syntex a indiqué que 53% de son volume de ventes de 1,1 milliard de dollars provenait de deux produits seulement, Noprosyn et Ahaprox.

Business Week, le 11 janvier 1988, prédit "une autre mine d'or pour les narcotrafiquants américains". Cependant, cette mine d'or ne serait rien de plus qu'un autre puits sec si les médecins américains ne prescrivaient pas de plus en plus de ces médicaments à leurs patients. Le maillon faible du Monopole médical est qu'il dépend presque totalement des médecins et du personnel hospitalier pour promouvoir ses articles rentables. Les dépenses de 18 à 20 millions de dollars nécessaires pour faire passer un nouveau médicament par la période d'essai de trois à douze ans ne sont pas destinées à protéger le public contre les nouveaux médicaments "dangereux". Elles sont nécessaires pour protéger le cartel pharmaceutique aussi longtemps que possible, en lui donnant le temps nécessaire pour vendre le plus possible ses médicaments actuels avant qu'ils ne soient remplacés par des médicaments concurrents plus récents. C'est ce qu'on appelle "protéger la part de marché" dans le monde des affaires. Elle serait considérée comme une violation des lois antitrust si les sociétés pharmaceutiques n'étaient pas à l'abri de poursuites en vertu de ces lois.

Alors que le marché boursier se remet lentement du Lundi noir, le crash boursier du 19 octobre 1987, bien planifié et exécuté, les firmes pharmaceutiques font plus que tenir le coup, récompensant les monopolistes astucieux qui ont acheté au bas du marché.

Les politiques d'investissement des compagnies d'assurance sont typiques de celles de Equitable Life, qui en 1987, avait 7,8% de ses actifs investis dans le stock des fabricants de médicaments, dont 13 millions de dollars dans Marion Labs, 4 millions de dollars dans Merck, 7 millions de dollars dans Syntex et 4 millions de dollars dans Upjohn. Un autre 5,8% de ses investissements étaient dans le stock des entreprises très rentables de fournitures hospitalières.

Aucune chronique des grandes sociétés de drogue du monde ne serait complète sans établir un lien entre les sociétés de drogue et l'opération mondiale de lutte contre la drogue connue sous le nom de "Dope, Inc." Elle a commencé avec un petit groupe de financiers internationaux, dont le siège était à Londres, qui ont participé à la création d'un service de renseignement "américain", initialement connu sous le nom de "Office of Strategic Services" pendant la Seconde Guerre mondiale. Cette organisation a été mise en place sous l'étroite supervision du service secret de renseignement britannique et a ensuite été dissoute par le président Truman, qui était très méfiant à l'égard de ses opérations. L'OSS est ensuite passé dans la clandestinité au Département d'État en tant que "groupe de recherche" travaillant sur la "théorie du comportement". Il était dirigé par un certain Evron Kirkpatrick, dont la femme, Jeane Kirkpatrick, est directrice du groupe trotskiste financé par Rockefeller, la Ligue pour la Démocratie Industrielle, et qui est souvent présentée comme "une grande anticommuniste", le piège étant que tous les bons trotskistes s'opposent avec véhémence à la branche moscovite du parti communiste. Ils pleurent toujours la mort de leur leader, Léon Trotsky, qui a été assassiné par un agent stalinien à Mexico en 1940. Le groupe Kirkpatrick a ensuite refait surface sous le nom de "Central Intelligence Agency", dirigé par Allen Dulles, un partenaire de la Schroder Bank, la banque qui avait géré le compte bancaire personnel d'Adolf Hitler. Le frère de Dulles, John Foster Dulles, était alors secrétaire d'État sous le président Eisenhower.

Quel que soit l'intérêt que la CIA ait pu avoir pour le "renseignement", il est vite apparu que sa principale activité était la réalisation des énormes profits associés au commerce international de la drogue.

Comme les fortunes britanniques du début du XIXème siècle avaient été fondées sur ce commerce, il était logique que les agents du SIS qui ont créé notre OSS, plus tard la CIA, aient été programmés pour se lancer dans cette activité. Il est devenu plus tard connu sous le sobriquet intérieur de "The Company", qui signifie, bien sûr, une entreprise dans laquelle on s'est engagé pour le profit. L'excuse avancée pour justifier l'entrée dans cette entreprise était qu'un Congrès "avare" refusait d'avancer suffisamment d'argent à la CIA pour financer ses opérations secrètes ; par conséquent, un agent loyal de la CIA ferait tout son possible pour aider "la société" à collecter les fonds nécessaires à ce travail. En fait, certains de ses agents les plus actifs, comme Edwin Wilson, se sont soudainement retrouvés propriétaires de patrimoines d'une valeur de six millions de dollars dans la zone de développement située au large du Washington Beltway, ce qui indique qu'il y avait effectivement beaucoup d'argent qui arrivait de quelque part. Quelle est l'ampleur actuelle de l'opération antidrogue mondiale de la CIA ? Le lieutenant-colonel Bo Gritz, qui a trente ans de service distingué au sein des forces spéciales de l'armée américaine, a déclaré devant la commission des affaires étrangères de la Chambre des représentants, International Narcotic Task Force, que 900 tonnes d'héroïne et d'opium allaient entrer dans le monde libre en 1987, en provenance d'Asie du Sud-Est et du Triangle d'Or. Le colonel Gritz s'était rendu à plusieurs reprises en Asie pour s'entretenir avec l'un des plus grands producteurs de drogue du continent, Khun Sa. Khun Sa a ensuite rejeté la responsabilité de l'opération mondiale contre la drogue sur certains agents bien connus de la CIA, dont Theodore Shackley, qui a été chef de poste de la CIA au Laos de 1965 à 1975. Khun Sa a déclaré que Shackley avait travaillé en étroite collaboration avec Mao Se Hung, qui était alors le principal trafiquant de drogue en Asie du Sud-Est. Un autre collègue de Shackley était un "civil" nommé Santos Trafficante. Trafficante était depuis longtemps une figure de proue de la mafia et avait été appelé à témoigner devant le Congrès sur une possible tentative d'assassinat de Castro à Cuba. Lorsque le régime communiste a pris le pouvoir, la mafia a perdu un empire de jeu et de prostitution à La Havane et dans d'autres villes. Ils ont cherché à se venger. Trafficante a été chargé par Meyer Lansky, les Moneybags du Syndicat, de se débarrasser de Castro. On ne sait pas encore si la tentative a échoué, ou si, comme c'est plus probable, la mafia s'est entendue avec Castro sur le trafic de drogue. Trafficante s'est ensuite fortement impliqué dans le trafic de drogue dans la région du Pacifique, devenant un intermédiaire pour l'opération Nugan Hand, la banque de la drogue en Australie et le Triangle d'Or.

Une autre personnalité éminente identifiée par Khun Sa et d'autres comme étant active dans le commerce de la drogue était Richard Armitage, dont les opérations de drogue ont commencé pendant la guerre du Vietnam. Il s'est ensuite installé à l'ambassade des États-Unis à Bangkok. De 1975 à 1979, selon des témoins, il a utilisé son poste d'ambassadeur pour mener des opérations de lutte contre la drogue. Il a ensuite quitté ce poste, créant la Far East Trading Corporation à Bangkok. Armitage a ensuite été nommé par le président Reagan au poste de secrétaire adjoint à la défense chargé des affaires de sécurité internationale, relevant directement du secrétaire à la défense, Casper Weinberger. Le magnat des affaires Ross Perot a ensuite appris l'histoire d'Armitage. Il s'est rendu à la Maison Blanche, exigeant qu'Armitage soit licencié. Il a parlé à George Bush, ancien chef de la CIA, qui lui a donné le feu vert en l'envoyant au directeur du FBI William Webster (peu après, Webster a été discrètement nommé chef de la CIA). Webster a refusé de donner suite aux plaintes de Perot, ce qui a ouvert la porte à sa nomination au poste de la CIA. Entre-temps, Weinberger, craignant que le rôle du ministère de la défense dans le scandale de la drogue ne soit sur le point de se dévoiler, a démissionné à la hâte. Il a été remplacé par Frank Carlucci, qui était alors conseiller à la sécurité nationale et qui connaissait bien toute l'opération. Carlucci a personnellement ordonné à Perot de renoncer à sa croisade contre l'Armitage. Comme la fortune de Perot s'était construite sur d'énormes contrats gouvernementaux, il n'a eu d'autre choix que de faire marche arrière. Le général Richard Secord, qui est apparu dans l'affaire Iran-Contra et qui s'est vanté d'avoir transporté par avion des chargements d'or en Asie du Sud-Est pour payer les trafiquants de drogue, a également été impliqué.

Le feuilleton de jour connu sous le nom d'affaire Iran-Contra a été réalisé sur commande pour les agents secrets de la CIA. Ils se sont réjouis de mener les membres obtus du Congrès sur une fausse piste après l'autre, alors que la véritable histoire restait cachée. C'était la surprise du chef, un délice culinaire fait de drogues, de vente d'armes aux belligérants et d'argent, bien assaisonné de sauce politique, brassé de divers engagements envers l'État d'Israël par des politiciens de premier plan de Washington, et couronné par de succulents comptes bancaires suisses. En fait, l'affaire Iran Contra était l'aboutissement logique de l'implication de longue date des intérêts des Rockefeller et du Drug Trust dans les activités pro-communistes. John D. Rockefeller avait lui-même mis la somme de 10 000 dollars en liquide dans la poche de Léon Trotsky avant de l'accompagner pour lancer la révolution bolchevique en Russie. Le Parti ouvrier socialiste trotskiste, qui a été laissé derrière pour subvertir les États-Unis, opérait sous le nom de Parti ouvrier socialiste. Il a ensuite reçu le nom de couverture de la Ligue pour la Démocratie Industrielle. Ainsi, le cartel médical, tout en maintenant le gouvernement communiste stalinien en Russie, a simultanément maintenu un régime communiste de soutien aux États-Unis, le mouvement trotskiste, au cas où le régime stalinien tomberait.

Visiblement irrité par cette concurrence, Staline envoie un agent au Mexique pour éliminer son rival, qu'il avait auparavant exilé, réalisant que Trotsky était encore trop populaire en Russie pour y être assassiné.

L'organisation Trotsky avait désormais son martyr politique. Dans les années 1950, elle a discrètement placé ses membres au pouvoir dans les médias, les universités et le gouvernement, remplaçant, dans la plupart des cas, les staliniens purs et durs en place. Les staliniens de Washington qui avaient entouré Roosevelt et Truman ont été progressivement remplacés par des "néoconservateurs", c'est-à-dire des idéologues anti-Moscou purs et durs, qui ont ensuite ajouté à leur mascarade des *noms d'oiseaux* supplémentaires et impressionnants, comme "la droite dure", "la nouvelle droite", "la droite religieuse" ou, dans certains cas, simplement comme "conservateurs". Nul autre que l'homme de Hollywood sur le cheval blanc, Ronald Reagan, est arrivé au pouvoir en 1980 sur une vague de "néoconservatisme". Son principal soutien venait de la CIA, qui n'était alors qu'un porte-parole des néoconservateurs, et de son organe interne, la *National Review*, dont le rédacteur en chef, William Buckley, se vantait de n'avoir jamais eu d'autre emploi qu'à la CIA. Jeane Kirkpatrick, de la Ligue pour la démocratie industrielle financée par Rockefeller, devint le porte-parole de la nouvelle politique, tandis que toute l'équipe de Reagan était dominée par la Hoover Institution, dont les deux principaux membres, Sydney Hook et Seymour Martin Lipset, faisaient partie du conseil d'administration de la LID. Ainsi, David Rockefeller maintenait une liaison étroite avec les communistes staliniens à Moscou, tandis que d'autres intérêts de Rockefeller dirigeaient la position "anticommuniste" du régime Reagan. Il s'agissait d'une opération hégélienne classique de thèse et d'antithèse, dont la synthèse reste encore à faire. La puissance de la LID résidait dans sa domination de la CIA et son engagement total envers l'État d'Israël en tant que siège mondial du mouvement communiste trotskiste. Ainsi Elliott Abrams, gendre du propagandiste israélien Norman Podhoretz, qui était rédacteur en chef de l'organe du Comité juif américain, *Commentaire*, a été nommé par Reagan pour diriger l'opération Contra au Nicaragua, un affrontement classique entre le régime stalinien de Managua et les rebelles trotskistes dirigés dans les collines.

L'implication de la drogue dans cette opération ne devrait surprendre personne, car les intérêts des Rockefeller, ayant créé le cartel médical américain, ont longtemps été actifs non seulement dans les drogues éthiques mais aussi dans les drogues non éthiques. L'affaire Contra n'a pas seulement menacé de faire sauter le couvercle de l'Iran Connection ; elle a également mis en danger la Connexion Israélienne, la Connexion Suisse et ultimement la Rockefeller Connexion. Le danger a été écarté grâce aux manœuvres astucieuses des membres dociles du Congrès et à la manipulation habile des médias pour se concentrer sur le colonel Oliver North et l'amiral Poindexter, à l'exclusion de leurs contrôleurs. Ainsi, une "croisade contre le communisme", un noble effort pour contenir les communistes à la George Kennan, financé avec l'argent "sale" de la vente de drogue, s'est finalement révélée être la même vieille équipe d'agents de la CIA qui trafiquait leur drogue et blanchissait leur argent dans différentes parties du monde. (L'auteur fait actuellement des recherches en vue de la rédaction d'un livre qui documentera toutes ces opérations).

Le lien entre la CIA et la drogue n'était pas seulement profondément ancré dans la recherche de profits faciles, mais aussi dans le plan parallèle visant à obtenir un contrôle total sur les peuples du monde par les maîtres du cartel médical. Ainsi, Bowart déclare : "La Cryptocratie est une confrérie qui rappelle les anciennes sociétés secrètes, avec des rites d'initiation et des programmes d'endoctrinement pour développer chez ses fidèles membres la compréhension particulière de ses mystères. Elle possède des codes secrets et des serments de silence qui renforcent le sentiment d'élitisme nécessaire au maintien de sa stricte loyauté." Le présent auteur a décrit certains de ces rites secrets dans *La Malédiction de Canaan*.

L'accent mis sur les médicaments et l'expérimentation, qui a vu le jour avec l'école allemande de médecine allopathique et qui a été introduit dans cet hémisphère par des initiés Illuminati tels que Daniel Coit Gilman, a été la première étape de la transformation de toute la pratique médicale des États-Unis, qui est passée d'un processus de guérison axé sur le patient à une approche totalement différente, dans laquelle le patient est devenu un instrument à manipuler au profit de divers autres programmes, principalement la science expérimentale. Le Dr J. Marion Sims, le "médecin fou" responsable de la création de ce qui est aujourd'hui le Memorial Hospital Sloan Kettering Cancer Center, contrôlé par Rockefeller, à New York, en est un exemple typique. Cet engagement total envers la "science" a également guidé et inspiré les programmes antidrogue de la CIA, les projets Bluebird, Artichoke, MK Ultra et MK Delta, dans lesquels quelque 139 drogues ont été utilisées sur des victimes sans méfiance, les substances consommées comprenant le cannabis, le LSD, la scopolamine, l'amytal de sodium, l'hydrate de chloral (les fameuses gouttes du Far West), l'ergot, la cocaïne, la morphine et l'héroïne.

L'histoire de la drogue à la CIA commence en 1943, lorsque l'organisation était encore connue sous le nom d'OSS. Un certain Dr Albert Hoffmann faisait des expériences dans les laboratoires Sandoz en Suisse (Sandoz était alors contrôlé par la famille Warburg). Bien que Sandoz fabrique une substance connue sous le nom de LSD, ou acide lysergique, depuis 1938, elle n'avait été utilisée que pour des expériences sur des singes. Une forme ultérieure de cette substance, le LSD-25, a produit des effets psychotropes étonnants, comme le Dr Hoffmann l'a accidentellement découvert, lorsqu'il a absorbé une petite quantité de champignon de seigle, la base de la drogue, alors qu'il travaillait. Cela s'est produit en août 1943, au plus fort de la Seconde Guerre mondiale. Le Dr Hoffmann a rapporté plus tard : "Un flot ininterrompu d'images fantastiques d'une plasticité et d'une vivacité extraordinaires s'est abattu sur moi, accompagné d'un intense jeu de couleurs de type kéleidoscopique... J'ai cru que j'étais en train de mourir ou de devenir fou. C'était le premier "trip", le précurseur de millions d'expériences de ce genre par des adeptes de la drogue. En 1958, le Dr Hoffmann s'est intéressé aux champignons mexicains et à la mescaline, qui sont alors devenus très populaires auprès des principaux banquiers de New York et des personnalités d'Hollywood.

MEURTRE PAR INJECTION

Au moment de la découverte du LSD, Allen Dulles était en poste en Suisse, comme par précognition. C'est sous sa direction que la CIA s'est transformée en la principale opération de Dope, Inc. Il a ensuite été engagé dans diverses activités avec des responsables du régime nazi. Jusqu'à ce jour, personne n'a pu déterminer s'il essayait de préserver le régime hitlérien ou de le renverser. L'hypothèse la plus probable est qu'il essayait de le préserver jusqu'à un certain point, de peur que la guerre ne se termine trop tôt pour les fabricants de munitions soucieux de profit, mais en même temps pour empêcher toute sorte de fin victorieuse pour ses cohortes nazies. Les notes de la Gotterdammerung avaient déjà été sonnées. L'association de Dulles avec le régime hitlérien remonte à une réunion fatidique à Cologne en 1933, lorsque lui et son frère, John Foster Dulles, assurèrent à Hitler que l'argent serait disponible pour garantir la réalisation de ses objectifs tels qu'il les avait énoncés dans *Mein Kampf*. Allen Dulles devint plus tard directeur de la Schroder Bank, qui s'occupait du compte bancaire personnel d'Hitler. Il est intéressant de noter que personne n'a jamais pu retracer un seul centime de la fortune personnelle considérable d'Hitler, qu'il avait reçue de la vente de ses livres et d'autres revenus. Contrairement à son adversaire, Franklin D. Roosevelt, Hitler ne disposait d'aucun fonds fiduciaire de sa mère (le produit du commerce de l'opium en Chine).

Dulles, en tant que spymaster international, aurait probablement eu connaissance des expériences du Dr Hoffmann. Après son retour aux États-Unis et sa nomination à la direction de la nouvelle CIA, Dulles a commandé 10 kg de LSD à Sandoz, dans le but de "l'utiliser dans des expériences sur les animaux et les êtres humains". Comme il y a environ 10.000 doses par gramme, cela signifie que Dulles a commandé cent millions de doses de LSD. Entre-temps, un certain Dr Timothy Leary avait été engagé par l'Institut national de la santé pour expérimenter des drogues psychédéliques, dont le LSD. Leary avait déjà été contraint de démissionner de West Point, et a ensuite été renvoyé de la faculté de Harvard, il est peut-être la seule personne qui pourrait l'expliquer. L'étude du NIH de Leary a été financée par une bourse de la Fondation Uris de New York. Elle s'est poursuivie de 1953 à 1956, date à laquelle elle a été transférée au

Service de santé publique américain, les expériences se poursuivant jusqu'en 1958, et également à HEW de 1956 à 1963. Un mémo de la CIA daté du 1er novembre 1963 présentait des comptes-rendus élogieux des travaux du Dr Leary et de son associé, le Dr Richard Alpert (qui fut également licencié du personnel de Harvard par la suite). Ils ont inventé le mouvement "turn on, tune in, drop out" qui a paralysé la jeunesse américaine pendant toute une génération. Ce mouvement, dans lequel la CIA a toujours eu un intérêt patrimonial, a reçu un statut académique lorsqu'il a été lancé depuis les salles couvertes de lierre de Harvard par Leary et son groupe. Après leur départ forcé de Harvard, ils ont été installés dans une propriété d'un million de dollars à New York par le riche héritier de Mellon, Tommy Hitchcock. Leur mouvement a balayé les campus des universités américaines et a détruit les possibilités d'éducation de milliers de jeunes Américains.

Une enquête gouvernementale ultérieure de la CIA, présidée, bien entendu, par Nelson Rockefeller, a fait ce commentaire dans son rapport Rockefeller au président sur les activités de la CIA : "À partir de la fin des années 1940, la CIA a commencé à étudier les propriétés de certaines drogues influant sur le comportement ... tous les documents concernant le programme ont été détruits en 1973, y compris un total de 152 dossiers distincts. La CIA a également passé un contrat avec le Bureau des stupéfiants de l'époque pour que des médicaments psychotropes soient administrés à des sujets non intentionnels dans des conditions de vie normales."

Ce qui précède fait référence à plusieurs incidents malheureux, au cours desquels des employés de la CIA, qui avaient reçu des doses de LSD à leur insu, se sont suicidés sous l'influence malveillante de ce produit. Les familles de ces victimes ont appris bien des années plus tard les véritables circonstances de ces "suicides" et ont poursuivi avec succès le gouvernement pour obtenir des règlements financiers.

Parmi les différents projets de la CIA, le plus connu est celui de MK Ultra. Ces programmes étaient supervisés par un autre prototype du "savant fou", le Dr Sidney Gottlieb. Malgré les ravages causés par ses activités, le Dr Gottlieb n'a jamais été traduit en justice. En effet, le directeur de la CIA de l'époque, Richard Helms, s'est assuré que tous les dossiers de l'opération MK Ultra soient détruits pendant les derniers jours de son mandat, laissant le Dr Gottlieb à l'abri des poursuites.

Le Dr Gottleib, qui a été décrit par les observateurs comme "un Dr Strangelove[24] pharmaceutique", a envisagé de doser des populations entières avec des drogues hallucinogènes. Influencée par ses expériences avec la CIA, l'armée américaine a envisagé un programme visant à rendre folles des populations entières avec ces drogues. Quelque 1500 militaires ont alors reçu du LSD lors de tests effectués par le Corps chimique de l'armée, au milieu des années 60. Beaucoup d'entre eux ont subi de graves dommages psychologiques, les symptômes les plus terrifiants apparaissant des années plus tard. L'armée a ensuite testé un hallucinogène chimique plus puissant, qu'elle a appelé B.Z. Cette drogue a été testée à l'arsenal d'Edgewood entre 1959 et 1975. Environ 2800 soldats ont été exposés au B.Z. Certains d'entre eux ont depuis lors porté plainte pour avoir subi des dommages irréparables suite à cette expérience.

L'un des résultats périphériques du programme antidrogue de la CIA a été l'assassinat du président John F. Kennedy, dont la responsabilité a ensuite été imputée à divers groupes, la CIA, la mafia, les communistes cubains et d'autres. Le fondement de ces accusations était que tous étaient profondément impliqués. Pour brouiller les pistes, une quarantaine de personnes ont plus tard été assassinées. Certaines d'entre elles étaient des journalistes, la plus connue étant la regrettée Dorothy Kilgallen, une chroniqueuse très connue. En 1965, elle a utilisé ses relations pour obtenir l'autorisation d'interviewer Jack Ruby dans sa cellule de prison. Plus tard, elle a dit à ses amis qu'elle avait pu obtenir des preuves qui "feraient exploser l'affaire J. F. Kennedy". Peu de temps après, elle a été retrouvée dans son appartement, morte de ce qui a été diagnostiqué plus tard comme

---

[24] Référence au docteur Folamour, dans le film éponyme de Stanley Kubrick.

une "overdose" de barbituriques et d'alcool. L'appartement était en désordre et toutes les notes de ses conversations avec Ruby avaient disparu. À ce jour, personne n'a jamais admis les avoir vues. Le Monopole médical a ensuite utilisé la mort de Kilgallen comme excuse pour lancer un avertissement pieux sur "les dangers de mélanger les barbituriques et l'alcool" mais n'a rien dit sur les dangers de rendre visite à Jack Ruby. Au début de 1967, Ruby s'est plaint à plusieurs reprises qu'il était empoisonné. On lui a alors diagnostiqué un cancer, mais il est mort d'une "attaque", tout comme l'un de ses complices, David Ferrie.

L'apparition du Dr Sidney Gottlieb en tant que "scientifique fou" de la CIA est éclipsée par le dossier du Dr D. Ewen Cameron, qui incarne la version hollywoodienne du médecin fou menant des expériences sur des sujets humains sans défense. Né en Écosse, le Dr Cameron s'est installé aux États-Unis, où il est devenu citoyen. Bien qu'il ait exercé la plupart de ses activités médicales au Canada, il était résident de Lake Placid, dans l'État de New York. L'opération dans les deux pays a peut-être été motivée par le désir d'éviter des poursuites judiciaires. En 1943, le Dr Cameron reçoit une subvention de la Fondation Rockefeller pour créer un nouvel institut psychiatrique, l'Allen Memorial Institute, dans une aile de l'hôpital Royal Victorian, l'hôpital universitaire de l'Université McGill à Montréal. Ce lien Rockefeller a ensuite permis d'acheminer quelque 10 millions de dollars de la CIA à Cameron par l'intermédiaire du Dr Gottlieb dans le cadre du projet MK Ultra. Cet argent a été transféré au Dr Cameron, à partir de 1953, parce qu'il avait déjà démontré son engagement dans des expériences de manipulation mentale. Les fonds de la CIA ont donc été affectés au contrôle des esprits.

Le Dr Cameron avait attiré l'attention favorable des Rockefeller après avoir inventé certaines des techniques "psychiatriques" les plus terrifiantes jamais connues. Il a inventé un procédé appelé "dépatterning" ainsi qu'une technique ultérieure appelée "conduite psychique", qui auraient toutes deux fait honneur à n'importe quel expert communiste en lavage de cerveau. Le "Depatterning" consistait en de fortes doses de drogue, combinées à des chocs électriques, la thérapie électroconvulsive, ou ECT, comme on l'appelait alors. Elle a ensuite été discréditée pendant des années en raison des dommages subis par les patients, mais, chose incroyable, elle a maintenant été relancée et est utilisée en permanence dans certains milieux. L'ECT a été décrite par ses victimes comme l'épreuve la plus terrifiante que l'on puisse imaginer. En fait, il s'agissait simplement du processus d'électrocution interrompu juste avant de devenir fatal. Le patient était attaché à une chaise et électrocuté deux ou trois fois par jour.

Au départ, la dépatouille était limitée aux fortes doses de médicaments, sur une période de quinze à trente jours ; cette partie du programme était appelée "thérapie du sommeil". Un "cocktail de sommeil", digne de l'imagination du Dr Frankenstein, était composé de 100 mg de Thorazine, 100 mg de Nembutal, 100 mg de Seconal, 150 mg de Vernonal et 100 mg de Phenergan, chacun d'entre eux étant suffisant pour endormir n'importe quel patient. Le cocktail de sommeil était administré au patient trois fois par jour. Plus tard, dans le cadre du traitement de thérapie du sommeil, le patient était réveillé deux ou trois fois par jour pour recevoir les traitements par électrochocs. Le Dr Cameron a ignoré la tension recommandée pour les traitements par électrochocs, les augmentant de vingt à quarante fois plus que tout autre médecin n'avait jamais osé le faire. Il regardait avec approbation les patients sans défense crier constamment pendant la "thérapie par électrochocs". Il était convaincu que les cris étaient également une partie essentielle du traitement, même s'il est probable que cela représentait sa satisfaction personnelle.

L'étape suivante du "depatterning", qui est également l'une des inventions les plus étranges de Cameron, est l'"isolation sensorielle", dans laquelle le patient est placé dans une grande boîte, les yeux voilés et les oreilles bouchées. Après une trentaine de jours de traitement, le patient était réduit à l'état de zombie sans défense. Satisfait d'avoir purgé le patient de toutes ses images et idées antérieures, le Dr Cameron est passé à la phase suivante, qu'il a appelée "conduite psychique". Celle-ci consistait à forcer le patient à écouter des messages enregistrés sur bande magnétique, répétés des milliers de fois. Ce "traitement" était administré au moyen de haut-parleurs sur l'oreiller ou d'un casque. Toutes les agences de renseignement du monde étaient vertes de jalousie lorsqu'elles ont entendu parler des nouvelles techniques de Cameron. Heureusement, la CIA avait été la première sur place et lui avait fourni des fonds suffisants pour ses obsessions lunatiques.

Né en 1901 près de Glasgow, Cameron avait étudié à l'université de Londres, où il a peut-être pu puiser certaines de ses étranges idées. Il est également probable qu'il se soit impliqué dans une secte londonienne, qui présentait des idées aussi monstrueuses. Après tout, Mary Shelley avait écrit Frankenstein imprégnée de ce même milieu.

Tout au long de ses activités au Canada, les services techniques de la CIA et la division des produits chimiques de l'état-major ont financé avec enthousiasme son travail.

Les honneurs lui ont été rendus, alors que la rumeur se répandait sur ses techniques "innovantes". Il devient président de l'Association canadienne de psychiatrie, président de l'Association américaine de psychiatrie et président fondateur de l'Association mondiale de psychiatrie.

Après la mort du Dr Cameron en 1967, la CIA s'est retrouvée assiégée par certains des survivants de ses victimes. Dans les phases les plus avancées du programme MK Ultra, il avait été expérimenté sur quelque 53 personnes. Ce groupe comprenait quelques Canadiens éminents. Une action a finalement été intentée par Harry Weinstein, dont le père Louis avait été un important homme d'affaires montréalais. Une autre victime était Velma Orlikon, épouse d'un membre du Parti démocrate au Parlement canadien. Malgré ces antécédents, les victimes se sont retrouvées face à un mur de pierre. Le *Washington Post* rapportait en janvier 1988 que la CIA luttait toujours contre l'action de neuf Canadiens âgés qui avaient été drogués dans les années 1950 et qui demandaient 175 000 dollars de dommages et intérêts chacun, qui ont ensuite été augmentés à 1 000 000 de dollars chacun. L'affaire a alors été portée devant les tribunaux, après neuf ans de manœuvres dilatoires de la part de la CIA, mais personne ne prévoit de solution rapide.

Pendant l'ère Cameron, la CIA a poursuivi ses propres expériences aux États-Unis. Elle a fait appel aux services d'un narcotrafiquant, George Hunter White, et l'a installé dans un appartement à Greenwich Village. On lui a donné une identité de couverture en tant qu'artiste et marin, qui rencontrait les gens lors de fêtes ou dans des bars et les attirait dans l'appartement. L'argent de la CIA avait transformé l'appartement miteux en un appareil d'espionnage doté de miroirs sans tain, de matériel de surveillance et d'enregistrement et d'autres outils du métier. White a drogué ses visiteurs au LSD, tandis que l'équipement de la CIA enregistrait méticuleusement leurs réactions. Il s'agissait souvent de "bad trips" au cours desquels les victimes devenaient temporairement folles, tentaient de se suicider ou de tuer et donnaient d'autres preuves du "contrôle des esprits" que la CIA souhaitait maitriser.

Pour éviter d'être exposé aux plaintes, la CIA a transféré White à San Francisco, où il s'est vu confier la gestion de deux autres bases de la CIA. Il a ensuite lancé l'opération Midnight Climax. Des prostituées droguées étaient payées pour aller chercher des hommes dans les bars locaux et les ramener pour une orgie qui comportait des boissons fortement additionnées de LSD. Ce qui a suivi a été enregistré et photographié dans ses moindres détails, bien que les résultats ne soient pas susceptibles d'être mis à la disposition de la Bibliothèque du Congrès.

Malgré les excès auxquels sont allés des médecins comme le Dr Cameron et le Dr Sims dans leur enthousiasme scientifique, il y a des histoires d'horreur tout aussi troublantes provenant des expériences cliniques menées par les compagnies pharmaceutiques traditionnelles. Avec des centaines de millions de dollars de profits potentiels sur chaque nouveau produit pharmaceutique, le Monopole Médical doit se conformer aux réglementations qu'il a lui-même élaborées et mises en place. L'objectif de cette réglementation est de protéger la part de marché d'un nouveau médicament miracle jusqu'à ce qu'il puisse être remplacé par un nouveau médicament miracle. Comme l'a fait remarquer un praticien des soins de santé alternatifs, qui a été envoyé en prison pour avoir vendu des tisanes, "Un médicament miracle est un médicament que vous prenez et vous vous demandez ensuite ce qu'il va vous faire."

Les restrictions sur les nouveaux médicaments sont généralement respectées si le fabricant pense qu'il peut faire beaucoup d'argent. Il n'est pas sur le point de mettre un nouveau médicament sur le marché, de le voir réussir et d'être ensuite obligé de le rappeler parce qu'il n'a pas respecté toutes les réglementations. De 1948 à 1958, les entreprises pharmaceutiques ont lancé 4829 nouveaux produits, 3686 nouveaux composés et 1143 nouveaux dosages. Tous ces produits ont dû passer par le même processus.

Les nouveaux médicaments prendraient en moyenne de sept à dix ans pour recevoir l'approbation finale de la FDA, un processus qui coûte de dix à douze millions de dollars, souvent jusqu'à dix-huit à vingt millions. Les essais cliniques passent par trois phases clairement définies. La phase I consiste à tester le nouveau médicament sur un petit nombre de personnes en bonne santé. La phase II exige que des "volontaires" prennent le médicament pendant une période d'essai de deux ans. La phase III prévoit des essais cliniques plus diversifiés sur un nombre de patients allant de mille à trois mille sur une période de trois ans. Cela signifie que les médecins et les hôpitaux administrent le médicament uniquement parce que les essais de la phase II ont établi sa toxicité et d'autres effets secondaires possibles. Il s'agit généralement de patients qui sont en mesure d'intenter des poursuites ou de générer une publicité défavorable si le médicament s'avère dangereux, ce qui signifie que ceux qui prescrivent le médicament s'appuient sur les tests de la phase II pour le recommander comme étant fiable.

La phase II, au cours de laquelle le médicament est testé sur des êtres humains, nécessite généralement une population captive. Les médicaments sont parfois testés secrètement dans les écoles, les hôpitaux et les institutions psychiatriques, mais les fabricants de produits pharmaceutiques préfèrent généralement s'appuyer sur une population test beaucoup plus sûre, celle qui est confinée dans nos prisons, car il est peu probable qu'elle se plaigne. On sait que même les détenus des institutions psychiatriques se plaignent, après leur libération, d'avoir été soumis à des tests de dépistage de drogues illégales. Les prisonniers qui ont été condamnés pour des crimes sont moins susceptibles de se plaindre. Depuis le début du siècle, les États-Unis sont en tête du monde en ce qui concerne le nombre d'expériences médicales menées dans les prisons.

Le citoyen respectueux de la loi pourrait penser qu'il est normal de mener des expériences médicales sur des prisonniers, même si un certain nombre de médecins allemands ont été exécutés pour un tel délit. Le dépistage de drogues pourrait être un moyen pour le prisonnier de rembourser sa dette envers la société. Cependant, la réalité de la situation actuelle est que, bien que de nombreux criminels soient enfermés dans nos prisons, un nombre croissant d'Américains sont envoyés dans des prisons pour des délits politiques. Ces prisonniers politiques courent les mêmes risques en matière d'expériences médicales que les criminels les plus endurcis. Chaque année, les tribunaux américains prononcent un nombre plus important de condamnations en guise de punition pour des problèmes bancaires, hypothécaires ou fiscaux.

En raison du contrôle des médias par le Monopole médical, l'utilisation de prisonniers dans des expériences médicales est rarement portée à l'attention du peuple américain. Une recherche exhaustive dans les index des magazines de 1900 à nos jours ne révèle que quelques histoires de ce genre, qui étaient uniformément favorables aux expériences. Les prisonniers eux-mêmes n'ont guère accès aux médias, à moins qu'ils ne se révoltent et n'attirent l'attention des caméras.

L'Association Médicale Américaine est toujours le principal défenseur de l'utilisation des prisonniers pour le dépistage des drogues. Le chroniqueur Pertinax, qui a écrit dans le *British Medical Journal* en janvier 1963, a déclaré : "Je suis troublé que l'Association médicale mondiale fasse maintenant des réserves sur sa clause concernant l'utilisation de criminels comme matériel expérimental. L'influence de l'AMA a été à l'œuvre pour sa suspension. Lors de la dixième réunion, des scientifiques américains ont plaisanté à ce sujet. L'un des plus gentils scientifiques américains que je connaisse a déclaré : "Les criminels dans nos prisons sont du matériel expérimental de qualité et bien moins cher que les chimpanzés".

Le scientifique ne faisait pas une mauvaise blague : les chimpanzés coûtent jusqu'à 4500 dollars chacun, alors que les prisonniers américains peuvent être emmenés pour seulement un dollar par jour. Pertinax commentait la proposition faite par l'Association médicale mondiale en 1961, et proposée pour adoption, selon laquelle "les prisonniers, étant des groupes captifs, ne devraient pas être utilisés comme sujets d'expériences." Cette proposition a été vivement contestée par les délégués de l'Association médicale américaine et a finalement été rejetée.

Si cela ressemble un peu aux crimes des "médecins nazis" et à leurs expériences sur les prisonniers, la coïncidence n'est pas accidentelle. Les médecins accusés ont témoigné pour leur propre défense qu'ils ne faisaient que suivre des pratiques de longue date aux États-Unis. Lors d'un procès, en 1947, 515 médecins allemands ont été jugés à Nuremberg, accusés d'avoir mené des expériences sur des prisonniers. Ils ont prouvé pour leur défense qu'en 1906, des médecins américains de Philadelphie avaient utilisé des prisonniers pour des expériences médicales, en leur injectant des germes de peste et de béribéri ; en 1915, de la pellagre a été injectée à des prisonniers dans le Massachusetts ; en 1944, des centaines de prisonniers aux États-Unis ont reçu des injections de malaria sous prétexte de nécessité de guerre, pour aider nos soldats dans le Pacifique. Malgré cette défense, les médecins allemands ont été condamnés et certains d'entre eux ont été exécutés.

Le sujet a refait surface avec la récente publication du livre de Robert Jay Lufton, *Nazi Doctors*, un des livres de la série sur les nazis qui sortent des presses américaines en nombre croissant, obéissant au dicton selon lequel tout se vend aux Etats-Unis si une croix gammée est apposée sur la couverture. Le livre a suscité une discussion animée dans la page "Letters" de la *Sunday Book Review* du *New York Times*. Bruno Bettelheim avait d'abord fait une critique du livre, affirmant que l'effort pour comprendre les médecins nazis était erroné, "en raison du danger toujours présent que la compréhension complète puisse se rapprocher du pardon." Les chrétiens, bien sûr, offrent le pardon comme un précepte religieux de base. Paul Ramsey a écrit pour inclure un extrait d'une publicité : "Le professeur McCance et les membres du département de recherche médicale veulent être informés, si et quand des enfants naissent dans des maisons d'hébergement et des services pour femmes dans des hôpitaux atteints de méningocèle ou d'anomalies similaires, ce qui rendra peu probable la survie des enfants au-delà d'une courte période. Le professeur McCance et son département souhaitent faire des expériences sur ces enfants, qui ne leur donneront aucune sorte de douleur, mais ils ne se sentent pas autorisés à faire ces expériences sur des enfants normaux et en bonne santé.

Lorsque la naissance de ces enfants sera connue, le professeur McCance devra être informé immédiatement par téléphone.

M. Ramsey note que cette publicité est parue dans une publication américaine en 1946, alors que les médecins allemands étaient en procès. Telford Taylor, le procureur américain des procès de Nuremberg, a écrit au *Times* pour corriger des erreurs qui étaient déjà apparues, notamment la déclaration selon laquelle l'un des condamnés était "Edwin Katzenellenbogen, qui a été à un moment donné membre de la faculté de la Harvard Medical School". Taylor a déclaré que personne du nom de Kazenellenbogen n'avait jamais été jugé à Nuremberg.

En effet, le nom semble avoir été inclus comme une blague élaborée, le nom ayant fait surface dans des blagues précédentes. Le *Times* n'a pas présenté d'excuses. Telford Taylor a en outre souligné que vingt médecins avaient été jugés à Nuremberg dans l'instance mentionnée, et non dix-neuf comme indiqué dans la revue, et que quatre ont été pendus, cinq condamnés à la prison à vie, trois ont reçu des peines moins sévères et sept ont été acquittés pour toutes les accusations.

L'expérimentation médicale à grande échelle, similaire à celle qui a été condamnée comme crime à Nuremberg alors qu'elle était encore pratiquée dans les prisons américaines, profite indûment des "volontaires". Certains sont analphabètes, la plupart sont jeunes et en bonne santé et n'ont jamais eu de maladie grave. Ils n'ont pas la moindre idée de ce que peut être une maladie grave résultant de l'injection de drogues expérimentales, ni des complications qui peuvent en résulter tout au long de la vie.

En 1963, le magazine *Time* a publié un article sur les programmes à grande échelle que les fonctionnaires fédéraux avaient mis en place dans nos prisons. Ces vastes programmes de dépistage étaient justifiés comme faisant partie de la "guerre contre le cancer" que Bobst et les Lasker avaient lancée depuis la Maison Blanche. Les médecins injectaient aux prisonniers des cellules cancéreuses vivantes et du sang de personnes souffrant de leucémie. Plusieurs médecins de l'Oklahoma gagnaient trois cent mille dollars par an auprès des fabricants de médicaments dans le cadre de ces transactions ; ces médecins prélevaient aussi régulièrement le sang des prisonniers, en les payant 7 dollars le litre ; ils vendaient ensuite le sang pour 15 dollars.

Dans les années 1940, lorsque les premiers récits sur l'utilisation de prisonniers dans des expériences médicales ont commencé à circuler, l'Association médicale américaine a demandé au gouverneur Dwight de l'Illinois d'enterrer ces histoires. Il a blanchi les expériences en nommant Morris Fishbein et d'autres dirigeants de l'AMA à un comité qui a solennellement "enquêté" sur les programmes et est revenu avec des rapports élogieux. Fishbein lui-même est revenu du pénitencier de Stateville pour décrire les expériences des prisonniers comme "idéales, en raison de leur conformité avec les règles éthiques". Fishbein a développé son enthousiasme en soulignant que le programme rendait un véritable service à l'ensemble du public en raison de la "symbolique de réhabilitation que représente le fait de servir de cobaye dans une expérience médicale". On aurait pu s'attendre à ce que Fishbein se présente à Nuremberg, pour défendre les médecins allemands avec le même argument, qu'ils avaient offert cette même "symbolique de réhabilitation" aux détenus des camps de concentration. Un porte-parole des relations publiques des laboratoires Wyeth s'est montré perplexe face à l'indignation de certains milieux et a déclaré que "la quasi-totalité de nos tests de phase II sont effectués sur des prisonniers".

En fait, la concurrence était féroce et permanente entre les grandes sociétés pharmaceutiques pour aligner les prisonniers qui pouvaient être utilisés comme "sujets" dans des expériences médicales. Upjohn et Parke-Davis ont adhéré aux principes établis du monopole lorsqu'ils ont acquis des "droits exclusifs" sur les détenus de la prison d'État de Jackson dans le Mississippi. Ces entreprises ont ensuite pu inscrire 1200 des 4000 condamnés de cette prison au programme de dépistage. *Business Week* a fait un commentaire quelque peu critique sur le programme, en soulignant que "les tests dans la prison sont conçus principalement pour mesurer la toxicité du médicament plutôt que son efficacité. Les doses sont augmentées progressivement jusqu'à ce que des effets indésirables se produisent." En clair, le dosage est augmenté jusqu'à ce qu'il rende le prisonnier malade ou lui cause de sérieux dommages. Les résultats étaient souvent invalidants ou mortels.

Cependant, les prisonniers étaient payés trente cents par jour pour se soumettre à ces expériences. *Business Week* a souligné le fait que c'était précisément l'aspect vital de la phase II des tests qui nécessitait l'intervention des prisonniers. Les sociétés pharmaceutiques devaient savoir combien de personnes pourraient être blessées par le médicament, ou combien de procès ils pourraient attendre de la part de clients en colère.

Les programmes de dépistage de drogues ont été bien accueillis par les responsables de la prison, qui ont entretenu d'anciens bâtiments datant de la guerre civile pour héberger les prisonniers, tandis qu'ils se sont construit de nouveaux bureaux administratifs monumentaux et d'autres avantages du métier. En 1971, le système pénitentiaire de l'État de New York dépensait 5500 dollars par an pour chaque prisonnier du système, dont 72 cents par jour pour la nourriture et 15 cents par jour pour les vêtements et autres commodités. Sur les 17 dollars par jour prévus au budget pour chaque prisonnier, moins d'un dollar par jour était consacré à son entretien physique. C'était un élément essentiel d'un système carcéral qui avait été mis en place par le Boss Tweed et qui offrait encore de nombreuses occasions en or à ceux qui étaient vigilants.

Seules quelques histoires ont été divulguées au public pendant ces années d'après-guerre. Les prisons sont des systèmes fermés et les journalistes d'investigation sont rarement les bienvenus. L'une des plus horribles, qui aurait fait honte à tout médecin nazi, provient de la prison d'État de Vacaville en Californie. Des programmes de tests approfondis y avaient été menés pendant des années. Quelques-uns des prisonniers étaient payés 15 dollars par mois, mais la plupart ne recevaient qu'un dollar par jour. Les victimes ont fait état d'une liste alarmante de résultats, tels que lésions cardiaques, perte de cheveux, douleurs articulaires, gonflement des jambes, essoufflement et hémorragies de la peau. Une équipe de test, sous le nom de l'Institut Solano pour la recherche médicale et physique, a même pu installer son siège à la prison. Créé en tant que société à but non lucratif en vertu de la loi californienne sur les organismes de bienfaisance, l'Institut a soumis 1500 prisonniers à différents types d'injections. Un prisonnier qui avait été envoyé à Vacaville pour y être "soigné" a ensuite poursuivi le médecin, un dermatologue renommé qui était à la tête de son association professionnelle. Le prisonnier avait été forcé de recevoir des injections musculaires de Lederle, un médicament à base de caridase. Ce médicament contenait des enzymes fibrinolytiques qui étaient destinées à être utilisées comme agent anti-inflammatoire. Le patient a témoigné qu'il avait été saisi par des syndics et détenu pendant qu'on lui injectait de force les deux bras. Il a ensuite développé une maladie quasi mortelle des muscles et des ulcères d'estomac chroniques, alors que son poids est passé de 140 livres à seulement 75 livres. Il a reçu quatre dollars de compensation.

Le roi des expériences de prison était un certain Dr Austin Stough. Il avait initié des contrats avec les plus grands fabricants pharmaceutiques du pays pour effectuer des tests de dépistage de drogues dans un certain nombre de prisons de trois États du sud, l'Alabama, l'Arkansas et l'Oklahoma. Le programme, qui visait à tester le plasma sanguin, a atteint son apogée dans 137 prisons entre 1963 et 1970 et a été financé par 37 sociétés pharmaceutiques, dont des sociétés de premier plan telles que Upjohn, Wyeth, Lederle, Squibb et Merck. Bien que les récompenses financières aient été impressionnantes, les résultats du programme se sont avérés peu concluants. Le programme a ensuite été critiqué pour sa "mauvaise gestion, sa manipulation négligente et sa contamination" des échantillons de test, critique qui a mis fin au programme. Des centaines de prisonniers ont souffert de ses effets secondaires pendant des années. Stough avait mis en place un monopole carcéral qui rapportait de bons résultats jusqu'à ce que ses méthodes soient exposées comme étant sans valeur.

Malgré les implications dramatiques des tests de dépistage de drogues, ils ont rencontré un silence de plomb de la part des médias nationaux, peut-être parce que la publicité sur ces programmes aurait pu faire naître des hypothèses sur les raisons pour lesquelles des médecins allemands avaient été exécutés pour les mêmes pratiques. Une enquête du *Readers Guide*, l'index des articles de magazines imprimés dans l'ensemble des États-Unis, a montré que de 1945 à 1970, au plus fort des programmes de dépistage dans les prisons, il n'y a eu que trois histoires à ce sujet pendant toute cette période. La première, une histoire réconfortante publiée dans *Coronet* en novembre 1950, s'intitulait "Les héros de la prison vainquent le paludisme", un récit élogieux des expériences menées à la prison d'État de l'Illinois à Joliet, où le Dr Fishbein lui-même avait été bouleversé par la nature "éthique" du programme de dépistage de drogues. Le deuxième article, paru dans le *Saturday Evening Post* du 2 mars 1963, s'intitulait "condamnés volontaires". Il s'agissait également d'un récit non critique des expérimentateurs de drogue, décrivant les prisonniers comme des "cobayes humains". Le journaliste citait un condamné, délibérément brûlé aux deux bras, "La douleur était assez forte", et mentionnait d'autres prisonniers auxquels on avait injecté des cellules cancéreuses vivantes. Malgré le fait que cette histoire, écrite sur les détenus de la prison d'État de l'Ohio à Columbus, mentionne que ces condamnés n'ont reçu aucune rémunération pour s'être soumis à ces expériences (les lois de l'Ohio interdisent pieusement de tels paiements, ce qui permet aux compagnies pharmaceutiques d'économiser encore plus d'argent), l'auteur termine son article par un hommage élogieux au programme, en soulignant qu'il a permis aux "volontaires de retrouver le respect d'eux-mêmes".

Le troisième article, paru dans *Business Week* le 27 juin 1964, souligne que les compagnies pharmaceutiques ont pu économiser plusieurs millions de dollars en utilisant les prisonniers pour des expériences sur les drogues.

CHAPITRE 10

LE SYNDICAT ROCKEFELLER

Tout conservateur américain croit, par conviction, que les Rockefeller et le Council on Foreign Relations exercent un contrôle absolu sur le gouvernement et le peuple des États-Unis. Cette thèse peut être acceptée comme une formule de travail si l'on reste conscient des enjeux plus larges. Deux écrivains pour lesquels le présent auteur a beaucoup de respect, le Dr Emanuel Josephson et Morris Bealle, ont insisté pour se concentrer sur les Rockefeller et exclure tous les autres aspects de l'ordre mondial. Cela a sérieusement limité l'effet de leur travail, par ailleurs révolutionnaire, sur le Monopole médical.

Cet écrivain a avancé un point de vue contraire dans "*L'Ordre Mondial*"[25], en fixant la puissance monétaire de Rothschild, qui a atteint un point de contrôle mondial total en 1885, et son groupe politique de Londres, le Royal Institute of International Affairs, comme les décideurs politiques de ce qui a été essentiellement, depuis 1900, un gouvernement colonial rétabli aux États-Unis. Le gouvernement colonial, ou d'occupation, fonctionne principalement par le biais du Council on Foreign Relations, mais seulement en tant que filiale du RIIA et par la Fondation Rockefeller, qui contrôle les fonctions gouvernementales, les

---

[25] *The World Order, our secret rulers - A study in the hegemony of parasitism*, publié par Omnia Veritas Ltd. La version française : *L'Ordre Mondial, nos dirigeants secrets, une étude sur l'hégémonie du parasitisme* est également disponible, www.omnia-veritas.com.

établissements d'enseignement, les médias, les religions et les assemblées législatives des États.

Il est vrai que les colons américains ont des "élections libres", dans lesquelles ils ont le droit absolu de voter pour l'un des deux candidats adverses, tous deux triés sur le volet et financés par le syndicat Rockefeller. Cette preuve touchante de "démocratie" sert à convaincre la plupart des Américains que nous sommes effectivement un peuple libre. Nous avons même une Liberty Bell fissurée à Philadelphie pour le prouver.

Depuis 1900, les jeunes Américains sont libres d'aller mourir pour les guerres hégéliennes dans lesquelles les deux combattants reçoivent leurs instructions de l'Ordre Mondial. Nous sommes libres d'investir dans un marché boursier où la quantité, le prix et la valeur quotidiens de l'unité monétaire sont manipulés et contrôlés par un système de Réserve Fédérale qui n'est responsable que devant la Banque d'Angleterre. Elle a maintenu sa prétendue "indépendance" du contrôle de notre gouvernement, mais c'est la seule indépendance qu'elle ait jamais eue.

La prise de conscience que nous vivons effectivement sous les diktats du "Syndicat Rockefeller" pourrait bien être le point de départ du long chemin de retour d'une véritable lutte pour l'indépendance américaine. En exposant les "Rockefeller" comme agents d'une puissance étrangère, qui n'est pas seulement une puissance étrangère, mais un véritable gouvernement mondial, nous devons réaliser qu'il ne s'agit pas seulement d'un groupe qui se consacre à gagner de l'argent, mais d'un groupe qui s'engage à maintenir le pouvoir d'une forme de gouvernement colonial sur le peuple américain. Ainsi, l'ancienne calomnie faisant de John D. Rockefeller un homme obsédé par la cupidité (une catégorie dans laquelle il a beaucoup de condisciples) masque le fait que depuis le jour où les Rothschild ont commencé à financer sa marche vers un monopole pétrolier total aux États-Unis à partir de leurs coffres à la National City Bank de Cleveland, Rockefeller n'a jamais été un pouvoir indépendant, et aucun département du Syndicat Rockefeller ne fonctionne comme un pouvoir indépendant. Nous savons que la Cosa Nostra, ou Mafia, avec laquelle le Syndicat est étroitement allié, dispose d'un pouvoir quelque peu autonome dans les régions qui ont été attribuées à cette "famille" particulière par les directeurs nationaux, mais cela implique toujours que cette famille reste sous le contrôle total et responsable de tout ce qui se passe sur son territoire.

De même, le Syndicat Rockefeller opère dans des sphères d'influence clairement définies. Les organisations "caritatives", les sociétés commerciales et les groupes politiques se fondent toujours dans une opération de travail, et aucun département du Syndicat ne peut se mettre en grève ou formuler une politique indépendante, quelle que soit sa justification.

Le Rockefeller Syndicate opère sous le contrôle de la structure financière mondiale, ce qui signifie qu'un jour donné, tous ses actifs pourraient être rendus presque sans valeur par une manipulation financière habile. C'est le contrôle final, qui garantit que personne ne peut quitter l'organisation. Non seulement il serait dépouillé de tous ses avoirs, mais il serait sous contrat pour être assassiné immédiatement. Notre ministère de la justice est bien conscient que les seuls "terroristes" opérant aux États-Unis sont les agents de l'Ordre Mondial, mais ils évitent prudemment toute mention de ce fait.

La structure financière mondiale, loin d'être une organisation inconnue ou cachée, est en fait bien connue et bien définie. Elle se compose des grandes banques suisses, des survivants de l'ancien axe bancaire vénitien-génois, des cinq grands du commerce mondial des céréales, du trust britannique, centré sur la Banque d'Angleterre et ses banques d'affaires à charte, qui fonctionne par l'intermédiaire des Rothschild et des Oppenheimers et exerce un contrôle absolu sur leur colonie canadienne par l'intermédiaire de la Banque royale du Canada et de la Banque de Montréal, leurs lieutenants canadiens étant les Bronfman, les Belzberg, les Reichmann et d'autres opérateurs financiers ; et la structure bancaire coloniale aux États-Unis, contrôlée par la Banque d'Angleterre par l'intermédiaire du système de la Réserve Fédérale ; les familles brahmanes de Boston qui ont fait fortune dans le commerce de l'opium, notamment les Delano et autres et le Syndicat Rockefeller, constitué du réseau Kissinger dont le siège est à la Rockefeller

Bank, de la Chase Manhattan Bank, d'American Express, la forme actuelle des anciens représentants des Rothschild aux États-Unis, qui comprend la Kuhn, Loeb Company et Lehman Brothers. Il est à noter que le Syndicat Rockefeller se situe tout en bas de la liste des structures financières mondiales. Pourquoi alors est-il si important ? Bien qu'il ne soit pas le facteur crucial dans les décisions financières de l'hémisphère occidental, il est le véritable mécanisme de contrôle de la colonie américaine. La famille Rockefeller elle-même, tout comme les Morgan, les Schiff et les Warburg, a perdu de son importance, mais le mécanisme créé en leur nom fonctionne à plein régime, tout en conservant toutes les fonctions pour lesquelles il a été organisé. Depuis qu'il a créé la Commission trilatérale, David Rockefeller a fonctionné comme une sorte de messager international pour l'Ordre Mondial, principalement chargé de fournir des instructions de travail au bloc communiste, soit directement, à New York, soit en se rendant dans la région.

Laurance Rockefeller est actif dans l'exploitation du Monopole Médical, mais ses principaux intérêts sont dans l'exploitation de divers spas de vacances dans les zones tropicales. Ce sont les deux survivants des "Fortunate Five", les cinq fils de John D. Rockefeller, Jr. et Abby Aldrich. John D. Rockefeller, Jr. est mort dans une institution à Tucson, Arizona, et a été incinéré à la hâte. John D. Rockefeller III est mort dans un mystérieux accident sur une autoroute de New York, près de chez lui. Nelson Rockefeller, du nom de son grand-père, est mort dans les bras d'une journaliste de télévision ; il a été révélé plus tard qu'il avait également été dans les bras d'une autre journaliste de télévision au même moment ; la mort a été étouffée pendant de nombreuses heures. Il est généralement admis qu'il était en conflit avec son réseau de drogue colombien, le désaccord étant loin d'être anodin ; il s'agissait de plusieurs milliards de dollars de profits tirés de la drogue qui n'avaient pas été correctement répartis. Winthrop Rockefeller est mort alcoolique dans les bras de son petit ami noir. Il avait été interviewé à la télévision par Harry Reasoner pour expliquer son déménagement précipité de New York à l'Arkansas. Winthrop a laissé entendre que son petit ami noir, un sergent de l'armée qui lui aurait appris les mystères de l'exercice, refusait de vivre à New York. Pour célébrer cette alliance, Winthrop Rockefeller a magnifiquement donné aux causes des Noirs, notamment à l'immeuble de l'Urban League sur la 48ème rue Est à New York. Une plaque au deuxième étage indique que c'était son cadeau ; il aurait pu y être écrit "D'Hadrien à son Anti-nous".

Nous ne voulons pas insinuer que les Rockefeller n'ont plus d'influence, mais que les principaux diktats politiques du Syndicat Rockefeller sont transmis par d'autres capos, dont ils continuent à être une force visible. En la personne de David Rockefeller, la famille est parfois appelée "la première famille de l'Union soviétique". Seuls lui et le Dr. Armand Hammer, la force mobile derrière l'USTEC, ont la permission permanente d'atterrir leurs avions privés à l'aéroport de Moscou. D'autres subiraient le sort du vol KAL 007.

Le voyage le plus important de David Rockefeller en Union soviétique a peut-être été le jour fatidique où il a atterri à Moscou, après avoir été prié d'informer Khrouchtchev qu'il était "fini". Les Russes sont très soucieux de leur santé, et un scientifique avait envoyé des informations à Khrouchtchev selon lesquelles l'utilisation d'engrais chimiques en Union soviétique constituait une menace pour la population. Khrouchtchev a alors annoncé un changement majeur dans la politique agricole soviétique, centré sur une réduction de l'utilisation des produits chimiques. Le chef du Chemical Fertilizer Trust, David Rockefeller, a été bouleversé et a répondu par un mot laconique : "Dehors."

Tant la fortune de la famille Rockefeller que la part considérable mise de côté dans les fondations du Syndicat Rockefeller sont effectivement protégées contre tout type de contrôle gouvernemental.

Le magazine *Fortune* a noté le 4 août 1986 que John D. Rockefeller, Jr. avait créé des trusts en 1934 qui s'élevaient maintenant à quelque 2,3 milliards de dollars ; 200 millions de dollars supplémentaires avaient été mis de côté pour la branche d'Abby Rockefeller. Les cinq fils avaient des trusts qui, en 1986, s'élevaient à 2,1 milliards de dollars. Ces trusts ne représentaient à l'origine que 50 millions de dollars chacun, ce qui montre l'augmentation de leurs actifs ainsi que l'inflation au cours du demi-siècle qui a suivi. *Fortune* a estimé la richesse totale de Rockefeller en 1986 à 3,5 milliards de dollars, dont 900 millions de dollars en titres et en biens immobiliers. Ils possédaient 45% du Time Life Building ; l'International Basic Economy Corporation de Nelson Rockefeller avait été vendue à une société britannique en 1980. Pendant des années, la famille Rockefeller avait délibérément maintenu les loyers bas dans son principal holding, le Rockefeller Center, un investissement de 1,6 milliard de dollars qui rapportait un rendement annuel de 1%. C'était une manœuvre commode sur le plan fiscal. Le Rockefeller Center est récemment entré en bourse, émettant des actions qui ont été vendues à des acheteurs publics. On dit que les Rockefeller liquident leurs investissements dans la région de New York et réinvestissent dans l'Ouest, en particulier dans la région de Phoenix, en Arizona. Il est possible qu'ils sachent quelque chose que nous ignorons.

Quelle que soit l'importance de la richesse des Rockefeller, elle peut être attribuée au vieux John D. Ses origines sont indubitablement basées sur son financement initial par la National City Bank de Cleveland, qui a été identifiée dans les rapports du Congrès comme l'une des trois banques Rothschild aux États-Unis, et sur son acceptation ultérieure des conseils de Jacob Schiff de Kuhn, Loeb Company, qui était né dans la maison Rothschild à Francfort et qui était maintenant le principal représentant des Rothschild (mais inconnu du public) aux États-Unis.

Avec le capital d'amorçage de la National City Bank de Cleveland, le vieux John D. Rockefeller ne tarde pas à revendiquer le titre de "l'Américain le plus impitoyable". Il est plus que probable que c'est cette qualité qui a persuadé les Rothschild de le soutenir. Rockefeller s'est rendu compte très tôt que le secteur du raffinage du pétrole, qui pouvait offrir de grands profits en peu de temps, était également à la merci d'une concurrence incontrôlée. Sa solution fut un simple coup de pouce à toute la concurrence. Le célèbre engagement de Rockefeller en faveur du monopole total était simplement une décision commerciale. Rockefeller se lança dans une campagne visant à contraindre toutes les raffineries de pétrole concurrentes à cesser leurs activités.

Il a attaqué sur plusieurs fronts, ce qui est aussi une leçon pour tous les entrepreneurs potentiels. Tout d'abord, il envoyait un larbin, dont on ignore s'il travaille pour Rockefeller, avec une offre d'achat de la raffinerie concurrente à bas prix, mais en offrant de l'argent. Si l'offre était refusée, le concurrent serait alors attaqué par une raffinerie concurrente qui lui ferait baisser considérablement son prix. Il pourrait également subir une grève soudaine dans sa raffinerie, ce qui l'obligerait à la fermer. Le contrôle du travail par les syndicats a toujours été une technique de base des Rockefeller. Comme l'Union soviétique, ils ont rarement des problèmes de travail. Si ces techniques échouaient, Rockefeller serait alors attristé par la décision réticente de recourir à la violence ; de battre les travailleurs rivaux dans leurs allées et venues au travail, ou bien de brûler ou faire sauter la raffinerie concurrente.

Ces techniques ont convaincu les Rothschild qu'ils avaient trouvé leur homme. Ils envoyèrent leur représentant personnel, Jacob Schiff, à Cleveland pour aider Rockefeller à planifier une nouvelle expansion. À cette époque, les Rothschild contrôlaient 95% de tout le kilométrage des chemins de fer aux États-Unis, par l'intermédiaire de la J. P. Morgan Company et de la Kuhn Loeb Company, selon les chiffres officiels du ministère du commerce pour l'année 1895. J. P. Morgan mentionne dans son *Who's Who* qu'il contrôlait 50 000 miles de chemins de fer américains. Schiff a mis au point un accord de rabais élaboré pour Rockefeller, par le biais d'une société fictive, la South Improvement Company. Ces rabais garantissaient qu'aucune autre compagnie pétrolière ne pourrait survivre en concurrence avec la firme Rockefeller. Le plan a été révélé par la suite, mais à ce moment-là, Rockefeller avait obtenu un quasi-monopole du secteur pétrolier aux États-Unis. La fille d'une de ses victimes, Ida Tarbell, dont le père a été ruiné par les opérations criminelles de Rockefeller, a écrit le premier grand exposé du Standard Oil Trust.

Elle a été rapidement dénoncée comme "maquereau" par le poseur, Theodore Roosevelt, qui a prétendu être un "démenteleur de trust". En fait, il a assuré la domination du Standard Oil Trust et d'autres conglomérats géants.

Au cours du demi-siècle suivant, John D. Rockefeller a été régulièrement caricaturé par les propagandistes socialistes comme l'incarnation du capitaliste impitoyable. En même temps, il était le principal financier du mouvement communiste mondial, par le biais d'une société appelée American International Company. Malgré le fait que la Maison de Rothschild avait déjà atteint le contrôle mondial, le bruit et la fureur étaient exclusivement dirigés contre ses deux principaux représentants, John D. Rockefeller et J. P. Morgan. L'une des rares révélations sur l'état actuel des choses parut dans le magazine *Truth,* le 16 décembre 1912, qui soulignait que "M. Schiff est à la tête de la grande banque privée de Kuhn, Loeb Company, qui représente les intérêts des Rothschild de ce côté-ci de l'Atlantique. Il est décrit comme un stratège financier et a été pendant des années le ministre des finances du grand pouvoir impersonnel connu sous le nom de Standard Oil. Notez que cet éditeur n'a même pas mentionné le nom de Rockefeller.

En raison de ces facteurs cachés, il était relativement simple pour le public américain d'accepter le "fait" que les Rockefeller étaient la puissance prééminente dans ce pays. Ce mythe était en fait revêtu de l'habit du pouvoir, le Rockefeller Oil Trust devenant le "complexe militaro-industriel" qui assumait le contrôle politique de la nation ; le Monopole médical Rockefeller obtenait le contrôle des soins de santé de la nation, et la Fondation Rockefeller, un réseau affiliées de créations exonérées d'impôts, contrôlait effectivement la vie religieuse et éducative de la nation. Le mythe a atteint son objectif de camoufler les véritables dirigeants cachés : les Rothschild.

Après que l'auteur actuel ait exposé cette mascarade pendant quelque vingt-cinq ans, un nouveau mythe a commencé à faire parler de lui dans les milieux conservateurs américains, propagé efficacement par des agents doubles actifs. Ce mythe a trouvé une foule de croyants enthousiastes, car il annonçait une fissure croissante dans le pouvoir monolithique qui opprimait tous les peuples du monde. Cette nouvelle "révélation" est qu'une lutte à mort pour le pouvoir mondial s'est développée entre les

Rockefeller et les Rothschild. Selon ce développement surprenant, l'une ou l'autre des factions, selon l'agent que vous écoutiez, avait pris le contrôle de l'Union soviétique et utiliserait sa puissance comme base pour parvenir au renversement de l'autre action. La mort soudaine de plusieurs membres de la famille Rockefeller a été citée comme preuve qu'une telle lutte avait lieu, bien qu'aucun Rothschild ne soit connu pour avoir succombé pendant cette "guerre". Cela ne tenait pas compte du fait que Nelson Rockefeller avait été "éliminé" à la suite de la perte de bordereaux de dépôt de plusieurs milliards de dollars de drogues provenant du cartel colombien, ou que les autres décès de Rockefeller ne montraient aucune trace de "lien avec les Rothschild".

Ayant tenu des dossiers complets sur cette situation pendant plusieurs décennies, le présent auteur ne pouvait pas croire que quelqu'un puisse être mal informé au point de penser que les Rockefeller essayaient maintenant de prendre le pouvoir aux Rothschild, à une époque où l'influence des membres de la famille Rockefeller était déjà en grand déclin, leurs finances familiales étant gérées par J. Richardson Dilworth, leurs affaires juridiques étant gérées par John J. McCloy, et d'autres fidèles serviteurs ; aucun de ces serviteurs n'aurait été disposé à s'engager dans une véritable lutte de pouvoir, car ils étaient des gestionnaires sans visage qui ne vivaient que pour leur salaire hebdomadaire. Ils n'avaient pas d'ambitions propres. Néanmoins, de nombreux Américains pleins d'espoir ont saisi l'idée que les Rockefeller étaient désormais de "bons Américains" prêts à tout risquer pour renverser les Rothschild. Étonnamment, cette histoire pernicieuse a persisté pendant près d'une décennie avant d'être reléguée aux curiosités de l'histoire.

Comme J. P. Morgan, qui avait commencé sa carrière commerciale en vendant à l'armée américaine des armes défectueuses, la fameuse affaire des carabines Hall, John D. Rockefeller fut également un profiteur de guerre pendant la guerre de Sécession ; il vendit de l'alcool Harkness non estampillé aux troupes fédérales avec un profit élevé, gagnant ainsi le capital initial pour se lancer dans sa quête de monopole. Son intérêt pour le secteur pétrolier était naturel ; son père,

William Rockefeller, était "dans le pétrole" depuis des années. William Rockefeller était devenu un entrepreneur pétrolier après la découverte, en 1842, de puits de sel à Tarentum, près de Pittsburgh, dont le pétrole coulait à flot. Le propriétaire des puits, Samuel L. Kier, a commencé à mettre le pétrole en bouteille et à le vendre à des fins médicales. L'un de ses premiers grossistes était William Rockefeller. Le "médicament" était à l'origine étiqueté "Huile magique de Kier". Rockefeller imprimait ses propres étiquettes, en utilisant "Rock Oil" ou "Seneca Oil", Seneca étant le nom d'une tribu indienne bien connue. Rockefeller a atteint sa plus grande notoriété et ses plus grands profits en se présentant comme "William Rockefeller, le célèbre spécialiste du cancer". Il est compréhensible que ses petits-fils deviennent le pouvoir de contrôle dans les coulisses du centre de traitement du cancer le plus célèbre du monde et qu'ils dirigent les fonds du gouvernement et les contributions charitables vers les domaines qui ne bénéficient qu'au Monopole médical. William Rockefeller n'a épargné aucune revendication dans sa flamboyante carrière. Il garantissait "Tous les cas de cancer guéris, sauf s'ils sont trop avancés". Les pouvoirs de guérison qu'il attribuait à son remède magique contre le cancer étaient tels qu'il pouvait le vendre à 25 dollars la bouteille, une somme qui équivalait alors à deux mois de salaire. Le "remède" consistait en quelques diurétiques bien connus, qui étaient dilués dans de l'eau. Cet aboyeur de spectacle de médecine de carnaval pouvait difficilement imaginer que ses descendants contrôleraient le plus grand et le plus rentable Monopole médical de l'histoire.

William Rockefeller a choisi une carrière qui ne lui permet pas de développer une vie familiale stable, en tant que "commercial", colporteur de carnaval itinérant. Son fils John le voyait rarement, une circonstance qui a inspiré certains analystes psychologiques à conjecturer que l'absence d'une figure paternelle ou d'un amour parental a pu contribuer au développement ultérieur de John D. Rockefeller en tant que tyran fou d'argent qui a comploté pour mutiler, empoisonner et tuer des millions de ses concitoyens américains pendant près d'un siècle de ses opérations monopolistiques et dont l'influence, remontant de la tombe, reste la présence la plus terrible et la plus maligne dans la vie américaine. Cela a peut-être été un facteur contributif, mais il est également possible qu'il ait été totalement malfaisant. On ne peut manquer de soutenir qu'il est probablement la figure la plus satanique de l'histoire américaine.

Il est depuis longtemps évident que l'on peut trouver un ou deux voleurs de chevaux dans n'importe quelle famille américaine importante. Dans la famille Rockefeller, c'était plus qu'une lapalissade. William semble avoir suivi fidèlement les préceptes de la volonté de Canaan tout au long de sa carrière, "amour du vol, amour de la luxure". Il a fui un certain nombre d'inculpations pour vol de chevaux, pour finalement disparaître complètement sous le nom de William Rockefeller et réapparaître en tant que Dr William Levingston de Philadelphie, un nom qu'il a conservé jusqu'à la fin de sa vie. Un journaliste d'investigation du *New York World* de Joseph Pulitzer a reçu un tuyau qui a été suivi. Le *World* a alors révélé que William Avery Rockefeller était mort le 11 mai 1906 à Freeport, dans l'Illinois, où il a été enterré dans une tombe sans nom sous le nom de Dr William Levingston. La vocation de William Rockefeller en tant que médecin a grandement facilité sa profession préférée de voleur de chevaux. Comme il prévoyait de se rendre dans le comté suivant le matin, il était facile d'attacher un bel étalon à l'arrière de son chariot et de se diriger vers la route. Cela joua également un rôle important dans sa vocation de chasseur de femmes ; il était décrit comme "fou de femmes". Non seulement il a conclu plusieurs mariages bigarrés, mais il semble avoir eu des passions incontrôlées. Le 28 juin 1849, il est inculpé pour le viol d'une jeune fille engagée à Cayuga, New York ; on découvre plus tard qu'il réside à Oswego, New York, et il est forcé une fois de plus de décamper pour des raisons inconnues. Il n'a eu aucune difficulté à financer ses intérêts de chasseur de femmes grâce à la vente de son remède miraculeux contre le cancer et d'un autre produit, son "Wonder Working Liniment", qu'il offrait à seulement deux dollars la bouteille. Il s'agissait d'un pétrole brut dont les huiles légères avaient été bouillies, laissant une solution lourde de paraffine, d'huile de lubrification et de goudron, qui constituait le "liniment". L'huile miracle originale de William Rockefeller a survécu jusqu'à une date récente sous la forme d'une concoction appelée Nujol, composée principalement de pétrole et vendue comme laxatif. Il était bien connu que Nujol n'était qu'un sobriquet publicitaire signifiant "nouvelle huile", par opposition, apparemment, à "vieille huile". Vendue comme antidote à la constipation, elle privait le corps de vitamines liposolubles, un fait médical bien établi étant que l'huile minérale enrobait l'intestin et empêchait l'absorption de nombreuses vitamines nécessaires et d'autres besoins nutritionnels. Ses fabricants ont ajouté du carotène aux personnes soucieuses de leur santé, mais cela n'en valait guère la peine. Le Nujol était fabriqué par une filiale de Standard Oil du New Jersey, appelée Stanco, dont le seul autre produit, fabriqué dans les mêmes locaux, était le célèbre insecticide, Flit.

Pendant des années, Nujol a été colporté depuis le Senate Office Building à Washington dans le cadre d'une interprétation plus libérale de la notion de "conflit d'intérêts". Dans ce cas, il ne s'agissait guère d'un conflit d'intérêts, car l'auguste colporteur, le sénateur Royal S. Copeland, n'a jamais eu d'autres intérêts que de servir les Rockefeller. C'était un médecin que Rockefeller avait nommé à la tête du ministère de la santé de l'État de New York et qui a ensuite financé sa campagne pour le Sénat. La franchise de Copeland en matière de mercantilisme étonnait les journalistes de Washington, même les plus blasés. Il a consacré sa carrière au Sénat à un programme quotidien de publicité pour Nujol. Un microphone était installé dans son bureau du Sénat chaque matin, le premier ordre du jour étant le programme Nujol, pour lequel il était payé 75 000 dollars par an, un salaire énorme dans les années 1930, supérieur à celui du président des États-Unis. Les exploits du sénateur Copeland lui ont valu de nombreux surnoms au Capitole. Il était souvent appelé le sénateur de l'Association médicale américaine, en raison de son soutien enthousiaste à tout programme lancé par l'AMA et Morris Fishbein. De manière plus réaliste, on l'appelait généralement "le sénateur de la Standard Oil". On pouvait compter sur lui pour promouvoir toute législation conçue pour le plus grand profit du monopole Rockefeller. Au cours du débat du Congrès sur la loi sur les aliments et les drogues en 1938, il a été critiqué par la députée Leonor Sullivan, qui a accusé le sénateur Copeland, un médecin qui a traité le projet de loi au Sénat, d'avoir reconnu franchement au cours du débat que le savon était exempté de la loi, parce que les fabricants de savon, qui étaient les plus grands annonceurs du pays, se joindraient autrement à d'autres grandes industries pour lutter contre le projet de loi. Le membre du Congrès Sullivan s'est plaint que "le savon a été officiellement déclaré dans la loi comme n'étant pas un produit cosmétique. Les fabricants de teintures capillaires ont reçu une licence pour commercialiser des produits dangereux connus, à condition de placer un avertissement spécial sur l'étiquette - mais quelle femme dans un salon de beauté voit l'étiquette sur le conteneur en vrac dans lequel la boite de teinture capillaire est expédiée ?"

Tout comme l'aîné Rockefeller avait passé sa vie à poursuivre son obsession personnelle, les femmes, son fils John était tout aussi obsédé, étant fou d'argent plutôt que de femmes, totalement engagé dans la poursuite d'une richesse et d'un pouvoir toujours croissants.

Cependant, les principales réalisations de la campagne de Rockefeller pour le pouvoir, le système de rabais pour le monopole, la création des fondations pour obtenir le pouvoir sur les citoyens américains, la création de la banque centrale, le système de la Réserve Fédérale, le soutien de la révolution communiste mondiale et la création du Monopole médical, tout cela est venu des Rothschild ou de leurs employés européens. Nous ne trouvons pas dans les archives de John D. Rockefeller qu'il soit à l'origine de l'un de ces programmes. Le concept de la fondation caritative exonérée d'impôt est né en 1865 grâce au serviteur des Rothschild, George Peabody. La Peabody Educational Foundation est devenue plus tard la Rockefeller Foundation. Il est peu probable que même l'esprit diabolique de John D. Rockefeller ait pu concevoir ce tour de passe-passe. Un historien a décrit le développement majeur de la fin du XIXe siècle, lorsque les fondations caritatives et le communisme mondial sont devenus des mouvements importants, comme l'une des facettes les plus intéressantes de l'histoire, peut-être équivalente à la découverte de la roue. Cette nouvelle découverte est le concept développé chez les rats - qui après tout sont dotés d'intelligences assez développées - selon lequel il est possible de piéger les gens avec de petits morceaux de fromage. Depuis lors, l'histoire de l'humanité est celle des rats qui piègent les humains.

Le socialisme - ou tout autre programme gouvernemental – n'est rien d'autre qu'un appât du rat avec un peu de fromage et qui parvient à attraper un être humain.

Le membre du Congrès Wright Putman, président de la commission bancaire et monétaire de la Chambre des représentants, a fait remarquer que la création de la Fondation Rockefeller a effectivement isolé Standard Oil de la concurrence. Les actions de contrôle avaient été soustraites à la manipulation du marché ou à d'éventuels rachats par des concurrents. Elle a également libéré Standard Oil de la plupart des taxes, ce qui a ensuite fait peser une énorme charge supplémentaire sur les contribuables américains. Bien que membre des Rockefeller par alliance, le sénateur Nelson Aldrich, le leader de la majorité républicaine au Sénat, a fait passer la charte du General Education Board au Congrès, mais la charte de la Fondation Rockefeller s'est avérée plus difficile.

Les pratiques monopolistiques de Rockefeller ont été largement critiquées, et ses efforts pour protéger ses bénéfices de l'impôt ou d'une prise de contrôle ont été vus pour ce qu'ils étaient. La charte a finalement été adoptée en 1913 (l'important chiffre maçonnique 13-1913 était également l'année de la mise en place de l'impôt progressif sur le revenu et de la promulgation de la loi sur la Réserve Fédérale). Le sénateur Robert F. Wagner de New York, un autre sénateur de la Standard Oil (il y en avait plusieurs), a fait approuver la charte par le Congrès. La charte fut ensuite signée par John D. Rockefeller, John D. Rockefeller Jr, Henry Pratt Judson, président de l'Université Rockefeller de Chicago, Simon Flexner, directeur de l'Institut Rockefeller, Starr Jameson, décrit dans le *Who's Who* comme "le conseiller personnel de John D. Rockefeller dans ses activités de bienfaisance", et Charles W. Eliot, président de l'Université de Harvard.

Le monopole pétrolier Rockefeller a maintenant 125 ans, mais en 1911, la Cour suprême, cédant à l'indignation du public, avait décidé qu'il devait être démantelé. Les sociétés qui en ont résulté se sont avérées ne pas poser de problème pour les intérêts de Rockefeller. La famille a conservé une participation de deux pour cent dans chacune des "nouvelles" sociétés, tandis que les fondations Rockefeller ont pris une participation de trois pour cent dans chaque société.

Cela leur donnait une participation de cinq pour cent dans chaque société ; une participation de un pour cent dans une société par actions est généralement suffisante pour maintenir un contrôle opérationnel.

L'implication des Rockefeller dans la promotion de la révolution communiste mondiale s'est également développée à partir de leurs intérêts commerciaux. Il n'y a jamais eu d'engagement envers l'idéologie marxiste ; comme toute autre chose, elle était là pour être utilisée pour servir leurs intérêts. Au début du siècle, la Standard Oil était en concurrence féroce avec la Royal Dutch Shell pour le contrôle du lucratif marché européen. Des témoignages au Congrès ont révélé que Rockefeller avait envoyé des sommes importantes à Lénine et Trotsky pour qu'ils lancent la révolution communiste de 1905. Son banquier, Jacob Schiff, avait auparavant financé les Japonais dans leur guerre contre la Russie et avait envoyé son émissaire personnel, George Kennan, en Russie pour y passer une vingtaine d'années à promouvoir l'activité révolutionnaire contre le tsar. Après l'échec de la révolution de 1905, Lénine fut exilé "réserviste" en Suisse jusqu'en 1917. Trotsky fut emmené aux États-Unis, où il vécut gracieusement hébergé sur la propriété de la Standard Oil à Bayonne, dans le New Jersey. Lorsque le tsar a abdiqué, Trotsky fut embarqué sur un bateau avec trois cents révolutionnaires communistes du Lower East Side de New York. Rockefeller procura un passeport spécial pour Trotsky auprès de Woodrow Wilson et envoya Lincoln Steffens avec lui pour s'assurer qu'il serait renvoyé en Russie en toute sécurité. Pour les frais de voyage, Rockefeller plaça un portefeuille contenant 10 000 dollars dans la poche de Trotsky.

Le 13 avril 1917, lorsque le navire s'est arrêté à Halifax, les agents des services secrets canadiens ont immédiatement arrêté Trotsky et l'ont enfermé en Nouvelle-Écosse. L'affaire est devenue une *cause* internationale *célèbre*, alors que les principaux responsables gouvernementaux de plusieurs pays exigeaient frénétiquement la libération de Trotsky. Les services secrets avaient été informés que Trotsky était en route pour sortir la Russie de la guerre, libérant ainsi davantage d'armées allemandes pour attaquer les troupes canadiennes sur le front occidental. Le Premier ministre Lloyd George s'empressa de transmettre par câble de Londres aux services secrets canadiens l'ordre de libérer Trotsky sur-le-champ - ils l'ignorèrent. Trotsky fut finalement libéré par l'intervention d'un des plus fidèles compagnons des Rockefeller, le ministre canadien Mackenzie King, qui avait longtemps été un "spécialiste du travail" pour les Rockefeller. King obtient personnellement la libération de Trotsky et l'envoya en mission comme émissaire des Rockefeller, chargé de remporter la révolution bolchevique. Ainsi, le Dr Armand Hammer, qui proclame haut et fort son influence en Russie en tant qu'ami de Lénine, formule une revendication insignifiante par rapport au rôle des Rockefeller dans le soutien au communisme mondial. Bien que le communisme, comme d'autres ismes, soit né de l'association de Marx avec la Maison de Rothschild, il a bénéficié du soutien révérencieux de John D. Rockefeller parce qu'il voyait le communisme pour ce qu'il est, le monopole ultime, contrôlant non seulement le gouvernement, le système monétaire et toute la propriété, mais aussi un monopole qui, comme les sociétés qu'il imite, est auto-entretenu et éternel. C'était la progression logique de son monopole sur la Standard Oil.

Une étape importante sur la voie du monopole mondial a été la plus grande entreprise inventée par les Rothschild. Il s'agissait du cartel international de la drogue et des produits chimiques, I. G. Farben. Appelé "un État dans un État", il a été créé en 1925 sous le nom de Interessen Gemeinschaft Farbeindustrie Aktien gesellschaft, généralement connu sous le nom de I. G. Farben, qui signifiait simplement "le cartel". Elle a vu le jour en 1904, lorsque les six grandes entreprises chimiques allemandes ont entamé des négociations en vue de former le cartel ultime, en fusionnant Badische Anilin, Bayer, Agfa, Hoechst, Weiler-ter-Meer et Greisheim-Electron. L'esprit directeur, ainsi que le financement, sont venus des Rothschild, qui étaient représentés par leur banquier allemand, Max Warburg, de la M. M. Warburg Company, à Hambourg. Il a ensuite dirigé les services secrets allemands pendant la Première Guerre mondiale et a été le conseiller financier personnel du Kaiser. Lorsque le Kaiser fut renversé, après avoir perdu la guerre, Max Warburg ne fut pas exilé avec lui en Hollande ; au contraire, il devint le conseiller financier du nouveau gouvernement. Les monarques peuvent aller et venir, mais le vrai pouvoir reste entre les mains des banquiers. Alors qu'il représentait l'Allemagne à la Conférence de paix de Paris, Max Warburg a passé des heures agréables à renouer les liens familiaux avec son frère, Paul Warburg, qui, après avoir rédigé la loi sur la Réserve Fédérale sur l'île de Jekyl, avait dirigé le système bancaire américain pendant la guerre. Il était à Paris en tant que conseiller financier de Woodrow Wilson.

I. G. Farben a rapidement atteint une valeur nette de six milliards de marks, contrôlant quelque cinq cents entreprises. Son premier président était le professeur Carl Bosch. Pendant la période de la République de Weimar, les fonctionnaires d'I. G., voyant l'évolution des choses, ont commencé à former une association étroite avec Adolf Hitler, fournissant des fonds et une influence politique très nécessaires. Le succès du cartel I. G. Farben avait éveillé l'intérêt d'autres industriels. Henry Ford fut favorablement impressionné et créa une branche allemande de la Ford Motor Company. Quarante pour cent des actions furent achetées par I. G. Farben. I. G. Farben a ensuite créé une filiale américaine, appelée American I. G., en coopération avec la Standard Oil du New Jersey. Ses directeurs comprenaient Walter Teagle, président de la Standard Oil, Paul Warburg de Kuhn, la Loeb Company et Edsel Ford, représentant les intérêts de Ford. John Foster Dulles, pour le cabinet d'avocats Sullivan and Cromwell, devient l'avocat d'I.G., voyageant fréquemment entre New York et Berlin pour des affaires de cartel. Son associé, Arthur Dean, est aujourd'hui directeur de la Fondation Teagle, créée avant la mort de Teagle et dotée de 40 millions de dollars. Comme d'autres fortunes, elle était devenue partie intégrante du réseau. Comme John Foster Dulles, Arthur Dean a été directeur de American Banknote pendant de nombreuses années ; c'est la firme qui fournit le papier pour nos billets de banque. Dean a également été un négociateur gouvernemental actif en coulisse, servant de négociateur en matière d'armes lors de conférences sur le désarmement. Dean a également été directeur de la société américaine Ag&Chem de Rockefeller. Il a été directeur de l'entreprise américaine Solvay, de l'entreprise américaine Metal et d'autres entreprises. En tant qu'avocat de la riche famille Hochschild, propriétaire de Climax Molybdenum et d'American Metal, Dean devient directeur de leur fondation familiale, la Hochschild Foundation. Dean est directeur émérite du Council on Foreign Relations, de l'Asia Foundation, de l'International House, de la Carnegie Foundation et du Sloan Kettering Cancer Center.

En 1930, Standard Oil a annoncé qu'elle avait acheté un monopole sur l'alcool en Allemagne, un accord qui avait été mis en place par I. G. Farben. Après l'arrivée d'Hitler au pouvoir, John D. Rockefeller confia à son attaché de presse personnel, Ivy Lee, le rôle de conseiller à plein temps sur le réarmement de l'Allemagne, étape nécessaire à la mise en place de la EL de la guerre mondiale. Standard Oil construisit ensuite de grandes raffineries en Allemagne pour les nazis et continua à leur fournir du pétrole pendant la Seconde Guerre mondiale. Dans les années 1930, la Standard Oil recevait en paiement de l'Allemagne d'importantes cargaisons d'instruments de musique et de navires qui avaient été construits dans des chantiers navals allemands.

La redoutable Gestapo, la police nazie, a en fait été construite à partir du réseau mondial de renseignements que I. G. Farben entretenait depuis sa création. Herman Schmitz, qui avait succédé à Carl Bosch à la tête d'I. G., a été le conseiller personnel du chancelier Breuning ; lorsque Hitler a pris le pouvoir, Schmitz est alors devenu son conseiller secret le plus fiable. L'association était si bien dissimulée que la presse avait pour ordre de ne jamais les photographier ensemble. Schmitz a été nommé membre honoraire du Reichstag, tandis que son assistant, Carl Krauch, est devenu le principal conseiller de Goering dans l'exécution du plan quadriennal des nazis. Un associé, Richard Krebs, témoigna plus tard devant la commission des activités anti-américaines de la Chambre des représentants : "L'industrie I.G. Farben, je le sais par expérience personnelle, était déjà, en 1934, complètement aux mains de la Gestapo." C'était une déclaration erronée ; l'industrie I. G. Farben s'était simplement alliée à la Gestapo.

En 1924, Krupp Industries connaissait de graves difficultés financières ; l'entreprise a été sauvée grâce à un prêt en espèces de 10 millions de dollars accordé par Hallgarten & Company et

Goldman Sachs, deux des entreprises les plus connues de Wall Street. Le réarmement prévu de l'Allemagne n'a pu avoir lieu qu'après que Dillon Read ait émis à Wall Street des obligations allemandes d'une valeur de 100 millions de dollars à cette fin. Il n'est guère surprenant qu'à la fin de la Seconde Guerre mondiale, le général William Draper ait été nommé tsar économique de l'Allemagne, à la tête de la division économique du gouvernement militaire allié. Il était un associé de Dillon Read.

En 1939, Frank Howard, vice-président de la Standard Oil, se rend en Allemagne. Il a déclaré plus tard : "Nous avons fait de notre mieux pour élaborer des plans complets pour un modus vivendi qui fonctionnerait pendant toute la durée de la guerre, que nous soyons impliqués ou non." À cette époque, l'Américain I. G. avait dans son conseil d'administration Charles Mitchell, président de la National City Bank, de la banque Rockefeller, Carl Bosch, Paul Warburg, Herman Schmitz et le neveu de Schmitz, Max Ilgner.

Bien que son nom soit à peine connu, Frank Howard a été pendant de nombreuses années une figure clé des opérations de la Standard Oil en tant que directeur de recherche et de ses accords internationaux. Il a également été président du comité de recherche de l'Institut Sloan Kettering dans les années 1930 ; son représentant à Sloan Kettering, Dusty Rhoads, a dirigé l'expérimentation du développement de la chimiothérapie. Pendant la Seconde Guerre mondiale, Dusty Rhoads a dirigé le service de guerre chimique à Washington, au quartier général de l'armée américaine. C'est Frank Howard qui avait persuadé Alfred Sloan et Charles Kettering de General Motors en 1939 de donner leur fortune au Centre du cancer, qui prit alors leur nom. Membre de la riche famille Atherton, Frank Howard (1890-1964) s'était marié une seconde fois, sa seconde épouse étant un membre important de l'aristocratie britannique, la duchesse de Leeds. Le premier duc de Leeds a été titré en 1694, Sir Thomas Osborne, qui a été l'un des principaux conspirateurs du renversement du roi Jacques II et de la prise du trône d'Angleterre par Guillaume III en 1688. Osborne avait fait la paix avec la Hollande sous le règne du roi Charles II, et avait promu à lui seul le mariage de Mary, fille du duc d'York, avec

Guillaume d'Orange en 1677. Le Dictionary of National Biography note qu'Osborne "pendant cinq ans a géré la Chambre des Communes par la corruption et s'est enrichi. Il a été destitué par le roi Charles II pour des négociations traîtresses avec le roi Louis XIV et emprisonné dans la Tour de Londres de 1678 à 1684. Après sa libération, il participe de nouveau à la conspiration visant à faire entrer Guillaume d'Orange comme roi d'Angleterre et lui obtient la province de York, d'une importance cruciale. Guillaume le fit alors duc de Leeds. La mise de Guillaume sur le trône d'Angleterre a permis aux conspirateurs de mettre en œuvre l'étape cruciale de leurs plans, en créant la Banque d'Angleterre en 1694. Les banquiers d'Amsterdam ont ainsi pu prendre le contrôle des richesses de l'Empire britannique. La biographie d'Osborne note également qu'il a été accusé plus tard d'intrigues jacobines et qu'il a été mis en accusation pour avoir reçu un important pot-de-vin pour obtenir la charte de la Compagnie des Indes orientales en 1695, mais "la procédure n'a pas abouti. Il a également été noté qu'il a "laissé une grande fortune".

Le 11ème duc de Leeds a été ministre à Washington de 1931 à 1935, ministre du Saint-Siège de 1936 à 1947, c'est-à-dire pendant toute la durée de la Seconde Guerre mondiale. Une branche de la famille s'est mariée avec la famille Delano, devenant ainsi parente de Franklin Delano Roosevelt. Un cousin, le vicomte Chandos, était un éminent fonctionnaire britannique, servant dans le cabinet de guerre sous Churchill de 1942 à 1945, devenant plus tard directeur de la firme Rothschild, Alliance Assurance, et Imperial Chemical Industries.

Frank Howard était le principal responsable des relations entre la Standard Oil et I. G. Farben. Il a dirigé le développement du caoutchouc synthétique, qui a été crucial pour l'Allemagne pendant la Seconde Guerre mondiale ; il a ensuite écrit un livre, *Buna Rubber*. Il a également été le consultant de la firme pharmaceutique Rohm and Haas, représentant le lien entre Rockefeller et cette firme. Dans ses dernières années, il a résidé à Paris, mais a continué à maintenir son bureau au 30 Rockefeller Center, à New York.

Walter Teagle, le président de la Standard Oil, possédait 500 000 actions de American I. G., ces actions devenant plus tard la base de la Fondation Teagle. Herman Metz, qui était également directeur d'American I. G., était président de la H. A. Metz Company, New York, une entreprise pharmaceutique appartenant entièrement à l'Allemand I. G. Farben. Francis Garvan, qui avait servi comme gardien des biens des étrangers pendant la Première Guerre mondiale, connaissait de nombreux secrets des opérations d'I. G. Farben. Il a été poursuivi en 1929 pour le forcer à se taire. L'action a été intentée par le ministère de la justice par l'intermédiaire du procureur général Merton Lewis, l'ancien avocat de la société Bosch. John Krim, ancien conseiller juridique de l'ambassade d'Allemagne aux États-Unis, a déclaré que le sénateur John King avait été employé par la Hamburg American Line pendant trois ans à un salaire de quinze mille dollars par an ; il a nommé Otto Kahn comme trésorier de sa caisse électorale. Homer Cummings, qui avait été procureur général pendant six ans, est ensuite devenu avocat du général Aniline and Film à un salaire de 100 000 dollars par an. Pendant la Seconde Guerre mondiale, la GAF était censée appartenir à une entreprise suisse ; elle a été fortement soupçonnée d'être une entreprise "ennemie" et a finalement été reprise par le gouvernement américain. John Foster Dulles avait été directeur de la GAF de 1927 à 1934 ; il était également directeur d'International Nickel, qui faisait partie du réseau des entreprises I. G. Farben. Dulles était lié à la famille Rockefeller par l'intermédiaire des Avery. Il a été avocat pour l'organisation d'une nouvelle société d'investissement, créée par Avery Rockefeller, en 1936, qui s'appelait Schroder-Rockefeller Company. Elle combinait les opérations de la banque Schroder, la banque personnelle d'Hitler et les intérêts des Rockefeller. Le baron Kurt van Schroder était l'un des plus proches confidents d'Hitler, et un des principaux officiers de la SS. Il était à la tête de Keppler Associates, qui distribuait de l'argent aux SS provenant des grandes entreprises allemandes. Keppler était le responsable des graisses industrielles pendant le plan de quatre ans de Goering, qui fut lancé en 1936.

L'entreprise américaine I. G. a changé de nom pour devenir General Aniline and Film pendant la Seconde Guerre mondiale, mais elle était toujours détenue à 100% par la société suisse I. G. Chemie, une filiale de la société allemande I. G. Farben. Elle était dirigée par Gadow, le beau-frère de Herman Schmitz. Les accords internationaux de I. G. Farben ont directement affecté l'effort de guerre américain, car ils fixaient des limites aux fournitures américaines de magnésium, de caoutchouc synthétique et de fournitures médicales essentielles. Le directeur de la division des colorants de I. G. Farben, le baron George von Schnitzler, était lié à la puissante famille von Rath, à la J. H. Stein Bankhaus qui tenait le compte de Hitler et à la famille von Mallinckrodt, les fondateurs de la firme pharmaceutique aux États-Unis. Comme d'autres fonctionnaires d'I.G., il était devenu un partisan enthousiaste du régime hitlérien. En 1933, I. G. Farben donna quatre millions et demi de Reichsmarks au parti nazi ; en 1945, I. G. avait donné au parti 40 millions de Reichsmarks, une somme qui équivalait à toutes les contributions de I. G. envers tous les autres bénéficiaires pendant cette période. Un universitaire de l'époque nazie, Anthony Sutton, s'est beaucoup intéressé aux partisans allemands d'Hitler, tout en ignorant le rôle crucial joué par la Banque d'Angleterre et son gouverneur, Sir Montague Norman, dans le financement du régime nazi. La position de Sutton sur ce problème a peut-être été influencée par le fait qu'il est britannique. Au vu des déclarations franches d'Adolf Hitler sur l'influence juive en Allemagne, il serait difficile d'expliquer le rôle de I. G. Farben à l'époque nazie. L'étude définitive de Peter Hayes sur I. G. Farben montre qu'en 1933, elle comptait dix Juifs au sein de ses conseils d'administration. Nous avons déjà souligné que I. G., dès sa création, était un projet des Rothschild, financé par la Maison de Rothschild et mise en œuvre par ses agents, Max Warburg en Allemagne et la Standard Oil aux États-Unis.

Le prince Bernhard des Pays-Bas a rejoint la SS au début des années 1930. Il a ensuite rejoint le conseil d'administration d'une filiale d'I.G., Farben Bilder, dont il a tiré le nom de son groupe politique super-secret d'après-guerre, les Bilderbergers. Les cadres de Farben ont joué un rôle important dans l'organisation du Cercle des amis d'Heinrich Himmler, bien qu'il ait été initialement connu sous le nom de Cercle des amis de Keppler, ce dernier étant le président d'une filiale d'I.G. Son neveu, Fritz

J. Kranefuss, était l'assistant personnel de Heinrich Himmler. Sur les quarante membres du Cercle des Amis, qui a fourni des fonds importants à Himmler, huit étaient des cadres de I. G. Farben ou de ses filiales.

Malgré l'incroyable dévastation de la plupart des villes allemandes par les bombardements aériens de la Seconde Guerre mondiale, l'immeuble I. G. Farben de Francfort, l'un des plus grands bâtiments de cette ville, a miraculeusement survécu, intact. Un grand manoir des Rockefeller à Francfort a également été laissé intact par la guerre, malgré l'intensité des bombardements alliés. Francfort est le lieu de naissance de la famille Rothschild. Ce n'est pas un hasard si le gouvernement allemand d'après-guerre, le gouvernement militaire allié, a installé ses bureaux dans les magnifiques locaux d'I. G. Farben. Ce gouvernement était dirigé par le général Lucius Clay, qui devint plus tard un associé des banquiers de Lehman Brothers à New York. La division politique était dirigée par Robert Murphy, qui allait présider les procès de Nuremberg, où il réussit à faire oublier l'implication des fonctionnaires d'I. G. Farben et du baron Kurt von Schroder. Schroder fut détenu pendant une courte période dans un camp de détention, puis libéré pour retourner à ses activités bancaires. La division économique était dirigée par Lewis Douglas, fils du fondateur du Memorial Cancer center à New York, président de Mutual Life et directeur de General Motors. Douglas devait devenir haut-commissaire des États-Unis pour l'Allemagne, mais il accepta de se retirer en faveur de son beau-frère, John J. McCloy. Par une circonstance intéressante, Douglas, McCloy et le chancelier allemand Konrad Adenauer avaient tous deux épousés des sœurs, les filles de John Zinsser, un associé de la J. P. Morgan Company.

En tant que cartel le plus important du monde, I. G. Farben et les sociétés pharmaceutiques qu'il contrôlait aux États-Unis par l'intermédiaire des intérêts de Rockefeller étaient responsables de nombreux développements inexplicables dans la production et la distribution de médicaments. De 1908 à 1936, I. G. retint sa découverte de la sulfanilamide, qui allait devenir une arme puissante dans l'arsenal médical. En 1920, I. G. avait signé des accords de coopération avec les grandes firmes pharmaceutiques suisses, Sandoz et Ciba-Geigy. En 1926, I. G. fusionne avec Dynamit-Nobel, la branche allemande de la firme de dynamite, tandis qu'une firme anglaise reprend la division anglaise. Les responsables d'I. G. commencèrent alors à négocier avec les responsables de Standard Oil sur la fabrication éventuelle de charbon synthétique, qui représenterait une menace sérieuse pour le monopole de Standard Oil. Un compromis fut trouvé avec la création de la société américaine I. G., dans laquelle les deux entreprises joueraient un rôle actif et participeraient aux bénéfices.

Le livre de Charles Higham, *Trading with the Enemy*, offre une ample documentation sur les activités des Rockefeller pendant la Seconde Guerre mondiale. Alors que les bombardiers d'Hitler larguaient des tonnes d'explosifs sur Londres, ils payaient des royalties sur chaque gallon d'essence qu'ils brûlaient à la Standard Oil, en vertu des accords de brevet existants. Après la Seconde Guerre mondiale, lorsque la reine Elizabeth a visité les États-Unis, elle n'a séjourné que dans une seule maison privée pendant sa visite, le domaine de William Farish, de la Standard Oil, dans le Kentucky. Nelson Rockefeller s'est installé à Washington après notre implication dans la Seconde Guerre mondiale, où Roosevelt l'a nommé coordinateur des affaires interaméricaines. Apparemment, sa tâche principale était de coordonner le ravitaillement des navires allemands en Amérique du Sud à partir des réservoirs de la Standard Oil. Il a également utilisé ce bureau pour obtenir d'importantes concessions sud-américaines pour son entreprise privée, International Basic Exonomy Corporation, dont un coin sur le marché colombien du café. Il a rapidement augmenté le prix, ce qui lui a permis d'acheter pour sept milliards de dollars de biens immobiliers en Amérique du Sud et a également donné naissance au stéréotype de l'"impérialisme Yankee". L'attaque de la voiture du vice-président Nixon lors de sa visite en Amérique du Sud a été expliquée par les responsables américains comme une conséquence directe des déprédations des Rockefeller, qui ont provoqué une agitation générale contre les Américains en Amérique latine.

Après la Seconde Guerre mondiale, vingt-quatre cadres allemands furent poursuivis par les vainqueurs, tous liés à I. G. Farben, dont onze officiers de I. G. Huit furent acquittés, dont Max Ilgner, le neveu de Harman Schmitz. Schmitz a reçu la peine la plus sévère, huit ans. Ilgner a en fait reçu trois ans, mais ce temps a été crédité sur son temps d'emprisonnement préventif, et il a été immédiatement libéré. Le juge était C. G. Shake et le procureur était Al Minskoff.

Le dynamisme de I. G. Farben a fait la une du *Wall Street Journal* le 3 mai 1988 - L'ALLEMAGNE BAT LE MONDE ENTIER DANS LES VENTES DE PRODUITS CHIMIQUES. Le journaliste Thomas F. O'Boyle a classé les cinq premières entreprises chimiques du monde en 1987 :

1. 25,8 milliards de dollars BASF

2. Bayer 23,6 milliards de dollars.

3. Hoechst 23,5 milliards de dollars.

4. ICI 20 milliards de dollars.

5. DuPont 17 milliards de dollars de ventes de produits chimiques seulement.

Les trois premières sociétés sont les entreprises issues du "démantèlement" de I. G. Farben de 1945 à 1952 par le gouvernement militaire allié, dans un processus suspectement similaire au "démantèlement" de l'empire Standard Oil par décision de justice en 1911. Le chiffre d'affaires total en dollars des trois rejetons de I. G. Farben, soit quelque 72 milliards de dollars, surpasse celui de ses concurrents les plus proches, ICI et DuPont, qui représentent ensemble environ la moitié des ventes en dollars de l'empire Farben en 1987. Hoechst a acheté Celanese corp. en 1987 pour 2,72 milliards de dollars.

O'Boyle note que "les trois grands (rejetons de Farben) se comportent toujours comme un cartel. Chacun domine des domaines spécifiques ; la concurrence directe est limitée. Les critiques soupçonnent une collusion. Ils jouissent au moins d'une entente qui n'existe pas dans l'industrie chimique américaine."

Après la guerre, il a été dit aux Américains qu'ils devaient soutenir un plan "altruiste" pour reconstruire l'Europe dévastée, appelé "plan Marshall", du nom du chef d'état-major George Marshall, que le sénateur Joseph McCarthy avait qualifié de "mensonge vivant" dans l'enceinte du Sénat. Le plan Marshall s'est avéré n'être qu'un autre plan Rockefeller visant à piller le contribuable américain. Le 13 décembre 1948, le colonel Robert McCormick, rédacteur en chef du *Chicago Tribune*, dénonça personnellement le pillage du plan Marshall par Esso dans un éditorial signé. Le plan Marshall avait été présenté au Congrès par un groupe puissant et influent, dirigé par Winthrop Aldrich, président de la Chase Manhattan Bank et beau-frère de Nelson Rockefeller, habilement secondé par Nelson Rockefeller et William Clayton, le directeur de la société Anderson. Le plan Marshall ne fut qu'une des nombreuses escroqueries lucratives de l'après-guerre, qui comprenaient notamment les accords de Bretton Woods et les opérations de secours et de réhabilitation des Nations-Unies.

Après la Seconde Guerre mondiale, les Rockefeller ont utilisé leurs profits réalisés pendant la guerre pour acheter une grande partie de l'Union Minière du Haut Katanga, et du filon de cuivre africain détenu par des intérêts belges, dont la Société Générale, une banque contrôlée par les Jésuites. Peu après leur investissement, les Rockefeller ont lancé une tentative audacieuse de prendre le contrôle total des mines en parrainant une révolution locale, en utilisant comme agent l'opération Grangesberg. Cette entreprise avait été développée à l'origine par Sir Ernest Cassel, conseiller financier de la fille du roi Edouard VII-Cassel, qui épousa plus tard Lord Mountbatten, membre de la famille royale britannique, également apparenté aux Rothschild. Grangesberg était désormais dirigé par Bo Hammarskjold, dont le frère, Dag Hammarskjold, était alors secrétaire général des Nations unies - Bo Hammarskjold a été victime de la révolution Rockefeller lorsque son avion a été abattu lors des hostilités au Congo. Diverses histoires ont depuis circulé sur l'identité de son assassin et les raisons de sa mort. L'intervention des Rockefeller au Congo a été menée par leurs lieutenants compétents, Dean Rusk et George Ball du Département d'État et par Fowler Hamilton.

Aux États-Unis, les intérêts des Rockefeller continuent à jouer un rôle politique majeur. Charles Pratt, trésorier de l'ancien John D. Rockefeller à la Standard Oil, a légué son manoir de New York au Council on Foreign Relations pour en faire le siège mondial. Son petit-fils, George Pratt Shultz, est aujourd'hui secrétaire d'État. Les Rockefeller ont également joué un rôle crucial en finançant le groupe communiste trotskiste aux États-Unis, la Ligue pour la Démocratie Industrielle, dont les directeurs comprennent des "anticommunistes" aussi fervents que Jeane Kirkpatrick et Sidney Hook. Les Rockefeller ont également été actifs sur le front de la "droite" grâce à leur parrainage de la John Birch Society. Pour permettre à Robert Welch, maçon au 32ème degré, de consacrer tout son temps à la John Birch Society, Nelson Rockefeller lui a racheté à un prix avantageux son entreprise familiale, la Welch Candy Company. Welch a choisi les principaux dirigeants de la John Birch Society parmi ses connaissances du Council on Foreign Relations. Pendant des années, les patriotes américains sont restés perplexes face à l'incapacité constante de la John Birch Society à poursuivre ses objectifs "anticommunistes" bien connus. Le fait que la société ait été créée à la demande des partisans de la révolution communiste mondiale a peut-être joué un rôle dans cette évolution. D'autres patriotes se sont demandés pourquoi la plupart des écrivains conservateurs américains, y compris l'écrivain actuel, ont été régulièrement mis sur la liste noire de la John Birch Society pendant une trentaine d'années. Malgré des milliers de demandes d'acheteurs de livres, la John Birch Society a refusé de faire la promotion ou de commercialiser mes livres. Après plusieurs décennies de futilité, la Société a été totalement discréditée par son propre bilan. Dans un effort désespéré pour restaurer son image, William Buckley, le propagandiste de la CIA, a lancé une attaque "féroce" contre la John Birch Society dans les pages de son magazine, le *National Review*. Cette campagne de publicité gratuite n'a pas non plus fait grand-chose pour relancer cette organisation moribonde.

L'influence du monopole de Rockefeller a eu son effet sur certaines des églises les plus grandes et les plus riches de New York. L'église Trinity de Wall Street, dont les ressources financières ont été dirigées par nul autre que J. P. Morgan, possède une quarantaine de propriétés commerciales à Manhattan et possède un portefeuille d'actions de 50 millions de dollars, qui, grâce à un investissement éclairé, rapporte en fait 25 millions de dollars par an ! Seuls 2,6 millions de dollars de ces revenus sont consacrés à des œuvres de bienfaisance. Le recteur, qui perçoit un salaire de 100 000 dollars par an, vit dans l'Upper East Side, un quartier à la mode. Le mausolée de Trinity vend ses espaces à des prix qui commencent à 1250$ et qui montent jusqu'à 20 000$. Bartholomews, sur la Cinquième Avenue, dispose d'un budget annuel de 3,2 millions de dollars par an, dont seulement 100 000 dollars sont consacrés à des œuvres de bienfaisance. Son recteur réside dans un appartement de treize pièces sur Park Avenue.

En médecine, l'influence de Rockefeller reste ancrée dans son Monopole Médical. Nous avons mentionné son contrôle de l'industrie du cancer par le biais du Sloan Kettering Cancer Center. Nous avons énuméré les directeurs des principales firmes pharmaceutiques, chacun avec son directeur de la Chase Manhattan Bank, de la Standard Oil Company ou d'autres firmes Rockefeller. L'American College of Surgeons maintient un contrôle monopolistique des hôpitaux par le biais du puissant Hospital Survey Committee, dont les membres Winthrop Aldrich et David McAlpine Pyle représentent les intérêts de Rockefeller.

Une fraternité médicale connue sous le nom de "club pour hommes riches", l'Académie de médecine de New York, s'est vu offrir des subventions pour un nouveau bâtiment par la Fondation Rockefeller et la Fondation Carnegie, son groupe subsidiaire. Ce "capital d'amorçage" a ensuite été utilisé pour financer une campagne publique qui a permis d'obtenir des fonds pour construire un nouveau bâtiment. Pour la direction du nouveau siège, les Rockefeller ont choisi le Dr Lindsly Williams, gendre de l'associé gérant de Kidder, Peabody, une société fortement affiliée aux intérêts de J. P. Morgan (la société J. P. Morgan s'appelait à l'origine la société Peabody). Williams était marié à Grace Kidder Ford. Bien que le Dr Williams soit largement connu pour être un médecin incompétent, ses relations familiales étaient impeccables. Il devint un décideur dans la campagne électorale de Franklin D. Roosevelt lorsqu'il certifia publiquement que Roosevelt, un infirme en fauteuil roulant qui souffrait d'un certain nombre de maux oppressants, était physiquement et mentalement apte à être le président des États-Unis. L'opinion du Dr Williams, publiée dans un article du *Collier's Magazine,* largement diffusé, a dissipé les doutes du public sur l'état de santé de Roosevelt. En conséquence, Williams devait se voir offrir un poste nouvellement créé au sein du cabinet de Roosevelt, celui de secrétaire à la santé. Cependant, il fallut attendre trente ans avant que le domaine de la santé ne devienne un poste ministériel, en raison de la politique d'Oscar Ewing.

Les Rockefeller avaient considérablement étendu leurs intérêts commerciaux dans les États pauvres du Sud en créant la Commission sanitaire Rockefeller. Elle était dirigée par le Dr Wickliffe Rose, un homme de main de longue date des Rockefeller dont le nom figure sur la charte originale de la Fondation Rockefeller. Malgré ses objectifs philanthropiques, la Commission sanitaire Rockefeller a exigé des contributions financières de chacun des onze États du Sud dans lesquels elle opérait, ce qui a entraîné la création de ministères de la santé dans ces États et a ouvert de nouvelles sphères d'influence importantes pour leur Monopole Médical. Au Tennessee, le représentant de Rockefeller était un certain Dr Olin West, qui s'est rendu à Chicago pour devenir la puissance en coulisses de l'Association médicale américaine pendant quarante ans, en tant que secrétaire et directeur général.

L'Institut Rockefeller pour la recherche médicale a finalement abandonné la partie "recherche médicale" de son titre ; son président, le Dr Detlev Bronk, résidait dans un manoir de 600 000 dollars fourni par cette organisation caritative. Le Conseil de l'éducation générale de Rockefeller a dépensé plus de 100 millions de dollars pour prendre le contrôle des écoles de médecine du pays et confier nos médecins aux savants de l'école allopathique, dédiée à la chirurgie et à la forte consommation de médicaments. Le Conseil, qui s'est développé à partir de la Fondation Peabody originale, a également dépensé quelque 66 millions de dollars pour l'éducation des Noirs.

L'une des conséquences les plus importantes de la philosophie politique du General Education Board a été obtenue grâce à une subvention de six millions de dollars à l'Université de Columbia en 1917, pour la création de la Lincoln School "progressiste". De cette école est né le réseau national d'éducateurs et de spécialistes en sciences sociales progressistes, dont l'influence pernicieuse était étroitement liée aux objectifs du parti communiste, autre bénéficiaire favori des millions Rockefeller. Dès ses débuts, la Lincoln School a été décrite franchement comme une école révolutionnaire pour les écoles primaires et secondaires de tous les États-Unis. Elle a immédiatement écarté toutes les théories de l'éducation qui étaient basées sur des disciplines formelles et bien établies, c'est-à-dire le type d'éducation du McGuffey Reader qui fonctionnait en enseignant des matières telles que le latin et l'algèbre, apprenant ainsi aux enfants à penser logiquement aux problèmes. Le biographe de Rockefeller, Jules Abel, salue la Lincoln School comme "un phare dans l'éducation progressive".

Les bourses financières de l'Institut Rockefeller ont produit de nombreux travailleurs éminents dans nos programmes atomiques, tels que J. Robert Oppenheimer, qui a ensuite été licencié des laboratoires gouvernementaux en tant qu'agent soviétique présumé. Bien que la plupart de ses amis et associés étaient des agents soviétiques connus, on appelait cela "la culpabilité par association". La Fondation Rockefeller a créé un certain nombre de groupes dérivés, qui affligent aujourd'hui le pays d'une foule de maux, l'un d'eux étant le Conseil de Recherche en Sciences Sociales, qui a à lui seul engendré l'"industrie de la pauvreté" à l'échelle nationale, une entreprise qui dépense quelque 130 milliards de dollars par an de l'argent des contribuables tout en générant quelque 6 milliards de dollars de revenus pour ses praticiens. L'argent, qui nourrirait et logerait amplement tous les "pauvres" du pays, est dissipé par un vaste réseau administratif qui accorde de généreuses concessions à une foule de "consultants" parasites.

Malgré des années de recherche, l'auteur actuel n'a pu qu'effleurer la surface de l'influence exercée par les Rockefeller énumérée ici. Par exemple, l'énorme entreprise pharmaceutique

Burroughs Wellcome est entièrement détenue par le Wellcome Trust, une organisation "caritative". Ce trust est dirigé par Lord Oliver Franks, un membre clé de la *London Connection* qui maintient les États-Unis sous le joug de la couronne britannique. Franks a été ambassadeur aux États-Unis de 1948 à 1952. Il est aujourd'hui directeur de la Fondation Rockefeller, dont il est le principal représentant en Angleterre. Il est également directeur de la Schroder Bank, qui s'est occupée du compte bancaire personnel d'Hitler, directeur du Rhodes Trust chargé d'approuver les bourses Rhodes, professeur invité à l'université de Chicago et président de la Lloyd's Bank, l'une des cinq plus grandes institutions financières d'Angleterre.

Parmi les autres retombées de la Fondation Rockefeller, citons l'influent thinktank de Washington, la Brookings Institution, le National Bureau of Economic Research, dont les analyses jouent un rôle essentiel dans la manipulation du marché boursier ; le Public Administration Clearing House, qui endoctrine les employés municipaux du pays ; le Council of State Governments, qui contrôle les assemblées législatives des États du pays ; et l'Institute of Pacific Relations, la façade des intérêts communistes la plus notoire des États-Unis. Les Rockefeller sont apparus comme directeurs de ce groupe, lui faisant parvenir de l'argent par l'intermédiaire de leur conseiller financier, Lewis Lichtenstein Strauss, de la Kuhn, Loeb Company.

Les Rockefeller ont conservé leur participation majoritaire dans la Chase Manhattan Bank, dont ils détiennent cinq pour cent des actions. On considère généralement qu'un pour cent donne le contrôle opérationnel d'une banque. Grâce à ce seul actif, ils contrôlent des actifs d'une valeur de 42,5 milliards de dollars. La Chase Manhattan est étroitement liée aux quatre grandes compagnies d'assurance, dont trois, Metropolitan, Equitable et New York Life, détenaient 113 milliards de dollars d'actifs en 1969.

Avec l'arrivée de l'administration Reagan en 1980, les intérêts des Rockefeller ont cherché à masquer leur soutien de longue date au communisme mondial, en amenant à Washington une administration ouvertement "anticommuniste". Reagan ne tarda pas à recevoir les premiers ministres soviétiques avec autant d'enthousiasme que son prédécesseur Jimmy Carter. La campagne Reagan avait été gérée par deux responsables de la société Bechtel, son président, George Pratt Schultz, un héritier de Standard Oil, et son conseiller, Casper Weinberger. Shultz a été nommé secrétaire d'État, Weinberger, secrétaire à la Défense, Bechtel avait été financé par la Schroder-Rockefeller Company, l'alliance de 1936 entre la Schroder Bank et les héritiers de Rockefeller.

L'influence de Rockefeller reste également prépondérante dans le domaine monétaire. Depuis novembre 1910, lorsque le sénateur Nelson Aldrich a présidé la conférence secrète de l'île de Jekyl qui nous a donné le Federal Reserve Act, les Rockefeller nous ont maintenus dans la sphère de la *London Connection*[26]. Sous l'administration Carter, David Rockefeller a généreusement envoyé son assistant personnel, Paul Volcker, à Washington pour diriger le conseil de la Réserve Fédérale. Reagan le remplaça finalement en 1987 par Alan Greenspan, un associé de la J. P. Morgan Company. Leur influence sur notre système bancaire est restée constante grâce à de nombreux coups d'État financiers de leur part, l'un des plus profitables étant la confiscation de l'or privé des citoyens américains par le décret de Roosevelt. Nos citoyens ont dû remettre leur or au système privé de la Réserve Fédérale. La Constitution autorise la confiscation au service de l'intérêt général, mais interdit la confiscation pour la réalisation de gains privés. Les nouveaux propriétaires de l'or ont alors fait réévaluer l'or de 20 dollars l'once à 35 dollars, ce qui leur a permis de réaliser un énorme profit.

En examinant l'influence omniprésente des Rockefeller et de leurs contrôleurs étrangers : les Rothschild, dans tous les aspects de la vie américaine, le citoyen doit se demander : "Que peut-on

---

[26] Voir *Les secrets de la Réserve Fédérale*, Eustace Mullins, Retour aux Sources, www.leretourauxsources.com.

faire ? Le droit ne peut prévaloir que lorsque le citoyen cherche activement à obtenir justice.

La justice ne peut prévaloir que lorsque chaque citoyen réalise qu'il est de son devoir de lutter pour la justice. L'histoire a documenté tous les crimes des usurpateurs de notre Constitution. Nous avons appris la douloureuse leçon que les monopolistes de Rockefeller exercent leur pouvoir maléfique presque uniquement par l'intermédiaire d'agents fédéraux et étatiques. Au moment où nous écrivons ces lignes, l'ancien membre du Congrès Ron Paul se présente à la présidence des États-Unis pour une campagne éminemment sensée et pratique : abolir le système de la Réserve Fédérale, abolir le FBI, abolir l'Internal Revenue Service et abolir la CIA. On sait depuis des années que 90% du Federal Bureau of Investigation, créé soi-disant pour "lutter contre la criminalité", a pour mission de harceler et d'isoler les dissidents politiques (dont l'auteur actuel, sur une période de quelque trente-trois ans).

Les syndicalistes criminels pillent maintenant la nation américaine d'un trillion de dollars chaque année, dont un tiers environ, soit plus de trois cents milliards de dollars par an, représente les déprédations rentables du Monopole Médical et de ses filiales pharmaceutiques tentaculaires. Avant qu'un effort soutenu pour combattre ces déprédations puisse être mis en place, les Américains doivent faire tous les efforts possibles pour retrouver leur santé. Comme l'a demandé Ezra Pound dans l'une de ses célèbres émissions de radio, "La santé, bon sang !" L'Amérique est devenue la nation la plus grande et la plus productive du monde parce que nous avions les citoyens les plus sains du monde.

Lorsque le Syndicat Rockefeller a commencé à s'emparer de notre profession médicale en 1910, nos citoyens ont connu un fort déclin. Aujourd'hui, nous souffrons de toute une série de maladies débilitantes, tant mentales que physiques, dont la quasi-totalité est directement liée aux activités du monopole des produits chimiques et des médicaments, ce qui constituent la plus grande menace pour la survie de notre nation. Unissons-nous maintenant pour restaurer notre santé nationale - le résultat sera la restauration de notre fierté nationale, la reprise de notre rôle d'inventeurs et de producteurs du monde moderne, et de gardiens des espoirs et des rêves de liberté du monde.

DÉJÀ PARUS

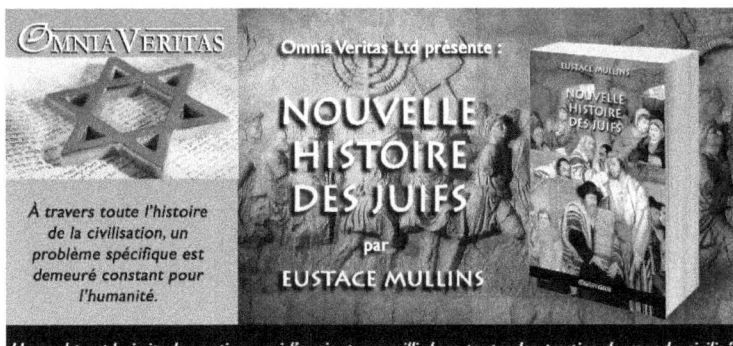

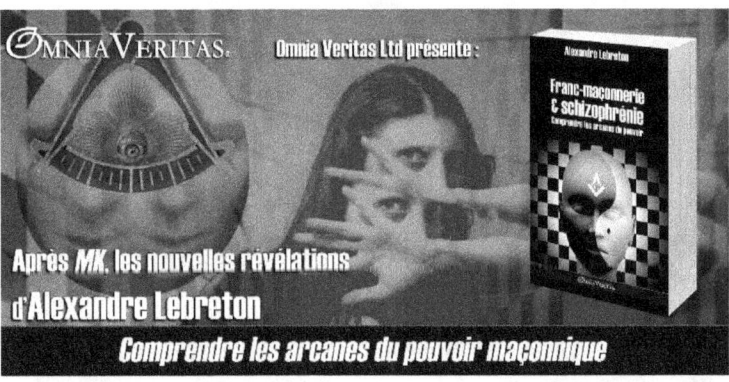

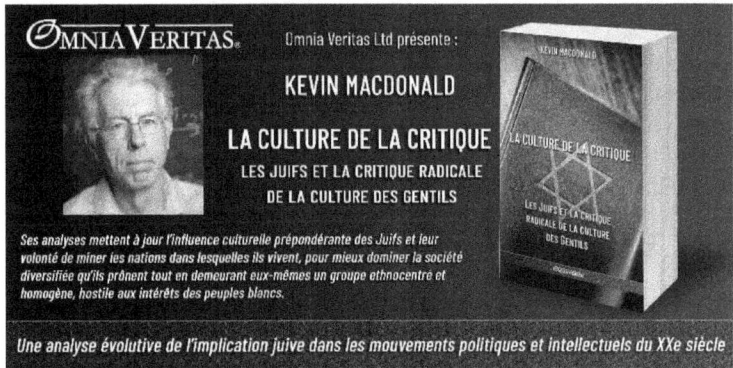

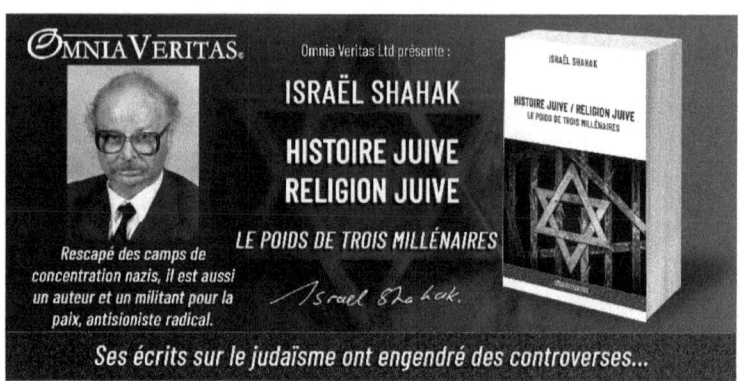

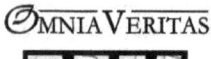
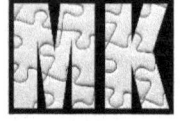
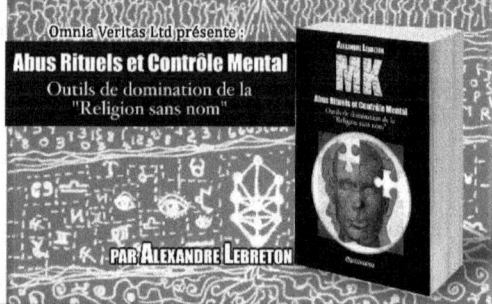

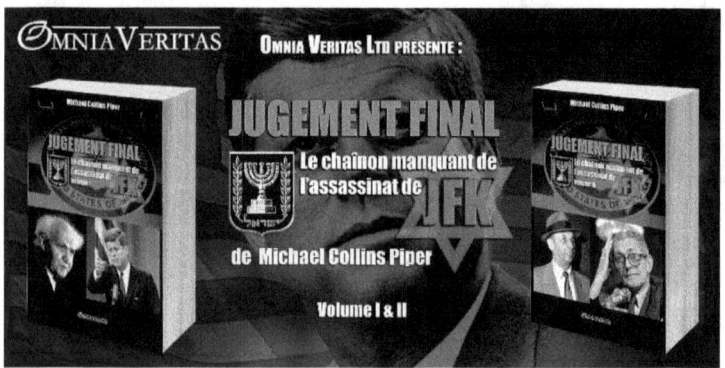

www.omnia-veritas.com

www.ingramcontent.com/pod-product-compliance
Lightning Source LLC
Chambersburg PA
CBHW050128170426
43197CB00011B/1751